全国高职高专护理类专业规划教材（第三轮）

医学伦理

（供护理、助产、临床医学、公共卫生管理等专业用）

主　编　王　雪　尹　雯

副主编　胡　娜　王　倩　岳　晋　刘培夫

编　者　（以姓氏笔画为序）

王　倩（海军青岛特勤疗养中心）

王　雪（山东中医药高等专科学校）

尹　雯（滨州医学院烟台附属医院）

刘培夫（长沙卫生职业学院）

安　飞（联勤保障部队第940医院）

李心怡（滨州医学院）

李淑香（鄂尔多斯应用技术学院）

张　冰（空军军医大学第一附属医院）

岳　晋（山东中医药高等专科学校）

胡　娜（山东医学高等专科学校）

景　萌（电子科技大学医学院附属绵阳医院）

中国健康传媒集团

中国医药科技出版社

内 容 提 要

本教材为"全国高职高专护理类专业规划教材（第三轮）"之一，立足于高职高专学生的自身发展和实际需要，以培养学生的伦理分析、伦理决策和伦理评价的能力为目标编写而成，内容精炼丰富、由浅入深、可读性强。本教材共11章，内容涵盖医学伦理基本理论、临床医疗实践中的伦理道德、临床护理工作中的伦理道德、医学伦理道德的教育和修养、医院管理伦理道德、卫生改革与发展的伦理道德等，在广泛吸收国内外最新研究成果的基础上，紧密结合医改对上述内容进行了详尽的阐述和诠释，既具有哲学思辨性，又具有医德教育的工具性。本教材为书网融合教材，即纸质教材有机融合电子教材、教学配套资源（PPT、微课等）、题库系统、数字化教学服务（在线教学、在线作业、在线考试），便教易学。

本教材主要供高职高专院校护理、助产、临床医学、公共卫生管理等专业师生教育教学使用，也可作为从事医疗健康相关工作的从业人员、管理工作者的自学、培训、进修等参考用书。

图书在版编目（CIP）数据

医学伦理／王雪，尹雯主编. -- 北京：中国医药
科技出版社，2025.1. -- （全国高职高专护理类专业规
划教材）. -- ISBN 978-7-5214-5117-7

Ⅰ. R-052

中国国家版本馆 CIP 数据核字第 2025H94W07 号

美术编辑 陈君杞
版式设计 友全图文

出版 **中国健康传媒集团** | 中国医药科技出版社
地址 北京市海淀区文慧园北路甲 22 号
邮编 100082
电话 发行：010 - 62227427 邮购：010 - 62236938
网址 www.cmstp.com
规格 889mm×1194mm $\frac{1}{16}$
印张 10 $\frac{1}{2}$
字数 307 千字
版次 2025 年 1 月第 1 版
印次 2025 年 1 月第 1 次印刷
印刷 河北环京美印刷有限公司
经销 全国各地新华书店
书号 ISBN 978 - 7 - 5214 - 5117 - 7
定价 39.00 元

获取新书信息、投稿、为图书纠错，请扫码联系我们。

数字化教材编委会

主　编　王　雪　尹　雯
副主编　胡　娜　王　倩　岳　晋　刘培夫
编　者　（以姓氏笔画为序）
　　　　王　倩（海军青岛特勤疗养中心）
　　　　王　雪（山东中医药高等专科学校）
　　　　尹　雯（滨州医学院烟台附属医院）
　　　　刘培夫（长沙卫生职业学院）
　　　　安　飞（联勤保障部队第940医院）
　　　　李心怡（滨州医学院）
　　　　李淑香（鄂尔多斯应用技术学院）
　　　　张　冰（空军军医大学第一附属医院）
　　　　岳　晋（山东中医药高等专科学校）
　　　　胡　娜（山东医学高等专科学校）
　　　　景　萌（电子科技大学医学院附属绵阳医院）

出版说明

全国高职高专护理类专业规划教材，第一轮于 2015 年出版，第二轮于 2019 年出版，自出版以来受到各院校师生的欢迎和好评。为深入学习贯彻党的二十大精神，落实《国务院关于印发国家职业教育改革实施方案的通知》《关于深化现代职业教育体系建设改革的意见》《关于推动现代职业教育高质量发展的意见》等有关文件精神，适应学科发展和高等职业教育教学改革等新要求，对标国家健康战略、对接医药市场需求、服务健康产业转型升级，进一步提升教材质量、优化教材品种，支撑高质量现代职业教育体系发展的需要，使教材更好地服务于院校教学，中国健康传媒集团中国医药科技出版社在教育部、国家药品监督管理局的领导下，组织和规划了"全国高职高专护理类专业规划教材（第三轮）"的修订和编写工作。本轮教材共包含 24 门，其中 21 门为修订教材，3 门为新增教材。本套教材定位清晰、特色鲜明，主要体现在以下方面。

1. 强化课程思政，辅助三全育人

贯彻党的教育方针，坚决把立德树人贯穿、落实到教材建设全过程的各方面、各环节。教材编写将价值塑造、知识传授和能力培养三者融为一体。深度挖掘提炼专业知识体系中所蕴含的思想价值和精神内涵，科学合理拓展课程的广度、深度和温度，多角度增加课程的知识性、人文性，提升引领性、时代性和开放性，辅助实现"三全育人"（全员育人、全程育人、全方位育人），培养新时代技能型创新人才。

2. 推进产教融合，体现职教精神

围绕"教随产出、产教同行"，引入行业人员参与到教材编写的各环节，为教材内容适应行业发展献言献策。教材内容体现行业最新、成熟的技术和标准，充分体现新技术、新工艺、新规范。

3. 创新教材模式，岗课赛证融通

教材紧密结合当前实际要求，教材内容与技术发展衔接、与生产过程对接、人才培养与现代产业需求融合。教材内容对标岗位职业能力，以学生为中心、成果为导向，持续改进，确立"真懂（知识目标）、真用（能力目标）、真爱（素质目标）"的教学目标，从知识、能力、素养三个方面培养学生的理想信念，提升学生的创新思维和意识；梳理技能竞赛、职业技能等级考证中的理论知识、实操技能、职业素养等内容，将其对应的知识点、技能点、竞赛点与教学内容深度衔接；调整和重构教材内容，推进与技能竞赛考核、职业技能等级证书考核的有机结合。

4. 建新型态教材，适应转型需求

适应职业教育数字化转型趋势和变革要求，依托"医药大学堂"在线学习平台，搭建与教材配套的数字化课程教学资源（数字教材、教学课件、视频及练习题等），丰富多样化、立体化教学资源，并提升教学手段，促进师生互动，满足教学管理需要，为提高教育教学水平和质量提供支撑。

前言 PREFACE

在医学领域，伦理学不仅是哲学的分支，更是每位医疗工作者必须面对和深入思考的实践课题。本教材作为"全国高职高专护理类专业规划教材（第三轮）"之一，旨在为医学生、医疗专业人员以及对医学伦理感兴趣的读者提供一套系统的理论知识和实践指南，帮助他们在复杂的医疗环境中做出合理、负责任的伦理决策。

医学伦理关注的是医疗实践中的道德问题，随着医疗技术的发展和医疗模式的转变，伦理问题变得更加复杂和多元，对医学伦理的重视也日益增加。本教材立足于高职高专学生的自身发展和实际需要，以培养学生的伦理分析、伦理决策和伦理评价的能力为目标编写而成，内容精炼丰富、由浅入深、可读性强。本教材共11章，内容涵盖医学伦理基本理论、临床医疗实践中的伦理道德、临床护理工作中的伦理道德、医技工作中的伦理道德、医学科研工作中的伦理道德、公共卫生伦理、临终关怀与死亡的伦理、医学伦理道德的教育和修养、医院管理伦理道德、卫生改革与发展的伦理道德，在广泛吸收国内外最新研究成果的基础上，深入浅出地介绍医学伦理学的基本概念、理论和原则，分析临床实践中常见的伦理问题和挑战，旨在培养读者的伦理思维和伦理决策能力，促进医学教育和医疗实践中的伦理意识，既具有哲学思辨性，又具有医德教育的工具性。本教材为书网融合教材，即纸质教材有机融合电子教材、教学配套资源（PPT、微课等）、题库系统、数字化教学服务（在线教学、在线作业、在线考试），便教易学。

本教材的编写分工如下：导论由王雪、安飞编写；第一章由王雪、岳晋编写；第二章由尹雯、景萌编写；第三章由李淑香编写；第四章由刘培夫编写；第五章由胡娜编写；第六章由王倩编写；第七章由胡娜编写；第八章由李心怡编写；第九章由刘培夫编写；第十章由岳晋、张冰编写；最终由王雪负责全书的统稿和审稿。数字化教材由岳晋、尹雯负责统稿、审定工作。参与本书编写的编者理论基础扎实，实践经验丰富，均是长期从事医学伦理学教学和科研工作的教师及一线临床工作者，为本书的出版付出了大量的心血，在此向全体编者表示衷心的感谢。

本教材编写过程中，我们参阅并引用了大量的文献和资料，并得到了各位编者所在单位领导的大力支持，在此一并表示真诚的感谢。限于编者水平，书中难免存在不足之处，恳请使用本书的广大师生和读者及有关专家提出宝贵意见，以便修正。

编 者
2024 年 8 月

CONTENTS 目录

绪 论

PPF

学习目标

知识目标：通过本章的学习，掌握伦理学的研究对象；熟悉医学伦理学的主要内容；了解医德发展历史及学习医学伦理学的意义和方法。

能力目标：能运用医学伦理学视野去看待、分析医学实践中的问题。

素质目标：具备祖国医德优良传统，锻炼理论联系实际的学习能力、临床决策能力和医学伦理意识。

情境导入

情境：东汉三国时期名医董奉，字君异，福建侯官（今福建省福州市长乐区）人，与当时南阳医圣张仲景、谯郡神医华佗齐名，并称为东汉末年"建安三神医"。董奉医术高明，医德高尚，传有仙术，曾隐居庐山。据传其居山不种田，治病亦不收钱，但要求被其治愈的重病患者栽杏树五棵，轻者栽杏树一棵，如此数年，十万余棵杏树已漫山遍野，成为杏林。杏子成熟后，董奉于林中修一草仓，并出一告示：买杏不须告知董奉本人，只需将一器谷子倒入仓中，自取同一器杏。董奉每年以杏换谷，救济贫困及行旅不逮者达二万余人……受董奉救治、接济的人视其为"活神仙"。为了感激董奉的德行，有人写了"杏林春暖"的条幅挂在他家门口。从此，许多中药店都挂上了"杏林春暖"的匾额，"杏林"也逐渐成了中医药行业的代名词。

思考：1. 你如何分析和评价名医董奉的做法？
　　　2. "杏林春暖"表达了怎样的职业精神？

职业技术与职业道德是每一种职业角色应具备的两个要素，医德与医术更有着密不可分的关系。医学工作的特殊性质要求医务工作者具有高尚的职业道德。在医疗活动中，医疗效果不但与医疗技术、医疗设备相关，而且与医务人员的职业道德也直接相关。历代医家都认为，道德高尚是医学角色的重要特征，只有品德高尚的人才能做医生。我们在抗击疫情一线优秀医务人员身上就看到了技术与道德的完美结合。医学道德与医学技术相伴而生，共同发展。医学技术是实现医学道德本质的手段，而医学道德又将医学技术的发展方向控制在维护和保障人类健康这一正确轨道上，二者互相作用，共同推动着医学的发展。一部医学史，既是医学技术不断进步的历史，也是医学道德本质不断发展的历史。

21世纪，我国广泛倡导的人文精神正集中体现了医学的职业宗旨。医学与伦理学紧密相连，相互渗透，它们的交叉融合形成了新的学科分支——医学伦理学。

第一节　医学伦理

一、概述

（一）医学实践的道德内涵

医学是防病治病、保持和增进人类健康的科学知识体系和实践活动。它以人为工作对象，以防病治病、救死扶伤为主要手段，以维护与促进人类健康为宗旨，在人类社会进步中发挥着重要作用。对医学科学属性的认识，有一种看法长期占据统治地位，即医学研究的是人体生命过程及防病治病的自然现象和客观规律，属于自然科学。直到1849年，杰出的病理学家魏尔啸（Rudot Vrchor）提出"医学本质上是社会科学"，才打破了长期占据人们头脑的医学属于自然科学的观念。20世纪著名的医史学家西格里斯特（Henry Emest Sgerist）也指出，医学"是一门社会科学"，因为"医学的目的是社会的。它的目的不仅是治疗疾病，使某个机体康复，还要使人能调整以适应他所处的环境，成为一个有用的社会成员。"可见，医学的工作对象既是自然的人，又是社会的人，人的双重属性必然决定医学的双重属性。医学不仅是自然科学，也是社会科学，它与伦理密不可分。

1. 医学实践的对象是人　"人"不仅是自然的人，而且是社会的人，他们的身体、精神状况无不受到社会因素的影响。如目前占"死因谱"前三位的心血管疾病、脑血管疾病、恶性肿瘤，都与心理紧张、环境污染等心理、社会因素有关。因此，只有从生理、心理、社会诸方面共同关注人的健康问题，才能实现医学的目的。

2. 医疗活动必须考虑人的社会心理状态和治疗的社会效果　医学家林巧稚曾说，我们不能只为治疗而治病，我们要为人民的健康和幸福而工作。这些话深刻地揭示了医学事业本身所具有的伦理性质，只有包含了人们的幸福在内的健康，才是医学所要追求的目标，我们不能忽略甚至忘记医学本身所包含的这种伦理要求，否则就背离了医学的宗旨。

3. 医学的目的着眼于社会　医学是一项社会实践活动，具有重要的社会功能。医学通过自己特有的手段和方式。实现提高人口质量、控制人口数量，保证人类自身的生产和保护社会劳动力的目的。因此，作为一项社会实践活动，从本质上说，医学的目的不仅仅是使某个个体康复，更重要的是维护整个社会稳定、协调的发展状态。

4. 医学行为涉及人与人之间的关系　著名医史学家西格里斯特曾经精确地表达了这样一个事实"每一种医学行动始终涉及两类当事人：医生和患者，或者更广泛地说，医学团体和社会。医学无非是这两群人之间多方面的关系。"每一个医学行动都可能影响众多人，涉及他们不同的利益，引起不同的反响。如何调整这些关系，保护各自的正当利益，迫切需要医学伦理学的理论进行指导。

正如人类历史和医学发展历史所表明的那样，医学的发展始终包含伦理思想的发展，医学工作离不开人，涉及人的生命健康利益，离不开人与人的关系，每一个医疗行为都会受到社会的道德评价。医学实践的道德内涵就是医学实践包含着人道要素。道德作为医学的本质特征，始终蕴涵在医学实践之中。医务工作者献身于医学事业，崇高的道德境界就体现在他们所从事的认识疾病、治疗疾病的具体医学活动中。因此，任何企图脱离伦理思想制约的医学都不是真正意义上的医学，医学与伦理有着密不可分的关系。医学从其产生的第一天起，就担负着救死扶伤的重大责任，因此，必须具有对人的关切、同情等最基本的伦理道德观念，才能成为名副其实的医务工作者。

（二）伦理学

汉语"伦理"一词，最早见于《礼记》，曰："乐者，通伦理者也。"古汉语对"伦"的解释为"从人，辈也，一曰道也"，意思是辈分关系，现引申为多种人际关系。"理"在古语的意思为"从玉，治玉也"，指加工玉石，整理出玉石的纹路，现引申为事物的条理、规范、准则。伦理一词就具有了做事及处理人与人的关系应该遵循一定的道理、规范的含义。在古汉语中，"道"与路同义，"德"与心得、体会同义，现指为人的品行。从词源学的意义上看，伦理和道德是相近的，其内容是相通的，它们都涉及人际关系的调节：都具有行为规范总和的属性。但二者还是有所区别的，道德侧重于道德实践，常用来讲道德行为和道德规范；伦理侧重于讲道德理论，是对道德现象的抽象概括。道德关系是伦理思想的客观源泉；伦理思想是道德关系的理论表现；道德是伦理学的研究对象，伦理学是关于道德的学问。

伦理学又称道德哲学，是一门研究道德的起源、本质、作用及发展规律的科学。

伦理学的基本问题是道德和利益的关系问题。马克思主义认为，道德是社会历史的产物，是一定社会经济关系的反映。而利益是一种客观现象，表现为人对现实的需求和满足。利益是多层次的，有不同的范围、类型和形式。利益决定道德，是道德的基础，人们奋斗所争取的一切，都同他们的利益有关。社会风气和道德观念都是一定社会经济状况的产物。同时，道德反作用于利益。道德作为一种精神手段，对人们之间的利益进行调整、优化，使各方利益处于平衡状态。因此，我们应避免陷入讲道德时回避利益、讲利益时回避道德的自欺境界。相反，应在深入分析经济关系的基础上，通过道德的调节方式，运用道德规范调节利益关系，进而协调人际关系，促进社会和谐进步。

所谓"道德"，是在社会实践中形成，由一定社会经济关系决定的，以善恶为标准，通过社会舆论、传统习俗和内心信念来调节人与人之间、个人与社会之间相互关系的行为规范的总和。恩格斯在《反杜林论》中指出："人们自觉或不自觉地，归根到底是从现实的经济关系中吸取自己的道德观念的。"由此可见，道德的本质是一种社会意识，它是由经济关系决定的，且是对经济关系的一种反映。道德作为一种社会现象，把它作为一个系统来研究时，包括三个组成部分：道德意识、道德关系、道德活动，这三个部分相互联系、相互制约、相互渗透。道德意识是指人们对道德的认识和理解，包括人们对善恶标准的理解及对道德原则、规范的认识水平，也包括道德感情、道德信念、道德理想等。道德关系是指在一定社会道德和规范影响下，以特有的方式存在的相对稳定的社会关系体系，如师生关系、医患关系、护患关系、个人与集体关系、民族及国家之间的关系。道德活动是指人们依据一定道德原则进行的具有善恶意义的活动，包括道德行为选择道德评价、道德教育与道德修养等形式。

职业道德是指人们在从事各种正当的社会职业活动过程中，在思想和行为上应当遵循的道德规范和准则。在所有的职业活动中，必然涉及人与人之间的关系。为保障服务对象的利益，平衡从业者与服务对象之间的利益，必然要对从业者的职业活动提出道德要求，并为从业者在职业活动中提出所应遵循的行为规范。职业道德的内容十分丰富，包括职业理想、职业态度、职业责任、职业良心、职业荣誉等。

二、医学伦理的研究对象

医学伦理学以医学领域中医务人员的医德意识和医德活动为研究对象。医德意识包括医务人员的医德观念、医德情感、医德信念和医德意志。医学道德的意识现象和活动现象之间是相互依存、相互渗透、不可分割的。医务人员的医德意识和医德活动在医疗实践中总是体现为一定的医德关系，他们在医药卫生活动中，无时无刻不处在与患者、与同行、与社会之间的各种复杂关系中。因此，医德研究的对象包括以下几种。

1. 医务人员与患者的关系　医患关系是医学人际关系中最主要、最核心的关系，因此也是医学伦理学研究的基本对象。医务人员的最高职责是帮助患者早日恢复健康，但要把这一原则贯彻到医疗的各个领域中，有待研究和解决的问题仍有很多。如当一位有希望治愈的重症患者因金钱等原因而拒绝治疗时，医生该怎么办？因疏忽等原因造成医疗事故时怎么办？对于无法挽救的濒于死亡的患者是否应不惜一切代价抢救等。

2. 医务人员相互之间的关系　随着医学的社会化发展，医学活动内部的人员结构日益庞大和复杂，相互之间的关系更为密切，各专业、各类型的医务人员相互依赖，构成统一的医学整体，共同担负着对社会的医疗保健任务。医学活动内部的人际关系处理不好会直接影响医疗质量，因此，研究调整医学领域内医生之间、护士之间、医护之间及医护与行政、后勤人员之间的行为准则和规范是医学伦理学责无旁贷的任务。

3. 医务人员和社会的关系　开展医疗卫生服务工作时，无论是医务人员个人，还是医疗卫生部门，其活动总是在一定的社会关系中进行的。许多医疗活动常常会遇到诸多问题，在处理时不仅要考虑到患者的具体利益，而且还必须考虑社会利益。如对有严重缺陷的新生儿的处理就涉及伦理学问题：应该不顾一切地进行治疗，还是可以考虑婴儿的生命质量而放弃治疗？治与不治，应该由谁来做决定？由于资源有限，作为社会和个人能够提供多少资源来治疗和护理这些有高度风险的患者？这时，医学伦理关系不再仅仅发生在与疾病治疗有关的人群之间，而是扩大到了一般人群之中，也就是医学伦理关系的大众化。此外，还有安乐死、脑死亡、基因治疗、克隆人等问题，就医务人员与患者的个体关系来说，很难处理，只有从伦理学的角度深入研究医学行动对个人和社会利益的影响，研究医学领域中个人利益与社会利益的关系，才能保证医学更好地造福于人类和社会。

4. 医学科研中的道德问题　医学的服务对象是变幻莫测、奥妙无穷的人体生命现象，同一种致病因素对不同的机体可能产生不同的影响，甚至同一位患者由于机体状况、客观条件的变化，也需要不断调整治疗方案。所以，医学的每一个行动都或多或少地带有科研性质。

医学科研直接关系到受试者和全人类的生命健康，因而要求每一个医务工作者必须具有高尚的科研道德修养，懂得维护和尊重人的生命与尊严。特别是人体试验，尽管科学是没有禁区的，但受伦理学的限制，要取得受试者的知情同意。

5. 医德难题　由于生命科技的迅猛发展和传统医学文化对医生行为的影响，在我国医疗卫生体制还不完善的情况下，医疗实践中产生了一些医务人员难以决策的医德问题，即在实现新的道德观念和实施新的技术中产生的难以解决的伦理问题。我们称之为医德难题，这些问题有待于医学伦理学的研究。为解决医德难题，一些医疗机构纷纷成立伦理委员会，即建立在医院等基层卫生单位中，由多学科职业人员组成的为发生在医疗实践和医学科研中的医德问题和伦理难题提供教育、咨询等的机构。

三、医学伦理的主要内容

1. 医学伦理学的基本理论　医学伦理学的精髓是医德理论，包括医德的社会作用、医德的文化属性、医德的历史发展变化规律和医德的特征，这是整个医学伦理学的基础。医德基本理论不仅要研究历史上古今中外的医德现象及内容，从中找出医德形成和发展的规律，而且要着重研究社会主义初级阶段的医德现象，批判地继承医德的历史遗产，要研究医德与生物－心理－社会医学模式的关系，以及医学伦理学与医学心理学等相关学科的关系。其中，生命论引导人们科学地对待生命，人道论思考怎样对待自己与他人，美德论与义务论探讨优秀道德品质的形成与医德责任，效果论强调了行为效果在善恶评价中的作用。

2. 医学伦理学的原则、规范、范畴体系　阐明了医务人员对患者、社会及医务人员之间应承担的道德责任，指出医务人员在行医过程中应遵循医德的基本原则、规范，研究医德发展的经验，总结和概括出医务人员在与患者及社会的各种关系中应遵循的具体准则，还要研究和揭示医德原则和规范在不同领域和不同学科中的特殊表现和要求。

3. 医学道德的教育、评价和修养　阐述医德评价的标准，研究医务人员在医疗卫生实践中进行医德教育和修养的经验，指出进行医德教育和医德修养的正确途径和方法。

第二节　医德发展历史

一、中国古代医德传统

我国是历史悠久的文明古国，医德思想源远流长，成为中医学宝库中精神遗产的重要组成部分。

（一）古代医德的形成和发展

1. 原始社会末期到奴隶社会初中期　这时自然环境恶劣，生存状态欠佳，生活艰苦，人类在长期同自然和疾病的斗争中产生了医疗行为。在甲骨文中代表"疾"的象形字的其中一种写法就是左边是床，右边是人，形象地说明了一个人患病在床，药物和食物只能靠别人提供的境况。这反映了原始医疗中助人的医德思想。传说中有"神农……尝百草之滋味，水泉之甘苦……一日而遇七十毒""伏羲画八卦……百病之理得以类推，乃尝味百药而制九针，以拯夭亡。"反映了人类最早形成的医学是为了"以拯夭亡""令民知所避就"的医德思想，表明原始社会医德思想观念已经萌芽。

2. 奴隶社会末期至西汉　特别是春秋战国时期，生产力进一步发展，思想文化繁荣。当时的思想家们侧重于人性、自然方面的探讨，为医学理论和医德思想注入了活力，医德思想体系已见雏形，特别是医学实践的发展为医德思想的形成奠定了基础。

《黄帝内经》是我国第一部医学典籍，成书于战国时期，分《素问》和《灵枢》两部分。它也是我国第二部阐述医德的医书，其中的《疏五过论》《征四失论》和《师传篇》等都对医德进行了专门的论述。《黄帝内经》总结并进一步阐发了医学实践中的道德思想：第一，人命至重，不可粗枝大叶；人命至贵，一失不可复得。作为决定人生死的医生，在诊治中必须认真负责，一丝不苟。第二，谦虚好学，广博多识。要求医生上知天文，下知地理，中知人事。第三，实事求是，"治病必求其本"。要求医生知疾病的始终。第四，见微知著，治未病。"上工救其萌芽，必先见三部九候之气，尽调不败而救之，故曰上工。"第五，坚持科学，反对迷信。"拘于鬼神者，不可以言至德，恶于针石者，不可以言至巧。"第六，严格择徒，"非其人勿教"。《黄帝内经》中的医德思想继承了远古时代医家为患者谋利益的传统，总结概括了西汉以前的医德实践，为后世医德思想奠定了基础，标志着我国医德的初步形成。

3. 东汉至唐代　此期医学的发展取得了长足发展和完善。汉唐时期是古代医德的发展时期。东汉名医张仲景著有《伤寒杂病论》，书中的"自序"对医学的性质、宗旨、医学发展和医德等分别做了论述，是一篇具有很高价值的医德文献。张仲景指出，治病应不分贫富贵贱，应以救人活命为己任，以仁爱救人为原则。他主张医生要勤于从医学经典中继承有用的东西，博采众方，批评"不念思求经旨，以演其所知"的医风。

唐代名医孙思邈是我国医德理论的集大成者，继承了以"仁"为核心的中国传统医德，发展了生命神圣的医德学说。他在《大医精诚》中强调，医家必须具备"精"和"诚"。"精"指精湛的医术，"诚"指高尚的医德。他提出：第一，医术要精湛严谨，精勤不倦，不可至粗至浅，道听途说。第二，对患者要有同情心。第三，无私救治，一视同仁。第四，作风正派，清正廉洁。《大医精诚》还系统阐述了医家对事业、对患者及其家属、对同道的道德原则，是我国传统医德的经典之作。孙思邈是一名被历代医家推崇的"精诚"大医，他提出的医德理论成为我国传统医德中的一份宝贵遗产，他的医德思想被誉为"东方希波克拉底"誓言，对后世医德发展产生了深远影响。

4. 宋元明清时期　此期补充和发展了孙思邈的医德思想，使中国医德日趋完善。

宋代诗人林逋在《省心录·论医》中注重医德修养，主张"无恒德者，不可以作医。人命生死之所系。庸人假医以自诬，其初则要厚利，虚实补泻，未必适当"。他呼吁人们不要把宝贵生命托付给庸医。

被誉为"金元四大家"的李杲、刘完素、张从正、朱震亨创新发展了济世治人学说，丰富了传统医德思想的内容。刘完素说："夫医道者，以济世为良，以愈疾为善。"张从正指责："夫粗工之与谬工，非不误人，惟庸工误人最深，如鲧湮洪水，不知五行之道。"李杲也说，"与人相接，无戏言"，叮嘱徒弟学医应"传道医人"。朱震亨对患者热忱相待，凡病家有请，"先生无不即往，虽雨雪载途，亦不为止"。

明代医德发展趋于成熟和完善。陈实功在《外科正宗》中对我国古代医德做了系统总结，概括了医家的"五戒十要"，曾被美国1978年出版的《生命伦理学百科全书》列为世界古典医药道德文献之一。其中"五戒"对医生出诊、治疗、对女性患者的态度、药物配制、出游、对特殊职业患者的态度做了详细的规定。"十要"对医生的知识结构、药物的选择和配制、对同道的态度、防治疾病、对患者家庭和社会的责任、对待患者馈赠、救治患者与解救患者的贫困、生活作风等都做了具体的规定。"五戒十要"反映了陈实功的高尚医德，是我国医德传统中的重要财富。

清代医德进入总结阶段。喻昌著《医门法律》，首次提出医生对患者要"笃于情"的医德核心思想。他在《问病论》中指出，"医，仁术也，仁人君子，必笃于情。笃于情，则视人犹己，问其所苦，自无不到之处。"在《治病篇》中提出"六大失""六不治"，详细阐述了医生应该遵循的职业道德原则和规范，丰富和完善了传统医德评价理论，确立了医德评价的客观标准。

（二）古代传统医德的内容

1. 赤诚济世，仁爱救人的行医宗旨　《黄帝内经》中记载"天覆地载，万物悉备，莫贵于人"。唐代孙思邈《备急千金要方》中也有"人命至重，有贵千金"的说法，强调了人的生命价值。对生命具有高度仁爱精神，是医生的必备德性。

古代医家抱有对患者的深切同情之心，以救人疾苦为己任，全力救治患者。东汉张仲景生活在一个社会动乱，疫病流行时代，相传他50岁的时候曾担任过长沙的太守。他始终没有忘记为医之责任，积极为百姓治病。按当时规定，不允许太守随便进入民间屋舍给百姓看病，于是他每逢初一和十五，大开衙门，不问政事，只让有病的百姓进来，他坐在公堂上给人看病，人们尊称他为"坐堂大夫"，体现了他救治天下苍生的仁爱志向。

2. 淡泊名利，清廉正直的医德品质　古代医家把廉洁奉公、不贪钱财、不计报酬、不论贫富、扶贫济困等看作是医生之美德。三国名医董奉医德高尚，慕名求医者络绎不绝。他为百姓治病不图酬劳，而让他们在山中种上杏树，并把杏子换作粮食，用来赈济贫穷的老人。因此，后人用"杏林春暖""杏林佳话"赞扬医生良好的医德品质。陈实功在《外科正宗》中也要求遇到"贫穷之家及游食僧道衙门差役人等，凡来看病，不可要他用药钱，只当奉药。再遇贫难者，当量力微赠，方为仁术，不然有药而无火食者，命亦难保也"。

3. 一视同仁，皆为至亲的待患准则　孙思邈在《论大医精诚》中有言，"若有疾厄来求救者，不得问其贵贱贫富……普同一等，皆如至亲之想。"明代医家万全以仁爱之心对待病童，即使对有宿怨的人也竭诚尽力，一心救治。与他素有旧怨的胡元溪之子患病请他医治，就在他的精心诊治下痊愈。

4. 虚心好学，刻苦钻研的治学态度　明代李时珍所著《本草纲目》是一部举世闻名的中药巨著。为此，他参阅800多种书籍，长途跋涉，访医采药，走遍大江南北。他一边搜集民间药方，一边采集各种植物、动物、矿物标本，通过实证考察，亲身体验，弄清了许多没有解决的问题，又经反复修改、加工整理，耗费近28年的心血，终于完成了这部巨著。

5. 敬重同道，谦虚谨慎的处事原则 古代医家认为，医生之间应该互相尊重、互相协作。谦虚谨慎是处理同道关系的道德原则，"戒毁同道"是许多医家对后人的谆谆告诫。孙思邈把讲其他医生的坏话、诽谤他人、抬高自己的做法称作"医之膏肓"，为不可救药的习气。宋代钱乙被皇帝召进宫为太子治疗御医都治不好的病，在解释了黄土汤对太子所患疾病的治疗作用后，特别强调"诸医所治垂愈，小医适当其愈"，这充分体现了钱乙尊重同道的高尚道德风范。

6. 不畏权贵，忠于医业的献身精神 中国医学史上有许多医生放弃做官，而立志专于民间治病，他们忠于医业的献身精神展现了高尚的医德情操。东汉名医华佗曾拒绝沛相举他为孝廉，也曾拒绝太尉征他为官。当时，身为丞相的曹操患有头风眩病，华佗通过针灸为其治好，曹操强留他做侍医，但华佗托辞回家取方药向曹操请假返乡。

二、西方医德史

西方医德也有着悠久的历史，考察其历史发展有助于吸取和弘扬人类文明的道德精华。以欧洲文艺复兴为界，西方医德包括以传统医学为特点的古代医德和以实验医学为特点的近代医学伦理学。

（一）西方古代医德

1. 古希腊医德 形成于公元前6世纪～前4世纪的古希腊医学是西方医学的发源。希波克拉底是古希腊医学和西方医德的奠基人，被尊为"西方医学之父"。他不仅创立了医学体系，还确立了医德规范体系。他提出"体液学说"和"机能整体"的观点，有力地冲击了当时医学中以巫术和宗教为依据的观点。他拒绝担任宫廷医职，为古希腊人民的健康和医学事业的发展献出了毕生的精力。收集在《希波克拉底全集》中的《原则》《操行论》特别是《希波克拉底誓言》奠定了医学伦理学的基础。

长期被医学界推崇的《希波克拉底誓言》是古希腊医家留给后世的医德遗产，是一部经典的医德文献，成为世界医学人道主义的第一座里程碑。其主要思想包括：第一，强调医疗行为的目的是为患者服务，把患者的健康恢复视为医生的最高职责。"无论至于何处，遇男或女，贵人及奴婢，我之唯一目的，为病家谋幸福。"第二，敬重医学同道。"凡授我艺者，敬之如父母，作为终身同业伴侣。彼有急需，我接济之。视彼儿女，犹我兄弟。如欲受业，当免费并无条件传授之。"第三，注重医生的品格修养。强调医生不能做损害患者利益的事，要"检束一切堕落及害人的行为，我不得将危害药品给予他人，并不做该项之指导"。第五，行医中保守秘密。指出"凡我所见所闻，无论有无业务关系，我认为应守秘密者，我愿保守秘密"。这些规范，为医生的行为提供了最基本的准则，至今仍有重要的现实意义。

2. 古罗马医德 继古希腊之后，古罗马医学有了较大的发展。公元前450年，古罗马颁布的《十二铜表法》中规定："禁止将死者埋葬于市之外壁以内""不得饮河水而要饮泉水""孕妇死时应取出其腹中之活婴"等。在公元160年安东尼王朝所颁布的法令中，也有任命救治贫民之医师的条文。在查士丁尼制定的法典中，也有劝告医生侍奉育贵时力避逢迎谄媚，而将救治贫民视为乐事的规定。

古罗马时期的代表医学家盖伦，他继承了希波克拉底的体液学说，发展了机体的解剖结构和器官生理概念，创立了医学和生物学知识体系。其医德主张是："作为医生不可能一方面赚钱，一方面从事伟大的艺术——医学。""我研究医学，抛弃了娱乐，不求身外之物……"他的医德为后世所敬仰。

（二）西方近代医德

钻研医术、精益求精不仅是实现医学科学不断进步发展的需要，而且是保障人民身心健康的需要。医学是生命攸关的科学，医疗质量的好坏，直接关系到人民群众的生命安危和千家万户的悲欢离合。古人云："为医之道，非博不能明其理，非精不能致其约。医本治人，为之不精，反为夭折。"可见，钻研医术是何等重要。因此，医务工作者必须热爱医学科学，刻苦钻研医术，做到精益求精，细致周密，一丝不苟，诊断准确，科学治疗。在当代，随着医学科学的发展日新月异、突飞猛进，人民群众的健康需求不断提高，疾病谱在不断地变化，医学模式正在由生物学模式向生物 - 心理 - 社会医学模式转变，为了保障人民群众的身心健康，发展我国的医疗卫生事业，要求医务人员要更加努力钻研医术，勇攀医学科学高峰。

（三）西方传统医德的内容

"一切为患者着想"是西方医德思想的前提。"医学之父"希波克拉底指出："我决尽我之所能与判断为患者利益着想而救助之，永不存一切邪恶之……凡我进入任何人之房舍皆为患者之利益。"胡佛兰德提出《医德十二箴》，他指出："医生活着不是为了自己，而是为了别人，这是职业性质决定的。""奉行人道主义"是西方医德实践的核心基础。近代正式提出了医学人道主义，并宣传为人道主义而行医。精神病学创始人皮内尔提出以人道主义的精神对待精神病患者，不应把精神病患者看作罪犯，而应看作是人。"注重医生的品德修养和道德风范"是西方医德的重要内容。希波克拉底认为，医生要有高尚的品德，要一心为患者治疾灭病，救死扶伤，不以工作之便或以治病为借口进行任何不道德的放荡之举。

1. 救死扶伤、尽职尽责是医德规范中的道德准则　要求医务人员把维护患者的生命、增进人类健康作为最崇高的职责。希波克拉底指出，"要尽力医治和扶助患者"。印度医学家妙闻也指出，"医生需要有些必要的知识，要洁身自爱，要使患者信赖，并尽一切力量为患者服务"。

2. 平等待人、一视同仁是医德规范中的传统美德　要求医务人员对患者的权利、利益、人格要尊重和关心，对患者一律平等对待。《迈蒙尼提斯祷文》中说："让我不分贫富、善恶和敌友，愉快地帮助和支持他们，在这些受难者中，我的精力会让我只看见他是人。"胡佛兰德也指出："对于患者，只以病者视之，不以贵贱贫富而有异也。"

3. 医德庄重、语言和蔼是医德规范的主要内容　要求医务人员调动患者的积极性，使其配合治疗，以帮助患者建立良好的心理素质。古希腊的《论可贵的品行》和《论箴言》中规定，"医生进入患者的房间时，应当注意自己的举止言行，医生的衣着要整齐，态度要沉静，对患者要非常关心……"

4. 慎言守密、尊重患者是医德行为规范的重要内容　要求医务人员要为患者保守秘密，不要刺探患者隐私，尊重患者的隐私权。希波克拉底指出："凡不应宣泄者，我当永守秘密。"波斯的《医生的道德责任》中规定："医生一定要严守患者的秘密，不刺探患者，尤其是患者不愿人家知道的秘密。"

5. 尊重同仁、团结协作是医德规范的重要原则　要求医务人员除了要协调好医患关系外，还需处理好医务人员之间的关系，精诚团结。《医生的道德责任》中规定："绝不能诽谤别的医生。"

三、现代医德的发展

（一）中国现代医德——社会主义医德的发展

中华人民共和国成立后，随着社会主义革命和社会主义建设的发展，医疗卫生事业也有长足的进步，"救死扶伤，防病治病""全心全意为人民服务"的医德思想和医地在更广阔的范围内得到体现和发展。广大医务人员的医德水平和思想觉悟也有了很大提高，落后的医疗卫生状况有了很大改善。

1949 年，中国人民政治协商会议通过的《共同纲领》第四十八条规定了"提倡国民体育，推广医药卫生事业，并注意保护母亲、婴儿和儿童的健康"的任务，成为《共同纲领》的一项重要内容。

党的十一届三中全会以来，医德教育和医德研究得以在中国复兴。随着社会主义精神文明建设不断加强，1981 年在原卫生部的支持下，中华人民共和国成立以来第一本医德教材《医德学概论》由上海第二医科大学（现上海交通大学医学院）编写，由人民卫生出版社出版发行。由此，对医德的研究也日益受到卫生行政部门的重视。同年 6 月，在上海举行了第一次全国医学伦理道德术讨论会，会上向全国医药院校倡议开设医学伦理学课程，同时确定了"救死扶伤，防病治病。实行社会主义人道主义，全心全意为人民服务"的医德原则。同年 10 月，原卫生部颁布了《医院工作人员守则和医德规范》。

继 1981 年之后，全国性的医学伦理学术讨论会已有 10 余次，主要交流总结医德研究成果，并在医德基本理论、医德原则、医院管理、卫生改革、医疗技术、生命科学和健康教育等方面进行了比较广泛深入的探讨，得出了许多有益的结论。同时，国际学术交流进一步推动了我国医学伦理学的学科建设。

1988 年，全国第五次医学伦理学讨论会暨中华医学会医学伦理学分会成立大会在西安召开，标志着中国医学伦理学的理论队伍已经形成并开始走上正轨。同时，西安医科大学创办的《中国医学伦理学》杂志，是我国第一本医学伦理学研究专刊。同年，原卫生部还颁布了《医务人员医德规范及其实施办法》，提出七条医德规范："救死扶伤，人道对待；尊重患者，一视同仁；文明礼貌，关心体贴；谨言慎行，保守医密；互学互尊，发奋进取，廉洁奉公，遵纪守法。"《医务人员医德规范及其实施办法》是我国最权威的医德规范文件。

1997 年，全国卫生工作会议通过了《中共中央、国务院关于卫生改革与发展的决定》，提出将"发扬白求恩精神，树立救死扶伤、忠于职守、爱岗敬业、满腔热情、开拓进取、精益求精、乐于奉献、文明行医的行医风尚"作为医德规范。进入 21 世纪，党中央提出"以德治国"的重要方针，颁发了《公民道德建设实施纲要》，并把医疗卫生行业的职业道德和行风建设作为重点来抓。医疗卫生行业和广大医务人员大力加强医德建设和行风建设，坚持以人为本、全心全意为人民群众的健康服务，维护人民群众的健康权益，为构建和谐平安社会、全面实现小康社会的目标做出了应有的贡献。

（二）西方现代医德

西方现代医德最早始于中世纪欧洲文艺复兴时期，随着医学的发展，新的学科不断产生，生物医学模式也逐渐向生物 - 心理 - 社会医学模式转变。为了和医学的发展相适应，医德也有了较大的发展。特别是 20 世纪 40 年代后，一些国家相继成立了医学伦理学会和相应的研究机构，一系列国际性医德文件相继产生。

《纽伦堡法典》：1946 年制定，规定了关于人体试验的基本原则，"一是必须有利于社会，二是应该符合伦理道德和法律观点"。

《医学伦理学日内瓦协议法》：1948 年颁布，以《希波克拉底誓言》为蓝本，把它作为全世界医务人员共同遵守的行为准则。

《护士伦理学国际法》：1953 年由国际护士会制定，1965 年经德国法兰克福大议会修订并采纳，并于是年再次做了重要修改。

《赫尔辛基宣言》：1964 年在芬兰赫尔辛基召开的第 18 届世界医学大会上通过，制定了关于指导人体试验研究的重要原则，强调了人体试验必须得到研究对象的知情同意。这一文献之后又不断进行修订，修订次数 9 次，最后一次修订是 2013 年 10 月在巴西举行的第 64 届世界医学协会联合大会。

《悉尼宣言》：1968 年在悉尼召开的第 22 届世界医学大会上通过，确定了死亡的道德责任和器官移植的道德原则。

《东京宣言》：1975 年在东京召开的第 29 届世界医学大会上通过，规定了关于对拘留犯和囚犯给予折磨、虐待、非人道的对待惩罚时，医师的行为准则。

《夏威夷宣言》：1977 年在夏威夷召开的第 6 届世界精神病学大会上通过，规定了关于精神病医生的道德原则。

《生命伦理学吉汉宣言》：2000 年在世界生命伦理学大会上通过。

上述文件，都从不同方面对医务人员提出了国际性的医学道德原则。

第三节　学习医学伦理学的意义和方法

一、学习医学伦理学的意义

在医疗卫生系统提倡学习和研究医学伦理学，深入开展医德的他律与自律活动，对于提高广大医务人员、医学生的医德水平，促进医疗、教学、科研、预防、管理质量的提高和医学科学的发展以及社会的精神文明建设等方面，都具有非常重要的意义。

1. 有助于医务人员人格的自我完善及成为德才兼备的医学人才　医务人员被赋予保障人类健康、防治疾病、延长寿命、繁衍民族的崇高使命，从而决定了对医务人员品质的特殊要求，要求他们具有更加良好的品行修养，而医务人员的政治素质、道德素质、科学文化素质和身心素质是自我完善的重要方面。在为人民服务的过程中，科学文化素质是手段，身心素质是物质基础，政治和道德素质是根本。一个政治素质良好的医务人员也必然或应该具有良好的道德素质，而良好的道德素质又是培养良好政治素质的条件。此外，良好的科学文化素质和心理素质往往伴随着良好的道德素质。因此，一个医务人员或医学生要达到人格的自我完善，使自己成为德才兼备、服务于社会的医学人才，在重视其他素质培养的同时，必须努力学习和研究医学伦理学，不断提高自己的道德水准。

然而，医学界有人对医德的作用缺乏应有的认识，他们认为道德是无用的，医学发展单纯依靠科技进步，当医生只要学好业务，技高艺熟，就会获得患者的认可。显然，这种认识是片面的。高尚的医德能够促使医务人员认真刻苦地学习钻研业务技术，积极努力地攻克医学科学的许多难题，更好地为患者服务，推动医学科学事业的发展；能使医务人员爱岗敬业，将精微的业务技术付诸于为人民服务的实践之中，充分发挥自己技术专长的作用。因此，我们必须注意医德对医学乃至社会的影响和作用。

2. 有助于提高医疗护理服务质量和医院管理水平　医学是一门艺术，而不是单纯的技术，医学面对的不是没有生命的物体，而是有思想、有感情的人，他们不仅需要医务人员精良的技术，而且在医疗护理服务中需要人文关怀，需要亲切的语言、和蔼的态度、高度的责任感和高尚的道德情操等。学习医学伦理学，有助于提高医务人员的义务感和责任感，有助于培养良好的医德行为和习惯，从而在为人民健康服务中实现技术与伦理的统一。医务人员也只有把技术与道德情操相统一，才能更好地进行医学决策，才能充分发挥医学技术的作用和设备的潜力，才能维护医疗制度的权威性，从而不断提高医疗护理服务质量。在医院管理方面，也要求广大医务管理人员具备一定的管理知识、技能和人文精神，体现"以人为本"的思想，一切从患者的利益出发，把患者的安危作为一切管理工作的出发点，这样才能使管理工作真正地服务于患者、服务于社会，不断提高医院的管理水平。

3. 有助于解决医学难题及促进医学科学的发展　随着生物医学的进步，医学高新技术的迅速发展，医务人员在医疗、护理工作中遇到了许多过去未曾碰到过的医德难题。如何正确认识和正确使用科技成果的问题，将直接影响到子孙后代的利益和医学的发展方向。学习和研究医学伦理学，可以为医务人员提供解决医学高新技术道德难题的正确方向和思路，从而促进医学科学的发展。

4. 有助于医疗卫生单位及社会的精神文明建设　道德建设是精神文明建设的一个重要内容。社会主义医德，即是在医务工作领域内具有社会主义觉悟的医务人员应当建设的精神文明。加强职业道德建设，改善医德医风，提高各医疗单位和卫生科技管理人员的道德水平，即为建设社会主义精神文明做出贡献。尤其重要的是，医疗卫生战线是党和国家联系群众的重要纽带之一，是一个以服务为特点的"窗口"行业。因此，人们在日常生活中，特别关心医德医风情况。由于医务人员和医疗卫生单位在人们心目中的特殊地位和威信，他们的医德情操和医德实践，不仅能够激励患者，还能提升整个社会的道德水准，为社会精神文明建设贡献力量。

二、学习医学伦理学的方法

1. 理性思辨方法　医学伦理学中需要研究医学道德的起源、本质、演变、功能等道德本体问题。道德本体问题属于实然性问题，需要用哲学的理性思辨方法进行研究。这是一种不同于科学的、经验实证的方法，它不是从某种经验事实出发，也不依赖于对经验事实的归纳得出结论，而是通过构建一些基本的甚至是前提预知性的概念、范畴或原理去对所要研究的对象与问题进行规定、分析、解释、整合及道德推理。从伦理思想史上看，用于回答道德本体论问题的理性思辨方法有三类，即自然主义的方法、超验主义的方法和理性主义的方法。尽管这三种方法论都对道德本体论做出了回答，然而，结论却均不令人满意。只有马克思创立的历史唯物主义方法，从人的实践及其动机出发，解释道德的起源、本质、特点、类型、结构和功能，并根据实践主题的变化和社会历史条件的变化解释道德的历史演变与进步，才能对道德本体论问题做出令人信服的回答。

2. 历史分析方法　医学伦理学以医疗实践中的医学道德现象和医学道德关系为研究对象。而医学道德现象和医学道德关系是一定历史条件下的产物，它同当时的社会经济、医学发展有着密切的联系，并受所处社会、政治、经济、法律、文化、宗教等社会意识形态的影响。因此，学习医学伦理学一定要坚持历史分析的方法，将医德现象和医德关系的研究同一定的社会经济、意识形态、政治法律制度、医学发展状况等联系起来，深入研究医德产生和发展的根源和条件，并对中外医学伦理学的历史遗产和现代成果进行全面分析，取其精华，去其糟粕，把有益的积极因素吸纳到医学伦理学的内容体系中来。

3. 价值分析方法　医学伦理学作为一门特殊的价值学科，价值分析方法是医学伦理学学习和研究中常用的方法。医学伦理学研究医德现象和医德关系以及与之相应的道德规范，这些问题一方面关乎医疗关系中医德行为、医德品质的善恶评价，另一方面也关乎医德规范本身的优劣评估和合理性预设，因而实质上属于价值问题的范畴，需要用价值分析的方法进行研究。无论是对行为、品质的善恶评价，还是对医德规范本身的优劣评估与合理预设，都必须依据一定的价值标准，而如何确立科学合理的价值标准则成为问题的关键。

4. 比较研究方法　比较研究方法是探寻和论证不同事物之间的共同点和不同点的一些方法。医学伦理学研究中常采用纵比、横比、同比、异比的方法。纵比是从时间上比较古今医德观念，以批判和借鉴传统的医德观念以及与现今医德观念的渊源。横比是从空间上比较不同城市、不同风俗、不同文化背景下的医德观念的异同，并分析其异同的原因。同比是对医德观念相同程度和性质的比较，以揭示相同背后的不同。异比是对两类截然不同的医德观念进行比较，以分析其差异并揭示其根源。

答案解析

目标检测

一、最佳选择题

1. 道德的评价标准是（　）
    A. 善恶　　　　　　　　　　B. 美丑
    C. 真假　　　　　　　　　　D. 荣辱

2. 医学伦理学的研究对象是（　）
    A. 医学道德难题　　　　　　B. 医德基本理论
    C. 医学道德关系　　　　　　D. 医德基本实践

3. 医学伦理学最早的文献是（　）
    A. 《希波克拉底誓言》　　　B. 《日内瓦宣言》
    C. 《医学伦理学法典》　　　D. 《阿萨夫誓言》

4. 医学伦理学的研究对象不包括（　）
    A. 医务人员与患者的关系
    B. 医务人员相互之间的关系
    C. 医务人员与社会之间的关系
    D. 患者与家属之间的关系

5. 下面关于《黄帝内经》的说法错误的是（　）
    A. 为中医学现存最早的经典著作
    B. 是对先秦至东汉医学成就的整理和总结
    C. 建立了"天地人三才合一"一体的整体医学模式
    D. 在疾病防治上提出"治未病"的观点

二、思考题

1. 试述医学伦理学的研究对象。
2. 试述医学伦理学的主要研究内容。
3. 学习和研究医学伦理学的主要方法。

书网融合……

重点小结　　　　　　习题

第一章 医学伦理基本理论

PPT

学习目标

知识目标：通过本章的学习，掌握医学伦理学的基本原则内容，医学伦理学规范的内容；熟悉医务人员行为规范的要求；了解医学伦理学基本范畴的主要内容。

能力目标：能运用医学伦理学原则、规范和范畴，以规范医疗职业行为，并能够辩证地分析、解决临床医疗工作中的实际问题，以做出最优选择。

素质目标：培养医学道德责任感和全心全意为人民健康服务的意识，树立以患者为中心的意识，加强医者职业精神的培育和医德素养意识的提高。

情境导入

情境：李桓英，世界著名麻风病防治专家，她是践行中国共产党人初心使命的医者典范，是爱国为民、开拓创新的科学大家。在中华人民共和国成立初期，她主动舍弃国外优厚生活条件，只身回国参与建设，为我国乃至世界麻风病防治工作做出了突出贡献。她长期跋山涉水，深入麻风地区，与麻风病患者共同生活，创新开展短程联合化疗并得以在全球推广，短短几年，使我国麻风病患者从11万人降至不足万人，年复发率仅0.03%，远低于国际组织标准。她淡泊名利，将所获奖励捐给"李桓英医学基金会"，选送200余学子赴国外进修学习，为祖国培养了大批医学人才。2021年，李桓英被授予"时代楷模"称号。

思考：1. 李桓英为实现为麻风病患者驱逐病魔的心愿，呕心沥血，付出了常人难以忍受的辛苦和代价。体现了怎样的医学职业精神？

2. 新时代医务人员应如何学习和发扬这种精神？

医学伦理规范体系主要由医学伦理（道德）原则和具体规范构成，一系列原则和规范的提出和形成，源于医学实践及其发展过程。这些原则和规范一旦确立，又对医学实践产生引导、评价、辩护和修正作用，以指导医学实践向符合医学道德要求、体现医学伦理精神的方向发展。医学伦理（道德）原则是对医学伦理（道德）规范、准则抽象和概括的产物，而具体规范是原则的细化。两者处在医学伦理认识的不同层面，但都是医务人员在医疗实践中进行价值判断和行为选择的依据，是评价医务人员行为的标准。

第一节 医学伦理的基本原则

一、概述

医学道德学简称医德学，是医学伦理学在中国的早期学科形态。20世纪70年代末，医学伦理学伴随改革开放的步伐与中国的人文社会科学事业同步复兴，几乎与现代医学伦理学基本理念、思想、理论、概念以及一些学科和研究内容的引进与介绍是同时的，我国学界更多地使用"医学道德"的概念，并围绕这一概念逐步形成了医学道德学的一些早期理论和思想，这些思想和理论具有鲜明的中国特色。医学道德观念的形成和基本理论的建构，是基于中国传统伦理文化及其在不同历史时期的继承和发展，是对当时中国医学科学和技术的整体水平以及医疗卫生事业发展的总体状况的一种反映。我国医德学研究和学科理论雏形的建构，为其后中国医学伦理学的全面和系统发展奠定了良好的基础。我国医德学形成的多方面认识和提出的医德基本原则，以及在此基础上确立的一系列医德规范和准则等，都成为中国医学伦理学的宝贵财富。

我国医学伦理基本原则相关内容的提出最早可追溯到 20 世纪中叶。1941 年 7 月 15 日，毛泽东同志为中国医科大学的毕业生亲笔书写了"救死扶伤，实行革命的人道主义"的题词，成为革命战争年代党领导的军队卫生人员遵循的根本医德准则。在此精神的感召下，卫生人员在残酷的战争环境中千方百计救治伤病员，在缺医少药的艰苦条件下想方设法诊治百姓疾患，在根据地创造性地开展了群众卫生运动，卓有成效地保护了人民军队的有生力量。

1949 年后，医疗卫生工作成为党和国家社会建设的一项重要内容，医疗卫生工作的目标和方针更加明确，救死扶伤的人道主义精神在中国社会主义事业起步中不断得到彰显。1950 年，第一届全国卫生工作会议在北京举行，会议提出将"面向工农兵""预防为主""团结中西医"作为新中国卫生工作的三大方针。1952 年，随着"卫生工作与群众运动相结合"方针的提出，"面向工农兵""预防为主""团结中西医""卫生工作与群众运动相结合"这四大方针，成为新中国卫生事业的发展指明了方向。救死扶伤、革命的人道主义成为贯穿医疗卫生工作方针中的鲜明的医学道德精神和基本原则。

二、我国医学伦理的基本原则

（一）医学伦理学基本原则的含义

医学伦理学的基本原则是在医疗卫生工作中调整医务人员与患者之间、医务人员相互之间、医务人员与社会之间关系所必须遵循的根本指导原则，是医学道德规范和范畴的总纲，是贯穿医学道德始终的一条主线，是衡量医务人员医德水平的基本标准。它为广大医务工作者确立正确的医德观念、选择良好的医德行为、进行医德评价和加强医德修养指明了方向。

（二）医学伦理学基本原则的内容

社会主义科技伦理的原则是增进人类福祉，尊重生命权利，坚持公平公正，合理控制风险，保持公开透明。社会主义医德基本原则是救死扶伤、防病治病，实行社会主义的医学人道主义，全心全意为人民身心健康服务。

1. 救死扶伤，防病治病 这是社会主义道德对医务工作者的具体要求，是社会主义医疗卫生工作的根本任务，也是医务人员最基本的职责和义务。医学是挽救人类生命的科学，古人云"人命至重，有贵千金""病家就医，寄以生死"。作为医务工作者，必须以救死扶伤为天职，时刻把患者的生命和健康放在首位。如果一个医务工作者掌握了一定的专业知识，但工作中不重视人的生命价值和生命质量，视患者生命为儿戏，对患者的痛苦无动于衷、漠不关心，则可能会给患者带来危害，甚至造成无可挽回的后果。同理，如果一名医务人员医术不精本领不强，即使有为人民服务的愿望，也难以做到救死扶伤、防病治病。

随着现代医学科学的发展、医学模式的转变和疾病谱的变化，救死扶伤、防病治病的内涵更为丰富。医务工作由单纯的以"病"为中心发展为以"患者"为中心，进而以"人"为中心。医疗服务范围不仅从治疗、生理、技术、个体向预防、心理、社会、群体等方面扩展，而且还把整个人类身心健康作为医疗服务范围的发展方向。因此，要求医务人员不仅要更加勤奋学习、刻苦钻研医术，还要培养高尚的医德。只有这样，才能肩负起救死扶伤、防病治病的重任。

中国医师节

2017年11月3日，国务院通过了国家卫生和计划生育委员会（现国家卫生健康委员会）关于"设立中国医师节"的申请，同意自2018年起，将每年的8月19日设立为"中国医师节"。激励广大卫生与健康工作者，大力弘扬"敬佑生命、救死扶伤、甘于奉献、大爱无疆"的崇高精神，进一步推动全社会形成尊医重卫的良好氛围，加快推进健康中国战略深入实施。

设立中国医师节，不仅是对广大医师们的激励和感恩，更是呼吁全社会应当尊重医师关心爱护医师。推动在全社会广泛形成尊医重卫的良好氛围，让广大医卫工作者能够放心诊疗、安心执业，使患者从容就诊、治疗有序。

2. 实行社会主义医学人道主义　人道主义是人们在千百年的医疗实践中形成的宝贵医德传统。古代朴素的医学人道主义是最早的发展阶段，它表现为对患者的同情与关心，且只限于医务人员与患者个体范围之内。由于古代医学处于萌芽和不成熟阶段，朴素的人道主义被披上"神"的外衣，带有宗教的色彩。随着科学的进步和近代医学的发展，医学人道主义在广度和深度上都有较大的进步。它摆脱了神的羁绊，接受了资产阶级人道主义口号，成了医学道德的精神支柱。但是资产阶级人道主义所维护的是个人利益，强调个人价值目的和幸福，把个人置于集体、社会之上。由此可见，人道主义在古代，甚至近代、现代，受政治、经济、文化、医学发展水平等的限制，既不完善又不能彻底得以实现。

社会主义社会使人与人之间实现了真正的平等互助关系，既克服了以往医学人道主义的"个人施恩""救世主"的局限性，又与资产阶级人道主义有着本质区别，为人道主义的发展开辟了广阔道路。社会主义人道主义是建立在社会主义公有制和集体主义道德原则的基础上，继承了传统人道主义的精华，并赋予医学人道主义以共产主义和社会主义道德观的新内涵，是以为人民健康服务为宗旨的广泛的、真诚的、现实的医学人道主义，表现为以下方面。①尊重患者的价值和人格：在工作中，不分民族、国籍、地位、职业、年龄、性别、美丑、亲疏，都应平等相待，一视同仁，挽救其生命，维护其健康。②尊重患者的基本需要和欲望：患者在住院或求医中，无不满怀希望。对于患者正当合理的需要，医务人员应当予以尊重并千方百计地创造条件予以满足。即使暂时无法满足，也应以尊重为前提，善言相告，以取得患者的理解和配合。此外，医务人员应谴责和反对各种形式的不人道行为。

3. 全心全意为人民身心健康服务　这是由我国社会主义制度和卫生事业的社会主义性质所决定的，是每一个医务人员必须坚持的最高宗旨，是医学伦理学的实质和核心。全心全意为人民身心健康服务，包含着深刻的含义：①医务人员在医疗活动中是人民的公仆和勤务员，而不应视自己为"救世主"或"恩人"。②不是为少数或某阶层的人服务，而是要为广大人民群众服务。③不是仅为人民群众的躯体健康服务，而且还要为他们的心理健康服务，以达到身心健康的统一。④服务的态度，要全心全意，不怕困难任劳任怨，要认真负责，一丝不苟；要刻苦学习，精益求精。

要真正做到全心全意为人民身心健康服务，必须正确处理个人与患者集体社会的关系，把社会的集体利益和患者的利益放在首位，在保证社会集体和患者利益的前提下，实现个人利益与医疗卫生单位的集体利益国家利益相结合。当这三者之间利益发生矛盾时，医务人员应当无条件地使个人利益服从于集体利益服从于国家整体利益，识大体、顾大局，坚决克服个人主义和小团体主义。

三、医学道德的具体原则

(一) 尊重原则

1. 尊重原则的含义 尊重原则 (principle of respect for autonomy) 要求医务人员尊重患者。欧美国家一般称为自主原则，即对自主的人及其自主性的尊重。知情同意、知情选择、要求保守秘密和隐私等均是尊重患者的体现。广义上的尊重原则还包括医务人员尊重患者及其家属的人格。

2. 尊重原则的内容

(1) 尊重患者的生命 生命是人存在的基础，是人的根本利益所在。尊重患者的生命，首先，要尽力救治患者，维护其生命的存在，这是对人的生命神圣性的尊重。其次，要通过良好的医疗照护提高患者的生命质量，以维护其生命价值，这是尊重人的人格生命的具体体现。尊重人的生命及其生命价值是医学人道主义最根本的要求，也是医学道德的基本体现。

(2) 尊重患者的人格尊严 即把患者作为一个完整的人加以尊重。尊重患者作为独特个体的生命存在，重视他生命的质量，体悟他因病痛所忍受的痛苦，将减少对患者的身体伤害和缓解痛苦作为伴随患者救治过程的道德主旨；尊重患者的内心感受和价值理念，重视社会和心理因素对患者的影响，肯定患者对自我生命的理解和抉择；肯定患者生命存在的价值和意义，每个生命个体都有权利得到善意和尊重，而无论其生命体处于何种状态。

(3) 尊重患者的隐私 隐私是指一个人不容许他人随意侵入的领域。主要包括两方面内容：一是个人的私密性信息不被泄露，二是身体不被随意观察。医疗职业的特点决定了医生常常可以了解到患者的某些隐私，涉及患者从未向他人谈到或暴露过的身心领域。医生有义务为患者保守秘密，以免泄露信息给患者带来伤害。同时，医生也有义务在为患者实施检查、治疗时保护患者的身体不被他人随意观察。

(4) 尊重患者的自主权 自主主要指自我选择、自由行动或依照个人的意愿自我管理和自我决策。患者自主权 (right of autonomy of patients) 是指具有行为能力并处于医疗关系中的患者，在医患有效沟通交流之后，经过深思熟虑，就有关自己疾病和健康问题做出合乎理性的决定，并据此采取负责的行动。这是患者享有的一种重要权利，与其生命价值和人格尊严密切相关。

尊重患者自主权意味着患者自己做出选择和决定，这需要具备一定的前提条件。这些条件包括：①医生应为患者提供正确、适量、适度且患者能够理解的信息；②患者必须具有一定的自主能力，丧失自主能力和缺乏自主能力的患者无法实现；③患者的情绪必须处于稳定状态，过度紧张、恐惧、冲动的患者无法自主决定；④患者的自主决定必须是经过深思熟虑并和家属商量过的，如果患者的决定过于草率，则无法反映其真实的自主性；⑤患者的自主决定不会与他人、社会的利益发生严重冲突，也就是说患者的自主决定不会危害到他人和社会的利益，否则需要加以限制。

3. 尊重原则对医务人员的要求

1. 尊重患者的生命、人格尊严，保护患者的隐私。

2. 处理好患者自主与医方做主的关系。医生要尊重患者的知情同意和知情选择的权利，对于缺乏或丧失自主能力的患者，应尊重其家属或监护人的此项权利。但当患者病情危急需要立即进行处置和抢救，家属不在场，来不及获取患者家属知情同意时，医务人员出于对患者责任和利益的考虑，可以行使特殊干涉权，做出对患者有利的决定。

3. 履行帮助、劝导、限制患者及其亲属选择的责任。医务人员首先要帮助患者，为其提供正确、适量的信息并帮助患者理解，以利于患者的选择。其次，劝导患者。如果患者的选择与医务人员的期望不同，医务人员应劝导患者，而不要采取听之任之、出了问题患者责任自负的态度。如果劝导后患者及家属仍坚持己见，则应尊重他们的自主权。最后，如果患者的选择与他人、社会的利益发生矛盾，有可能损害他人和社会利益时，医务人员应首先协助患者进行调整，以履行对他人和社会的责任，并使对患者的损害降到最低。一旦患者的选择对他人的生命和健康构成威胁或者对社会利益造成危害，医务人员适当限制患者的选择是符合道德的。而对于家属做出的对患者不利的选择，医务人员也有责任予以干涉。

（二）不伤害原则

1. 不伤害原则的含义　不伤害原则（principle of nonmaleficence）要求医务人员在诊治过程中，应尽量避免对患者造成生理上和心理上的伤害，更不能人为有意地制造伤害。

2. 医疗伤害的种类　依据不同标准，医疗伤害可以划分为多种类型。例如，依据伤害性质可分为正当伤害和不当伤害；依据伤害后果可分为躯体伤害、精神伤害和经济损失；依据伤害影响时间可分为近期伤害和远期伤害等。与医学伦理关系最为密切的是与医方主观意志及其责任息息相关的医疗伤害。在临床医疗过程中，依据伤害与医方主观意志及其责任的关系，可以做出如下划分。①有意伤害与无意伤害：有意伤害是指医方极不负责任或出于打击报复，拒绝给患者以必要的临床诊治或急诊抢救；或者出于增加收入等狭隘目的，为患者滥施不必要的诊治手段等所直接造成的故意伤害。与此相反，不是医方出于故意而是实施正常诊治所带来的间接伤害，则属于无意伤害。②可知伤害与不可知伤害：可知伤害是医方可以预先知晓也应该知晓的对患者的伤害。与此相反，医方无法预先知晓的对患者的意外伤害为不可知伤害。③可控伤害与不可控伤害：可控伤害是医方经过努力可以且应该降低其损伤程度，甚至可以杜绝的伤害。与此相反，超出控制能力的伤害则是不可控伤害。④责任伤害与非责任伤害：责任伤害是指医方有意伤害以及虽然无意但属可知、可控而未加认真预测与控制，任其出现的伤害。如果意外伤害虽然可知但不可控，则属于非责任伤害。有意伤害、责任伤害以及可知可控却没有正确预知及控制造成的伤害都是不道德的。

3. 不伤害原则的相对性　在医疗活动中，绝对的不伤害是不可能的。很多检查、治疗措施可能会给患者带来生理或心理上的伤害。例如肿瘤化疗，虽能抑制肿瘤，但会对造血和免疫系统造成伤害。在医疗实践中，凡是医疗上是必需的或者是属于适应证范围的，所实施的诊治手段是符合不伤害原则的。相反，如果诊治手段对患者是无益的、不必要的或者是禁忌的，而又有意无意地勉强实施，从而使患者受到伤害，就违背了不伤害原则。对于符合适应证可能带来的伤害要注意尽量避免或将伤害减少到最低限度。

4. 不伤害原则的伦理要求　为预防对患者的有意伤害或将伤害降到最低限度，对医务人员提出如下要求：①树立不伤害的意识，在医疗活动中首先想到不伤害患者，杜绝有意和责任伤害，把不可避免但可控的伤害控制在最低限度；②善于权衡伤害和受益，对有危险或有伤害的医疗措施进行评价，只有相对于受益，危险或伤害能够接受，才符合不伤害原则。

（三）有利原则

1. 有利原则的含义　有利原则（principle of beneficence）要求医务人员的诊治行为应该保护患者的利益、促进患者健康、增进其幸福。有利原则也称为行善原则。在《希波克拉底誓言》中，明确提出并阐明了"为病家谋利益"的行医信条。《日内瓦宣言》规定："在我被吸收为医学事业中的一员时，我严肃地保证将我的一生奉献于为人类服务。""我的患者的健康将是我首先考虑的。"这些都体现了有利原则。

2. 有利原则对医务人员的要求　有利原则要求医务人员：①首先考虑患者的利益，做对患者有益的事，努力维护患者的生命健康，当患者利益与科学利益、医生利益发生冲突时，应该将患者的利益放在首位；②准确诊断、有效治疗，努力提高医疗业务能力，为患者提供最为准确的诊断和最为有效的治疗，通过高超的医疗技术提高患者的生命质量，满足患者的健康需求；③提供最优化服务，对利害得失全面权衡，选择收益最大、伤害最小的医学决策；④坚持公益原则，将有利于患者同有利于社会健康公益有机地统一起来。

（四）公正原则

1. 公正和公正原则的含义　公正（justice）即公平、正义。公正包括程序性质的公正、回报性质的公正和分配性质的公正等不同形式。古希腊哲学家亚里士多德认为，所谓公正就是"给人应得"。

公正原则（principle of justice）要求医务人员合理分配和实现人们的医疗和健康利益。公正原则包括形式公正原则和内容公正原则。形式公正原则又叫完全平等原则，是指应该同等分配负担和收益。在医疗实践中，此项原则要求类似的个案以同样的准则加以处理。内容公正原则又叫合理差别原则，是指应该合理差别分配收益和负担。到底应该依据什么来判断谁是应得者，应得什么，应得多少，学者们提出可依据需要、个人能力、对社会贡献、在家庭中的角色地位等。

在医疗卫生领域，公正原则首先强调基本健康权人人平等，在基本医疗保健需求上保证人人应该同样享有。1946 年 7 月 22 日《世界卫生组织宪章》宣布："享有可能获得的最高标准的健康是每个人的基本权利之一，不因种族、宗教、政治信仰、经济及社会条件而有区别。"对于公民所具有的基本的合理的医疗护理以及获取健康的权利要予以保障，体现人人平等。要坚持基本医疗卫生事业的公益性，通过完善制度、扩展服务、提高质量，让社会公众享有公平可及、系统连续的预防、治疗、康复、健康促进等健康服务。在基本医疗卫生服务领域政府要有所为，将公平可及和群众受益作为医疗改革和发展的目标。同时，公正原则并非意味着平均分配，应承认非基本健康权的合理差别，对于患者超越基本健康权的医疗需求也应予以恰当满足。随着我国经济和社会发展，公民之间的收入差距不断显现，高收入群体拥有更高的医疗需求和更强的支付能力，对于某些超越基本医疗范围的需求，在条件允许的情况下应予以满足。但此类医疗服务不是由政府承担，而是依靠市场调节。通过释放市场活力提供不同层次的医疗服务，满足不同群体的不同健康需求。

2. 公正原则的伦理要求　这一原则要求医务人员：①公正地分配医疗卫生资源。在其中医务人员既有分配宏观资源的建议权，又有参与微观资源的分配权，因此应该公正地运用自己的权利，尽力保证患者享有的基本医疗和护理等平等权利的实现。②在医疗态度上平等待患，特别是对老年患者、年幼患者、残疾患者、精神病患者等要给予足够的耐心和尊重。③公正地面对医患纠纷、医疗差错事故，坚持实事求是，站在公正的立场上。

第二节　医学伦理规范

一、医学伦理规范的含义

所谓规范就是指约定俗成或明文规定的标准。医学伦理学的规范是依据医学伦理基本原则制定的用以调整医疗工作中各种人际关系、评价医疗行为善恶的行为准则或具体要求，也是培养医务人员医德品质的具体标准。医学伦理基本规范一般以"哪些应该做、哪些不应该做"来表述，多采用简明扼要、易于理解和接受的"戒律""誓词""守则"等形式，阐述医务人员的行为准则，并由国家和医疗卫生主管部门颁布、实施。

二、医学伦理规范的特征

（一）实践性

医学伦理学的理论、规范来源于医学实践，是对医学道德关系、道德意识、道德行为的概括和说明。这些理论、规范是在长期的医疗活动中形成、发展的，并反过来指导医学实践，它是全面培养医学生及医务人员医学道德素质的重要内容。

（二）继承性

作为医学伦理学的研究对象，医学道德具有继承性。医学伦理学的主要内容，例如"救死扶伤""为医者仁"等伦理原则为医者自觉地继承、恪守，并在医学发展中不断发扬光大。

（三）时代性

随着时代的发展，医学伦理学也不断地发展并完善其理论体系，以适应医学实践和医学科学发展的需要。

三、医学伦理规范的内容

（一）救死扶伤，忠于职守

救死扶伤、忠于职守是指医疗卫生人员应把维护人的生命，增进人类健康，积极同各种疾病做斗争当作自己最崇高的职责。这是医疗卫生事业和人民健康利益的根本要求，也是医务人员正确对待医学事业的基本准则。救死扶伤是医务人员的最高宗旨，忠于职守是医务人员应有的敬业精神。无论何时何地以及自己处于何种情况下，当遇到处于危难中的伤病员时，医务人员都要救死扶伤，忠于职守。这就要求医务人员必须明确自己所从事的职业在社会主义事业中的重要地位。

在中国的传统医学道德中，人们一直强调"医乃仁术""医者父母心""济世救人"，并把"救死扶伤，实行革命的人道主义"视为医学道德的精髓所在。在国外的医学道德思想中，古希腊的《希波克拉底誓言》是倡导救死扶伤、忠于职守的典范；《日内瓦宣言》要求医务人员："当我开始成为医务界的一个成员的时候，我要为人道服务，神圣地贡献我的一生。"我国在1991年公布的《中国医学生誓言》，要求每一位医学生"志愿献身医学"。可以说，救死扶伤、忠于职守是医德规范所有内容的首要所在。

（二）钻研医术，精益求精

钻研医术、精益求精不仅是实现医学科学不断进步发展的需要，而且是保障人民身心健康的需要。医学是生命攸关的科学，医疗质量的好坏，直接关系到人民群众的生命安危和千家万户的悲欢离合。古人云："为医之道，非博不能明其理，非精不能致其约。医本治人，为之不精，反为夭折。"可见，钻研医术是何等重要。因此，医务工作者必须热爱医学科学，刻苦钻研医术，做到精益求精、细致周密、一丝不苟、诊断准确、科学治疗。在当代，随着医学科学的发展日新月异，突飞猛进，人民群众的健康需求不断提高，疾病谱在不断地变化，医学模式正在由生物学模式向生物－心理－社会医学模式转变，为了保障人民群众的身心健康，发展我国的医疗卫生事业，要求医务人员要更加努力钻研医术，勇攀医学科学高峰。

（三）尊重患者，一视同仁

尊重患者、一视同仁是自古以来提倡的传统医德。但对过去的大多数医家来说，这一思想带有理想主义色彩，因为私有制社会存在剥削和压迫，要做到这一点是很难的。而在社会主义社会，建立了以公有制为主体多种经济成分并存的生产关系，消灭了剥削和压迫，为实现尊重患者、一视同仁提供了现实可能性。社会主义制度要求医患之间建立起真正平等的关系，医务人员要时刻尊重患者的权利、利益和人格，要处处关心患者，把解除患者痛苦，恢复患者健康作为自己的义务，要尽量帮助患者解决具体困难，对任何正当愿望和合理要求应予以尊重，在力所能及和条件许可的情况下，尽力给予满足。

对患者一视同仁是指不论患者职位高低，贫富如何，容貌美丑，城市乡村，本地外地，亲疏远近，都应平等待人。既然健康权是所有患者而不是某一部分患者的基本权利，那么医务工作者在为患者服务时就不应该只对某一部分患者热情，而疏远冷落另一部分患者。在任何环境中都应坚持不歧视、无偏见的治疗，都应提供在当地条件下经努力能够做到的治疗。把患者当作自己的朋友、亲人、同志，设身处地体谅患者因患病的痛苦引起的烦躁和焦虑，杜绝"脸难看、话难听、事难办"和"冷、推、硬、顶"等不尊重患者的现象。

第三节 医学伦理的基本范畴

一、医学伦理范畴的含义

范畴是构成一门学科的基本概念，是人们在实践基础上对客观事物和客观现象的普遍本质的反映和概括。作为一门学科，医学伦理学也有自己的范畴，即医学道德范畴，是医德实践的总结和概括，是医务工作者医德关系和医德行为普遍本质的反映。主要指那些反映医学领域中医患之间、医务工作者之间、医务工作者及部门与社会之间一些最本质、最普遍的医德关系的基本概念。医学伦理学的基本范畴主要包括权利、义务、情感、良心、功利、审慎、荣誉等。随着社会的发展和医学科学技术水平的不断提高，医学伦理学的基本范畴的内容会不断得到丰富和发展。

二、医学伦理范畴的内容

（一）权利

1. 权利的含义 权利是指公民或法人依法行使的权力和享受的利益。医德权利是指医学道德生活中主体所拥有的正当权利和利益，主要包括两个方面的内容：一是患者在医学关系中所享有的权利；二是医务人员在医学关系中所享有的权利。

2. 患者的权利 患者的权利是指作为一个患者"角色"，应该得以行使的权利和应享受的利益。尊重患者的权利，是医学道德的重要基础之一。

（1）平等享有医疗的权利 人类的生存权利是平等的，当人们发生疾病、生命受到威胁时，就有要求得到治疗、获取继续生存的权利，任何医务人员都无权拒绝患者的求医要求。《中华人民共和国民法通则》中规定：公民享有生命健康权。因此，求生存求健康的愿望是每个人的基本权益，是否承认和尊重患者的这一权利，是衡量医务人员道德水平高低的一个重要标准。医务人员对患者应一视同仁，要在当时、当地条件允许的范围内，尽一切可能和努力，积极救治，保证患者权利的充分实现。任何无视患者医疗权利，将患者拒之门外，延误了抢救时机，造成患者残疾或死亡的行为，都是不道德的，是犯罪行为。

（2）知情同意的权利 在医疗过程中，患者有获得关于自己疾病的病因、危害程度、诊治手段、预后等情况的权利。医务人员在不影响治疗效果和不引起患者心理刺激的前提下，对患者讲实情。患者了解病情后，有权同意或拒绝某种诊治手段和人体试验或试验性治疗，有权自己选择医生。当患者的决定对其健康有害无益时，医务人员要进行耐心解释，争取患者知情同意，配合治疗。如果患者需要手术，一定要征得患者的同意，并履行签署手术同意书后，方能施行手术。患者也有提出医疗意见并得到答复以及要求解释医疗费用等监督医疗过程的权利。国外有些国家十分重视患者知情同意的权利。例如，德国把没有获得患者知情同意的治疗行为称作"专横的治疗"，甚而构成伤害罪；英国、美国认为没有患者知情同意的治疗行为是非法的，要赔偿损失。

（3）患者有要求医务人员对其隐私和某些病情保密的权利　患者的病历及各项检查报告、资料不经本人同意不能随意公开或使用。此外，患者还有监督自己医疗权利实现的权利，以及因病免除一定社会责任和义务的权利。

3. 医务人员的权利

（1）医生的诊治权　是法律所赋予的，也是医生最基本的权利之一。医生诊治权利获得的基本条件是经过正规培训或严格考核被有关部门认定合格。《中华人民共和国执业医师法》以法律的形式规定了医务人员的诊治权利：在注册的执业范围内，进行医学诊察、疾病检查、医学处置，出具相应的医学证明文件，选择合理的医疗、预防、保健方案。为了诊治的需要，医生有获得有关患者隐私信息的权利，医生还有对患者的隔离权、宣告患者的死亡权等。医生的诊治权是出于维护患者的健康和整个社会所赋予的，因而不受其他人的任何干涉，有受到足够尊重的权利。这种权利是由其职业的特殊性决定的，是其他职业所不具有的。

（2）医生的特殊干涉权　指为了患者的个人利益或公共利益，对患者的意愿、选择或行动拒绝接受和承认，也称为医生的干涉权。干涉权可运用于下列范围：①拒绝诊治问题。患者有权拒绝治疗，但这种拒绝是有条件的。像晚期癌症患者及确诊无望医治的患者，拒绝治疗必须是在法律允许的条件下，医生讲明利害之后，由患者做出的理智决定。而对于那些自杀未遂者、精神病患者及不明事理的孩子，是无权拒绝治疗的，医生对他们可运用特殊干涉权，向其提出劝告、给予制止，促使其住院并接受治疗。否则，对患者和社会都不利。②讲实情的问题。患者有权获悉有关自身疾病的诊断治疗及预后信息，医生也应对患者讲真情。但是一个后果严重的诊断被患者知道了可能会影响治疗甚至造成严重的后果，这时医生可以使用干涉权，不告诉患者或暂时隐瞒，但应向其家属讲明真相。③保密问题。患者有权要求医生为其保密，但如果这个权利的要求可能对他人和社会产生危害时，医生就要运用干涉权予以否定。否则不仅影响其配偶和家人，还可能会影响社会。

医务人员行使以上权力必须以维护患者的健康为前提，否则滥用医权，以医谋私都是对这一权利的歪曲，是不道德的。

（二）义务

1. 义务的含义　义务与权利相对。在伦理学中，义务同责任、使命、职责是具有同等意义的概念。所谓医德义务，是指医疗行为过程中，医务人员对患者、对社会所负的道德责任以及患者所负的道德责任，是道德义务在医疗实践中的具体体现。

2. 医务人员的义务

（1）治病救人是医务人员最起码的道德义务。无论是谁，只要选择了医疗这一职业，就要在道德上承担为患者健康提供帮助的义务，这是医务人员的职业责任和道德义务，是不以任何条件为前提的。因此，医务人员任何时候都应当把患者的生命和健康需要放在首位，把为患者解除痛苦作为自己义不容辞的责任。无论何时，抢救患者生命就是至高无上的命令。任何见死不救、置他人生命于不顾的行为，都是有悖于道德义务的。

（2）在工作中尽职尽责为患者服务是医务人员最基本的道德义务。我国是社会主义国家，决定了医务人员与患者的关系是服务与被服务的关系，这种服务是无条件的、全心全意的、尽职尽责的。当前，在社会主义市场经济条件下，医务人员不能见利忘义，不能把为患者服务视为一种恩赐或施舍，不能以救命恩人自居而傲慢，甚至期待患者的回报或感恩。医务人员不论在任何情况下都应满腔热忱地为患者服务，把为人类的身心健康服务当作自己至高无上的使命，体现在行为上就是尽职尽责地治疗患者。为了维护患者的利益，为了患者的生命，牺牲个人某些利益也应在所不惜。

（3）要坚持患者利益与社会利益的统一，把为患者尽义务和为社会尽义务统一起来。医务人员夜以继日地为患者健康服务，使其迅速康复而重返工作岗位或重返生活，为社会继续做贡献。从这个意义而言，为患者尽义务与为社会尽义务是一致的。即使治疗那些离开工作岗位的离退休人员、老人等，表面上似乎仅仅是为患者尽义务，其实，家庭是社会的细胞，为一个家庭的幸福与安宁尽义务，也在间接地为社会尽义务。但是在某种情况下，也会出现一些矛盾。如我国人口众多而医疗条件、卫生资源有限，医院床位有限，需住院治疗的患者多，就会出现"住院难"的问题；有的患者病情刚刚好转就需出院，以便让病重的人得到及时治疗；有的患者不顾单位经济困难而一味要求超标准检查与用药；有的患者为了自身的某些非治疗需要的利益而向医务人员提出一些无理要求等。遇到这些矛盾时，医务人员首先应立足于维护社会的、国家的利益，立足于为社会尽义务。尽量好言相劝，说服患者，同时要坚持原则，努力使患者的个人要求服从于社会整体利益。

（4）发展医学科学的义务。当今医学科学成就无不凝聚前人进行科研的结晶，未来的医学科学的发展靠广大医务人员去探索、研究、创新，这是关系我国人民乃至全人类的大事，作为医务工作者，必然应肩负起为维护人类健康、发展医学科学的义务。

3. 患者的义务　患者在享受自己权利的同时，也要遵守就医中的道德准则，也应履行义务。

（1）尊重医务人员的职业自主权。在医疗过程中，患者及家属不得以任何借口要挟医务人员，不得妨碍正常的工作秩序和行为。应当尊重医务人员的人格和自尊。遇到医疗纠纷时，应以事实为依据，以法律为准绳来加以解决。

（2）积极配合治疗的义务。患者作为医务人员治疗和服务的对象，应当尊重医务人员的劳动和人格，充分信任他们，积极、主动地配合治疗工作，发挥医患双方的积极性，才能获得较好的疗效。若没有患者对医务人员在思想上和技术上的信任，正常的医疗活动就很难进行。当然，医务人员应以自己的正确行为取得患者的信任。患者只有在信任医务人员的基础上，才能主动配合，积极参与到医疗活动中去，才能得到尽快康复。消极对待自己的疾病，不配合甚至拒绝治疗的患者，是对自己、对他人和对社会不负责任的表现。

（3）遵守医院各种规章制度的义务。医院的各种规章制度是保证医院正常医疗秩序、提高医疗质量的有力措施。遵守医院各种规章制度包括遵守探视制度、卫生制度、陪护制度，按时交纳医药费用的规定等，这是每个患者的义务。

（三）情感

1. 情感的含义及其作用　情感是人们内心世界的自然流露，是对客观事物和周围人群的一种感受反映和态度体验。通常以喜欢或厌恶、满意或不满意、兴奋或安静、紧张或松弛等态度和体验为特征，以喜、怒、哀、乐、恐、惊等外部表情的形式表现出来。医德情感是医德品质的基本要素，是医务人员对卫生事业，对人民身心健康所持的态度。

良好的医德情感，不仅是道德品质上的要求，而且是治疗疾病的需要。它不仅可以使患者对医务人员产生亲切感、信赖感和安全感，消除焦虑、悲观、恐惧、失望等心理障碍，增强患者战胜疾病的信心和力量，而且可以推动医务人员技术水平的不断提高。

2. 情感的基本内容

（1）同情感 指医务人员因患者的不幸与痛苦而引起自身情感上的共鸣，即对患者的身心受到病魔与精神的折磨所表现出的焦虑、关切与帮助，急患者所急，痛患者所痛，甚至不惜献出自己一切的博大情怀。医务人员有了同情感，才能设身处地为患者着想，才能在为患者治疗时，满腔热忱，全力以赴，体贴入微，态度和蔼，言语可亲；才能尽量选择痛苦少、效果好的治疗手段；才能置各种困难烦恼于不顾。不管是在岗位上还是在旅途中，是在饭桌旁还是在患病中，只要一听到患者的呼唤，一见到患者，就会忘掉个人的一切，投入紧张的抢救中。这些都是医务人员高尚的同情感的表现。

（2）责任感 指医务人员把挽救患者的生命看成是自己的崇高职责，并且上升为一种情感。这种情感是出自对医疗卫生事业的忠诚和执着追求，出自对"全心全意为人民身心健康服务"的医德义务的深刻认识和理解，是同情感基础上的升华，是高层次的情感，在道德情感中起主导作用。责任感表现在对工作、对患者、对社会的高度负责。在工作中恪尽职守，认真负责，一丝不苟，严谨细致，慎独自律；为了挽救患者的生命，可以置个人利益于不顾；不分上班下班，不分白天黑夜，不分节日假日，加班加点；从睡梦中被唤醒，从餐桌上被拉走，随叫随到，默默奉献。

（3）事业感 是责任感的上升情感，即把救死扶伤和实现人类进步的伟大事业和发展医学科学的事业联系起来的情感。具有事业感的人，除对患者高度负责外，还把履行医生职责与医学事业的发展，与人类健康事业的发展紧密联系起来。把本职工作看作是一项神圣的事业，是自己一生为之奋斗的目标，为了医学事业的发展不断探索，不断追求。为了解决一个新的课题，反复实践，不辞辛劳。这是一种非常可贵、一种能推动医学事业发展的情感。它要求医务人员要树立敬业精神，要热爱医学事业，要勇于探索、乐于奉献，并能够为之奋斗终身。

（4）真诚感 是一种以诚恳之心待人的美好心灵的表露。有真诚情感的医务人员，能把自己融于集体之中，善待患者，善待周围的同事。处理问题、思考问题时，能做到顾大局、识大体，总是先人后己。工作中，团结同志，助人为乐，方便让给别人，困难留给自己；宽容忍让，谦逊诚实；待患者则更是体贴入微，如同亲人。

（四）良心

1. 良心的含义 良心是道德情感的深化，是指一种被人们自觉意识到并隐藏于内心深处的使命、职责和任务，是人们对自身行为是否符合社会道德准则的自我认识和自我评价。医德良心，就是医务人员在对患者和对社会的关系上，对自己的职业行为所负有的道德责任感和自我评价能力。

良心和义务是密切联系的，如果说义务是对他人对社会应尽的道德责任，那么良心就是医德义务的内化形成。

2. 良心的基本内容

（1）良心要求医务人员在任何情况下都要忠于患者的利益。医务人员的医疗行为和方法基本上由自己单独实施，并且往往是在患者不了解甚至失去知觉的情况下进行的。因而，行为正确与否、规范与否、意义大小与否，主要由医务人员单方面认可，患者一般很少有可能申诉自己的意见，更难以对其行为进行监督。这就为医务人员的道德良心提出了更高的要求，即在任何情况下都要忠于人民健康的利益。例如，忠于患者的利益，工作中一丝不苟，做到有人在旁边与无人在旁边一致，平时和检查工作时一致，即使一时疏忽出了差错，也应及时纠正，主动汇报，敢于承担责任。这是医务人员必备的高尚的道德良心。

（2）良心要求医务人员忠于医学事业，具有为事业献身的精神。医学事业是一项发展着的事业，又是一种以救死扶伤为特殊使命的崇高事业。这就要求医务人员不仅要有全心全意为人民身心健康服务的思想，还需要有为事业做贡献的精神。

（3）良心还要求医务人员忠于社会。始终坚持社会主义医德原则的规范，全心全意为人民身心健康服务，自觉拒绝和抵制社会上的不正之风。

3. 良心的作用

（1）良心对医务人员在医疗行为前具有选择作用。医务人员的良心支配着医疗行为，不允许自己的行为违背自己所接受的道德观念。道德高尚的人在良心支配下，总会产生一种发自内心的要求，对行为动机进行自我检查，严肃思考。不论有无社会监督，都能选择自己对社会和患者应尽的义务和应负的责任的行为。在选择中对符合道德要求的动机给予肯定，是可行的。反之，坚决予以抵制与否定。

（2）良心对医务人员行为过程中具有监督作用。良心在医务人员的工作过程中，无时无刻不在监督着医务人员的举止行为。对符合医学道德原则，规范的情感、信念和行为，总是给予内心的支持和肯定。反之，则会予以批评、制止、纠正，避免不良行为发生，从而主动调节自己的行为方向，自觉保持高尚的品德。

（3）良心对医务人员医疗行为后果具有评价作用。良心能够促使医务人员自觉地对自己的行为后果做出评价。当意识到自己的行为给患者带来了健康和幸福时，内心就会感到满意和安慰，引起精神上的舒畅和喜悦；当医务人员的行为给患者带来不幸和痛苦时，会受到良心的谴责而内疚、后悔、悔恨。尽管有的行为是别人不知道的，但良心的评价既是起诉者，又是公正的法官。例如，医务人员由于工作中扎堆闲聊，影响了巡视病房，患者的病情突变未予以及时发现，延误了抢救时间，虽然不易判定病情变化的初始时间，但这种失误会在内心深处的自我评价中感到痛悔。医务人员也正是在不断的良心自我评价中自觉反省自己的行为，从而促进改正行为中的缺点和失误，不断提高自身的道德修养。

（五）功利

1. 功利的含义 所谓功利，就是功效和利益，是指人们对周围世界一定对象的需要（包括精神需要和物质需要），是个人与集体活动的动力，受社会经济关系和社会发展客观规律的制约。医德中的功利，是指医务人员在履行义务、坚持患者利益第一的前提下取得的集体和社会利益以及个人的正当利益，是调整医务人员利益、集体利益和社会利益之间关系的道德准则。

功利并不与道德相悖。道德是调整个人与他人、社会之间关系的规范，但个人与他人、集体、社会、自然的关系归根到底是利益关系。我们提倡道德理想和道德情操，并不排斥利益。马克思主义并不反对功利主义。我们反对的是把个人利益看成是唯一现实利益的资产阶级功利主义，而主张个人利益服从集体利益，局部利益服从整体利益，眼前利益服从长远利益的无产阶级功利主义。

2. 社会主义医德功利的基本内容

（1）在坚持把增进人们的身心健康放在首位的前提下维护医务人员个人的正当利益。医务人员和其他行业的劳动者一样，有其个人、家庭生活等方面的需要，有物质与精神方面的种种需要，这些需要并不与医学道德相悖，他们的劳动在一定意义上仍然是一种谋生的手段。医务人员依靠诚实的劳动，为人民防病治病、救死扶伤，为社会做出了贡献，我们应承认并肯定他们正当的个人利益。

（2）始终坚持把集体和社会的功利放在首位。一个有道德修养的医务人员，首先应该取得的是集体的和社会的功利，是广大人民群众的生命和健康利益。只有树立集体和社会的功利观，努力为集体、社会多做贡献，才能获得合理的个人利益。因为集体的、社会的功利是个人功利的保证，只有在集体功利得到实现的前提下，才能有个人功利的实现；只有集体的社会的功利增长，个人的功利才能随之提高。那种认为只有个人利益才是利益，社会和集体的功利与自己无关的观点是错误的。从总体上说，个人功利与集体功利是一致的，但有时也有矛盾。当有矛盾或相冲突时，就需要牺牲个人功利，维护集体功利。

（3）坚持社会主义功利的公平观，即医务人员的功利大小与多少应以对社会、集体贡献大小为依据。医务人员的医德价值在于给患者解除痛苦，维护患者的身心健康。同样，医务人员的功利多少直接取决于他们的服务态度、医疗水平和治疗效果。凡是热情服务、工作认真负责、技术精湛、医疗效果好的医务人员应得到较大功利。反之，那些置患者的利益于不顾、对患者漠不关心、工作不负责任、医疗效果差的医务人员，不仅获得功利较少，还应视情节轻重给予批评或惩处。每个医务人员只有取得正当的、合理的、合法的个人功利，才能体现出社会主义功利的公正合理原则。

（4）高尚的精神生活是正确功利观的重要组成部分。人类的幸福应该是物质生活和精神生活的极大丰富，只有用健康的、高尚的精神生活指导和支配物质生活，才能真正感受到人生的意义。医务人员的精神功利主要指医务人员为患者做出了最大努力，把患者的生命从死亡线上抢救过来，为社会为人民做出了贡献，从而在自己的精神上得到极大的安慰和享受。医务人员应当把树立高尚的医德信念和远大的医德理想、全心全意为人民身心健康服务作为自己追求的目标。对于一些只讲实惠、只讲个人利益、只盯着金钱的医务人员，其思想行为是错误的，应受到批评和谴责。

（六）荣誉

1. 荣誉的含义　荣誉是指人们履行社会义务，并对社会做出了一定贡献后，得到社会的褒奖和赞评。它与义务是分不开的，包括两个方面的含义：一是社会评价，即一定社会以某种鼓励性方式，对人们履行社会义务的道德行为所作出的肯定性确认和赞赏性评价；二是个人的自我意识，即个人以自尊、自爱、知耻等自觉性的心理行为，对自身履行了社会义务而作出的肯定性判断，以及所表达的欣慰态度和尊严感。这两个方面的含义是一致的，互相联系，互相影响。

医德荣誉是指为患者身心健康贡献自己的智慧和力量并得到社会的公认和赞扬，个人也得到良心上的满足和自我内心的欣慰。

2. 荣誉的内容　医务人员的道德荣誉是以患者的健康利益为基础的，其主要内容有：

（1）医务人员的荣誉观是以全心全意为患者身心健康服务为思想基础的。荣誉的获得在于贡献，而不在于索取。医务人员应该把自己从事的工作看作是社会主义事业的组成部分，与实现四个现代化的宏伟目标紧密联系起来。医务人员热爱医学事业，把自己的智慧和精力全部奉献给患者的健康，以患者健康利益的获得为最大满足，社会就会对他们在为患者服务中的贡献大小为标准给予适当的评价。绝不能把履行救死扶伤的神圣职责作为猎取个人荣誉的手段，也不能把荣誉作为向领导伸手向患者索取的资本。如果一个人只想获得荣誉而不忠于职守，不想为人民的身心健康事业做出贡献，那么他是不会得到荣誉的。

（2）正确处理个人荣誉和集体荣誉的关系。个人荣誉与集体荣誉是统一的，前者是后者的体现和组成部分，后者是前者的基础和归宿。一方面，医务人员应把个人得到的荣誉归功于集体的努力，懂得"荣誉从集体来"的道理，懂得离开了集体的智慧和力量，个人的才能再大也是一事无成的，而更谈不上个人的荣誉。另一方面，集体荣誉离不开每一个医务人员的努力与所做的贡献。应鼓励每个医务人员发挥自己最大的主观能动性为集体多做贡献，为集体赢得荣誉，从中也包含着个人的荣誉。总之，医务人员要珍惜集体荣誉、同行荣誉、民族荣誉及国家荣誉，绝不能诋毁国家、集体和他人的荣誉。在荣誉面前要想到集体的力量和他人的帮助，保持谦让的态度，继续努力，作出更大贡献。

（3）在荣誉面前应头脑清醒，谦虚谨慎。古人云："满招损，谦受益。"荣誉仅仅是社会对医务人员辛勤劳动的一种奖励，医务人员应该把已取得的荣誉当作自己劳动取得成绩的反映和标志，当作一种鼓励和鞭策的动力，勉励自己加倍努力，为人民的健康事业做出新的贡献。在荣誉面前，切不可目空一切，居功自傲，忘乎所以。当受到贬责时，也要头脑清醒，分析问题发生的原因，吸取教训，振作精神，取他人之长，补自身之短，加强学习，认真实践，使自己得到提高，而不是垂头丧气，怨天尤人或自暴自弃。

3. 荣誉的作用　正确的荣誉观对社会主义精神文明建设和良好医学道德风尚的养成有着重要的作用。

（1）荣誉是激励医务人员不断进取的精神力量。争取获得荣誉、避免受到耻辱是人们的共同愿望，也是一种进取心的表现，还是医务人员追求道德理想的一个重要方面。医务人员只有树立正确的荣誉观，才会把履行医学道德原则、规范变成内心信念和要求，同时也会将这种信念和要求通过相应的医学道德行为表现出来，从而转化为一种力量，这种力量将催人奋进。

（2）荣誉对医务人员的行为起评价作用。荣誉实际上就是一种评价，医务人员关心荣誉、维护荣誉，本质上就是关心社会对个人和集体工作的评价。社会舆论对医务人员行为的评价是一种无形的力量，从这种评价得到肯定与奖励，可促使医务人员继续努力，保持荣誉，更好地为患者服务。这种荣誉感一旦成为广大医务人员的共同愿望，对开创医疗工作新局面，对医务人员的精神文明建设将产生巨大力量。

（七）审慎

1. 审慎的含义　审慎即周密而谨慎。医学道德的审慎是指医务人员在医疗护理行为前的周密思考与行为过程中的谨慎、认真、细心的一种道德作风。审慎既体现着医务人员的内心信念和道德水准，又反映了医务人员对患者、对集体、对社会履行义务时所表现的高度责任感。哲学家伊壁鸠鲁说过："最大的善乃是审慎，一切美德乃由它产生。"审慎也是我国优良医德的精华。唐代孙思邈在《千金方》中说："人命至重，有贵千金，一方济之，德逾于此。"《本草类方》中说："夫用药如用刑，误即隔死生。盖人命一死不可复生，故须如此详谨，用药亦然。"审慎对实践医学道德原则和规范的要求是有重要意义的。

2. 审慎的基本内容

（1）医务人员在医学实践的各个环节要自觉做到慎之又慎。这是医务人员必须具备的职业道德素质。在工作中要认真负责，聚精会神，一丝不苟。即使在无人监督的情况下，同样要严肃认真地按规章制度和操作规程进行工作，从而确保患者的安全和治疗效果，防止差错、事故。遇到复杂病情或紧急急救时，能既敏捷又准确，既果断又周密。坚决反对粗枝大叶、敷衍搪塞等不良行为。

（2）医务人员的审慎是建立在较强的业务能力和技术水平以及良好的心理素质的基础之上。因此，医务人员必须不断地学习专业知识，及时掌握医学科学新知识、新进展，对技术精益求精。同时，要加强心理素质的自我培养，逐步养成敏锐的观察力，灵活的思维能力，坚定的意志和平稳的情绪。

（3）医务人员的审慎还体现在处理人际关系中。医务人员无论与患者、患者家属，还是与本科、本院的工作人员，或在社会人际交往，都应表现文明礼貌，言语、行为举止要得体、大方、庄重。与患者或其家属沟通时，要注意语言修养和科学性、严谨性，不该讲的情况就不应该随意乱讲，不能因言语、行为的不慎给患者心理上造成任何不愉快、不安全感的影响。

3. 审慎的作用

（1）审慎有利于医务人员养成良好的工作作风。医务人员在审慎的自律过程中可以不断地加强责任感，锻炼自己的工作作风。医务人员工作作风直接影响着医疗质量的高低，也反映医务人员的整体素质。

（2）审慎有利于医务人员自觉钻研业务，苦练基本功，从而不断提高业务素质。临床工作中，只有具有丰富的医学科学知识和精湛的技术，才能真正做到周密思考，谨慎处理。因为任何正确的思想和行为都不是人们头脑中固有的, 也不是自然而然就会产生的, 必须经过实践—理论—再实践的循环往复, 以至无穷的过程。知识贫乏、技术低下是绝不可能符合审慎的道德要求的。

（3）审慎有利于医务人员在工作中严格要求自己, 即以医学道德原则规范修身养性, 不断提高自己的精神境界、道德水平, 逐步达到"慎独"的境界, 真正做到全心全意为人民的健康服务, 为患者服务。

（八）诚信

1. 诚信的含义及其作用 所谓诚信是指诚实、守诺、践约、无欺。诚信是中华民族的传统美德, 千百年来, 它一直是中华民族最基本的传统道德要求。在现代社会中, 诚信具有更为重要的价值。它是个体道德的基石, 是维持社会主义市场经济秩序的道德核心, 是社会秩序良性运行的基础, 社会主义荣辱观的一个重要内容就是以诚实守信为荣。因此, 弘扬诚信对于加强社会主义精神文明建设, 构建社会主义和谐社会具有重要的意义和作用。

医德诚信是医学道德范畴的主要内容之一, 是医务人员必须遵守的基本准则。医德诚信有助于减少医患纠纷、构建和谐的医患关系, 有助于树立医务人员良好的社会形象, 有助于卫生事业的可持续发展, 有助于维护人类的健康。被誉为"西方医学之父"的古希腊名医希波克拉底在誓言中说: "因我没有治疗结石病的专长, 不宜承担此项手术; 有需治疗的, 我就将他介绍给治疗结石的专家。"在由 1949 年 10 月英国伦敦第三届世界医生大会上通过采用, 后又经第二十二次、第三十五次世界医生大会修订《医学伦理国际守则》中明确要求: "医生真诚对待患者及同业, 并且不怕揭发其他品格或医术欠佳, 或进行欺诈或欺骗的医生。" "医生不得为谋取利益而影响其为患者做出独立的专业判断。"

2. 诚信的基本内容

（1）**质量诚信** 患者在求医过程中, 是把整个生命托付给了医生, 医务人员应该努力钻研业务, 通过各种途径、多种形式的学习, 不断更新知识, 提高技能, 具有较强的责任感和敬业精神, 依法执业, 保障医疗质量安全有效。而工作马虎、责任心不强或物理检查不仔细、观察病情不及时导致的诊断不明或失误; 因配错药、打错针、发错药、输错血导致的治疗失误; 因不具备手术的技术和硬性条件截留患者出现手术失误或在基本常规手术中出现问题等, 都是违反医德诚信要求的。

（2）**价格诚信** 我国现在还处于社会主义初级阶段, 大多数人的收入水平不高, 医务人员在给患者进行诊断和治疗的过程中, 应该坚持合理检查、合理用药、合理收费的原则, 既达到诊疗的目的, 又为患者节约诊疗费用。医务人员在利用检查仪器时, 能用普通检查明确诊断的, 不做特殊检查, 杜绝不必要的重复检查, 因病施治; 在治疗疾病的过程中, 普通药品、国产材料就能治愈疾病, 应积极向患者推荐, 只有当普通药品无法治愈或患者需要时, 才能使用高档药品或进口的高级材料; 严格执行国家核定的价格标准, 不得擅自提高收费标准和设立收费项目。医德诚信反对那种乱收费、乱检查、开大处方、滥用药的不道德行为。

（3）**服务诚信** 这就要求倡导一切以人为本, 以患者为中心的人性化服务。具体体现在服务态度、服务理念和服务环境方面。在服务态度方面, 医务人员要关爱、尊重患者, 热情服务, 对患者一视同仁; 在服务理念方面, 医务人员要树立为患者提供"温馨、便捷、优质"的服务理念; 在服务环境方面, 要加强行风建设, 医务人员不得以任何借口索要、收受患者或其家属的"红包""礼品"; 严格执行医疗设备、卫生材料、药品招标采购规定, 杜绝收受或索要医疗设备、医疗器械、药品等回扣或提成, 杜绝任何形式的开单费、促消费、宣传费等, 不得接受医药代表的请吃、接待、旅游等。

目标检测

答案解析

一、最佳选择题

1. 以下不属于医学伦理学尊重原则的是（ ）
  A. 尊重患者及其家属的自主权或决定
  B. 尊重患者的一切主观意愿
  C. 治疗要获得患者的知情同意
  D. 保守患者的隐私

2. 医学伦理学的原则不包括（ ）
  A. 尊重原则
  B. 公正原则
  C. 不伤害原则
  D. 生命价值原则

3. 当妊娠危机胎儿母亲的生命时，可允许人工流产或引产，这符合（ ）
  A. 行善原则
  B. 不伤害原则
  C. 公正原则
  D. 尊重原则

4. 以下属于医学伦理学基本范畴的是（ ）
  A. 公正
  B. 权利
  C. 廉洁奉公
  D. 医德评价

5. 作为医学伦理学基本范畴的审慎是指（ ）
  A. 医学关系中的主体在道义上应有的权力和利益
  B. 医学关系中的主体表现出行为前的周密思考和行为中的谨慎负责
  C. 医学关系中的主体在道义上对人、事以及自身的内心体验和感受
  D. 医学关系中的主体对自己应尽的自我认知和评价

二、思考题

1. 试述我国医学伦理的基本原则的主要内容。
2. 试述我国医德的具体原则的主要内容。

书网融合……

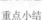

重点小结　　　　习题

第二章 临床医疗实践中的伦理道德

PPT

在医学的神圣殿堂中，每一位医务工作者都肩负着救死扶伤的崇高使命。然而，医疗实践的复杂性和生命的脆弱性，使得临床医疗工作充满了伦理挑战。从医患沟通到治疗方案的选择，从患者权益的保护到医疗资源的分配，伦理问题无处不在，考验着医者的道德判断和职业责任。

在这一背景下，我们深入探讨临床医疗实践中的伦理道德，旨在引导医学工作者在实践中坚守伦理原则，提升医疗服务的人文关怀，构建和谐的医患关系。本章将从医患关系的伦理道德入手，分析临床医疗中可能遇到的伦理困境，探讨解决这些问题的伦理原则和实践策略。

第一节 医患关系伦理道德

一、概述

（一）医患关系的概念与特征

美国医学史学家亨利·西格里斯（Henry Ernest Sigerist）认为："每一种医学行动始终涉及两类当事人：医生和患者，或者更广泛地说，医学团体和社会，医学无非是这两群人之间多方面的关系。"在此，他指出了医患关系（doctor - patient relationship）的"狭义"和"广义"两种情形。所谓狭义的医患关系，特指医师与患者之间的关系。广义的医患关系，指以医师为中心的群体与以患者为中心的群体在诊治或缓解患者疾病过程中所建立的关系。

在广义的医患关系中，"医"既包括医师，也包括护理人员、医技人员、药剂人员、医疗管理人员及后勤服务人员等，有时甚至包括医疗卫生机构本身；"患"既包括患者，也包括与患者利益相关的亲属或监护人、代理人、单位组织等。尤其是患者失去或不具备行为能力时（如昏迷休克的患者、婴儿等），患者的利益相关人往往直接代表患者的利益。但是，医患关系中的"患"未必就是患有疾病的人，也应包括正常的健康者，因为有求医行为的人或者说到医院的求医者未必就是身患疾病的人，如参加正常体检者、进行产前诊断的孕妇、接受预防疫苗接种的儿童等，但相对于医务人员而言，他们可统称为"患者"。因此，"医"与"患"是相对而言的，可以把以医师为中心的提供医疗服务的一方统称为"医方"，把以"患者"为中心的需要借助于医疗帮助的一方统称为"患方"。这样，·广义的医患关系就应指在医学实践活动中，医方与患方之间的人际关系。

1. **明确的目的性和目的的统一性** 在一般的人际交往中，交往双方并非总是具备明确的目的性，即便有，也常常是各自不同，甚至相互背离的。而在医患交往中，尽管交往的形式多种多样，但其目的只有一个，即为了诊治疾病、提高患者的健康水平，而且这一目的是医患双方所共同期望的。患者就医，目的是减轻自身的痛苦或同时治愈疾病；医务人员为患者提供诊治服务，根本目的也是为了减轻患者的痛苦或治愈疾病。因此，医患交往不仅具有明确的目的性，而且表现出高度的统一性。

2. **利益的相关性和价值实现的统一性** 在医疗实践活动中，广大医务人员之所以能够以救死扶伤为己任，相互合作，正在于他们有着共同的利益，并在共同利益的基础上形成统一的医学道德原则和规范，以此来约束和制约不同个体的医疗行为，确保医疗集体的共同信誉，赢得患者的信任。医患之间也正是存在协调一致的健康、经济、价值诉求等利益关系才能彼此配合，共同维护医患和谐。医患双方的利益关系是社会整体利益的反映，体现了社会整体利益的一致性，即消除疾病、维持人类的健康发展。但是，由于医患双方受其他利益的影响，有时会发生医患某些方面利益的不一致性。

3. **人格权利的平等性和医学知识的不对称性** 在医患关系中，医患双方的人格尊严、权利是平等的，任何一方的人格尊严、权利受到对方的不尊重或者侵犯，都会受到医学道德的谴责，甚至法律的制裁。但是，医务人员拥有较专业的医学知识和技能，而大多患者对医学却不了解或一知半解。因此，医患双方在医学知识和能力的占有上存在事实上的不平等性。从这个意义说，患者处于脆弱和依赖的地位，而医务人员则处于主导地位，由此对医务人员医德和医术的要求也应该更高。

4. **选择的不对等性和情感的中立性** 救死扶伤，防病治病，是医疗工作对医务人员提出的道德要求，医方应当平等地对待所有的患者，一视同仁，不应有选择地挑拣患者。正如我国古代名医孙思邈所言："若有疾厄来求救者，不得问其贵贱贫富，长幼妍媸，怨亲善友，华夷愚智，普同一等，皆如至亲之想。"但是，患者对医方却有较大的选择权，患者可以根据自己的病情、经济状况、对医方的了解程度等选择不同的就医对象。但是，在医疗过程中，医务人员有权利了解患者的心理活动及其与疾病有关的隐私，而患者则无权利要求了解医务人员的心理活动及隐私，这实际是信息知情上的不对等性。医务人员对患者应当充满感情，不应该对其疾苦无动于衷。然而，如果医务人员对患者的情感过于强烈，亲情关系过于密切，以情用事，也会产生一定的副作用。常言"医者能医不自医"，这实际上是对情感因素的回避，因为医务人员在为自己或亲人诊治时，时常会受到情感因素的干扰，尤其对于存在一定副作用或风险、痛苦的诊治手段，可能会犹豫不定，影响诊治。所以，医务人员对患者只能同情而不能动情，应当将自己的感情与患者的感情分开，在情感上保持中立。在接受患者的真实感情时，不应当让其了解自己负面的真实情感，尤其不能让患者了解自己对不良诊治信息的心理反映。拒绝互惠是医患交往中的另一特征。

5. **医患冲突的敏感性和不可避免性** 医患关系中，尽管医患双方具有目的的统一性、利益价值的趋同性等特征，但是由于医疗卫生服务涉及千家万户，是一个面向公众的窗口行业，社会关注度、期望值较高。而且，由于医患双方对医学知识的理解、价值观念、医疗期望等方面存在差异，发生矛盾或冲突在所难免。如果医患矛盾或冲突不能及时、有效地调节，甚至会造成医疗诉讼。然而，这种冲突可以通过社会及医患双方的共同努力来缓解和减少，并建立和谐的医患关系。

以上表明，医患关系具有一般人际关系所不具有的内在规定性，故而在医疗活动中医务人员不应运用处理一般人际关系的方法处理医患关系。

(二) 医患关系的性质

目前，学术界关于医患关系的性质有不同的观点，部分学者从法学的视角主张医患关系为法律关系，但在具体的法律适用方面，又存在较大的分歧如有民事法律关系说、行政法律关系说、医事法律关系说等；也有部分学者从市场经济的视角主张医患关系为经济关系；还有部分学者主张医患关系是一种文化关系、伦理关系等。这些观点从不同的侧面反映了医患关系的不同属性，但是，就医患关系的实质而言，无论将其归结为法律关系、经济关系，还是归结为文化关系、伦理关系，都是不全面的。

持医患关系为法律关系的学者，强调了医患关系强制制约性的一面，但法律自身也有其控制不到的领域，有其特定的限度，法律关系并不能解释医患关系的全部。同时，仅靠法律的约束，医患关系就会失去其人道主义的温情，淡化其人文关怀。法律与道德是相辅相成的，二者不可偏废。因此，在处理医患关系的过程中，既要充分重视法律手段，又要充分利用道德的作用，只有将二者有机地结合起来，才能相得益彰。持医患关系为经济关系的学者，虽然强调了市场经济条件下医患关系物化的一面，看到了医患关系的经济实质，但医患关系是建立在经济关系之上的人际关系，属于上层建筑的范畴，它所涉及的领域更多的是法律关系、伦理关系。而且，单纯地强调经济关系，将可能进一步强化医患关系物化的趋势，不利于医患关系的和谐及医德医风建设。而持医患关系为伦理关系的观点，强调了医患关系人道主义的一面，将医患关系的基础建立于医方对患者的道德责任。但是，由于道德作为一种社会规范，是靠舆论、良心、情感等非理性因素维持的，仅以道德为基础的医患关系就势必缺乏坚实的、稳固的基石，不利于医患关系的持久。因此，要揭示医患关系的实质，就必须从医患关系的特殊性出发，进行综合的、全面的分析。就其实质来说，医患关系应当是以诚信为基础的具有契约性质的信托关系。

首先，医患关系是以诚信为基础的。战胜疾病、促进健康是医患双方的共同目标，该目标的实现需要医患之间的密切配合以及相互支持和鼓励，因此，就离不开彼此之间的真诚信任，诚信是医患关系的基石。一方面，医者要对患者诚信，拒绝过度医疗、防御性医疗，要尽力提供最优化的诊治方案；另一方面，患者也要对医者诚信，如实主诉病情，包括相关的隐私等信息。但是，当前受市场经济负面作用的影响，个别单位、个别医务人员把医患之间的这种诚信关系加以扭曲，看成单纯的商品供应者与消费者的经济关系，片面追求自身的经济利益；而部分患者对医务人员进行无端的猜测和怀疑，将不理想的诊治结果完全归责于医务人员，这在一定程度上导致了医患之间的不信任。

其次，医患关系具有医疗契约的性质。所谓契约，是在两个或两个以上的当事人之间，为设立、变更或终止法律权利和义务而达成的协议。而医疗契约是医患双方之间为设立、变更或终止法律权利和义务而达成的协议。这种协议的达成包括患者的要约与医者的承诺两个方面，即患者到医疗机构挂号就医是求诊的要约，而医疗机构收取挂号费且交付挂号单是对患者的承诺，由此医患双方的医疗契约便得以确立。不过，这种契约关系与一般的契约关系不完全相同，如这种契约没有订立一般契约的相关程序和条款、承诺内容未必与要约内容完全一致、契约对患方没有严格的约束力，医方负有更重的义务如注意义务、忠实义务、披露义务、保密义务以及急危重症时强制的缔约义务等。

再次，医患关系是一种信托关系。所谓信托关系，是指患者及其家属基于对医者的信任，将患者的生命健康委托给医者，在医者对其生命和健康进行管理处分的过程中所结成的利益关系。在这种关系中，由于患者医学知识和能力的缺乏，对医务人员和医疗机构抱着极大的信任，将自己的生命和健康交托给医务人员和医疗机构，甚至把自己的隐私告诉医务人员，促使医务人员努力维护患者的健康，完成患者的信托，并且双方在人格上是平等的非主从关系。因此，这种关系不同于商品关系或陌生人之间的关系。

医患之间的信托关系又与一般的信托关系不完全相同。其一，从信托客体来说，在一般信托关系中信托的客体是财产，而在医患关系中信托的客体是生命和健康；其二，从受托权利来说，在一般信托关系中除了信托文件和法律的限制外，受托人享有以自己的名义处分财产所必要的一切权利，而在医患关系中，医务人员在以自己的名义对患者的生命和健康进行管理处分时，需要经过患者的知情同意；其三，从意愿的达成来说，在一般的信托关系中，受托人管理处分信托财产必须按照委托人的意愿进行，而在医疗活动中，医务人员只能按照患者和家属的意愿尽力而为，并不能确保一定能达到患者和家属的意愿。

因此，医患关系既不同于单纯的契约关系，也不同于单纯的信托关系，而是以诚信为基础的具有契约性质的信托关系。

二、医疗事故与医疗纠纷

（一）医疗事故的定义

医疗事故是指医疗机构及其医务人员在医疗活动中，违反医疗卫生管理法律、行政法规、部门规章和诊疗护理规范、常规，过失造成患者人身损害的事故。医疗事故的行为主体与责任主体是同一的，即医疗单位。医疗事故是因医疗单位所提供的医疗服务造成的。

（二）医疗事故的特征

1. 医疗事故的行为主体与责任主体是同一的，即医疗单位。法律要求法律主体应当为自己的过错行为承担法律责任，从形式上看，医疗事故是由某一（些）医务人员（广义）的行为造成的，但事实上，从实际发生的法律关系上看，医患之间的关系是医疗单位与患者之间的关系，而不是医务人员与患者之间的关系，医务人员只是作为法人的一部分来为患者服务，即某一个体的行为与法人内部其他个体的行为构成一整体为患者服务，所以医务人员的行为是法人行为的组成部分，本质上应视为法人行为。

2. 医疗事故是因过失引起的。不能将医疗事故简单地理解成医疗与事故的简单相加，即认为凡在医疗过程中发生的事故都是医疗事故。医疗事故作为一个整体来体现它的内涵和外延，它是一个法律意义的概念，所以对它下定义就应考虑是否有利于理论研究与司法实践。正是基于此，我们将医疗事故严格限定在因过失引起的医疗事件，而排除了因医疗单位故意引起的医疗事件。

3. 医疗事故是因医疗单位所提供的医疗服务造成的。医疗事故是法律事实，它不仅指某一行为的结果，也包括行为本身，所以医疗事故可能发生在接受医疗服务的过程中，也可能发生在该过程之后。传统的观点认为，医疗事故是发生于医疗单位在从事诊断、治疗、护理的过程中，这种观点是不全面的，因为医疗事故的行为发生于该过程中，但结果可能发生于该过程之外，而医疗事故是由行为和结果共同构成的，因此，本教材使用"因医疗单位所提供的医疗服务造成的"加以概括。

4. 医疗事故是指发生严重不良后果的医疗事件。医疗事故是否要以发生严重不良后果为条件，在理论界和司法实践中争议很大，一般认为，应当以发生严重不良后果为条件。

5. 医疗事故是法律事实，其上位概念是医疗事件。医疗事故不仅包括有过错的医疗行为，而且包括因此发生的损害后果。

（三）医疗纠纷的定义

医疗纠纷是指医患双方由于对诊疗护理过程中发生的不良医疗后果及其原因认识不一致而发生的

纠纷，并且要求追究责任或（和）给以民事赔偿，而向卫生主管部门提请行政处理或向法院提起诉讼的案件。

（四）医疗纠纷的特点

1. 患者确实或怀疑发生了不良的医疗后果，如死亡、残疾、器官组织功能障碍、增加痛苦、延长医疗时间或增加医疗费用，以及其他明显的人身伤害，即患者的生命权或健康权受到或怀疑受到侵害。

2. 不良医疗后果发生在患者诊疗过程中，不论是在门诊或住院期间，有时即使诊疗活动已经结束，如出院以后，只要怀疑不良后果是由于诊疗过失引起，也可以引起纠纷。

3. 患者就诊的场所可以是各级各类医疗机构，如医院、卫生院所、个体诊所等，包括计划生育技术服务、妇幼保健、卫生防疫部门开办的诊疗机构，也可以是未取得合法执照和营业许可证的非法个体行医诊所。

4. 医患双方的纠纷如不能通过协商调解解决，则要求卫生主管部门行政处理或向司法机关提起诉讼。

三、医患冲突与医患沟通

（一）医患冲突

医患冲突属于冲突的一种特例，是一种特殊的人际冲突。这种冲突通常不发生在团体或组织内部，而是发生在不同的个体、个体与组织之间，它与组织、团体内部因竞争而发生的冲突不同，这种冲突更多地表现为利益、意见和态度等方面的分歧或对抗。竞争是人们为了争夺同一个目标而相互超越的过程，竞争参与者各自通过增强自己的力量来树立自己的优势并超过别人。竞争的结果是，竞争双方有一方一旦占了优势，其余则处于劣势或者失败。尽管在医患冲突中也存在竞争的形式，但医患冲突中的竞争往往是各自观点、行为的强化，而不是对同一个目标的争夺。与其他冲突一样，医患冲突也是对立双方在目标、观念、利益或行为期望等方面的分歧和矛盾，是关系失调或紧张的表现。任何冲突都是由于当事各方对同一事实在认识上有分歧或争议，如果认识自始至终一致，冲突就不可能产生；如果先不一致但后来达成一致，冲突也不可能存在。医患冲突同样如此。由于医患人际关系的特殊性，在医疗实践中的医患冲突表现得更为复杂。

所谓医患冲突，泛指医疗实践中医方与患方之间的分歧、争执或对抗，其含义极为广泛。可以根据冲突的表现形式和激化程度将其分为非纠纷性冲突与纠纷性冲突，后者是前者进一步激化的结果，又可称为"医患纠纷"；根据纠纷发生原因及场所的不同，医患纠纷可区分为医疗纠纷与非医疗性纠纷；而在医疗纠纷中，又可根据医务人员有无过失，区分为有过失的医疗纠纷和无过失的医疗纠纷等。

在现实生活中，医患冲突的表现形式繁多，很难用一种分类方法将所有的冲突形式囊括无遗。实际上，从不同的角度、按照不同的标准可以把医患冲突划分成许多种类。如从冲突的规模上分为个人冲突和集体冲突；从冲突的性质上分为行为冲突、思想冲突、情感冲突、期望冲突、目标冲突等；从冲突的严重程度上分为口角、拳斗、械斗等。

（二）医患冲突的特点

医患冲突与一般的人际冲突相比，具有突发性、直接性、复杂性等特点。①突发性：由于医患之间具有目的的高度一致性、特殊的亲密性等特征，因此，医患关系一般是比较融洽的。但是，受医学发展水平的限制、患者个体差异性等原因的影响，医方不能确保成功救治每位患者，在医疗过程中突发事件如医疗意外、并发症等在所难免。对医方来说，医疗意外、并发症并不是罕见之事，往往有一定的心理准备；但对于患方，一旦发生就会出现较大的心理落差和心理失衡。由此，产生不满情绪或指责医方；或聚众闹事，扩大事端；或诉诸法律，起诉医院。从而使医患关系表现出事前和颜悦色，事后针锋相对的突发性特征。②针对性：由于医疗过程是在医、患双方之间进行的，不存在任何的中介，而且每一个患者都有明确的诊治人员，所以当冲突发生时，患方一般直指责任诊治人员。③复杂性：医患冲突一旦发生，要分出是非曲直难度较大。首先，取证难。冲突形成后，患者几乎没有可提供的资料，医院如不配合调查，取证难度更大。尽管实施举证责任倒置之后这种状况有所好转，但问题依然存在。其次，情节难以核查。因时过境迁，有时拖至数月或数年后才被发现，对事件真相的核查难度增加，裁决便成难题。其三，鉴定医疗事故的真实原因难。因医疗事故大多涉及较深的专业知识，特别是有些疾病的病因，医学界至今尚无定论。鉴定专家因学识、学术观点的差异，常使鉴定结论相左，使案件久拖不决。其四，确定赔偿数额难。患方往往索赔数额较大，医院承受能力有限，双方讨价还价，仲裁机构难以裁定数额等。其五，潜在性。在医疗过程中由于患方对医方存在从属、依赖心理，以及对医方的信任，有时即使与医方的观点、想法不一致或对医方的行为不满，但为了疾病的诊治或出于自己对医学知识的匮乏，常将自己的观点隐藏，但这实际上为冲突的发生埋下了隐患，不利于医患关系的协调。医患冲突不仅影响了医患关系的健康发展，而且在一定程度上影响了医务人员的执业环境及其对职业的认同。

（三）医患沟通的含义

在医疗卫生和保健工作中，医患双方围绕诊疗、服务、健康及心理和社会等相关因素，以患者为中心，以医方为主导，将医学与人文相结合，通过医患双方各有特征的全方位信息的多途径交流，使医患双方达成共识并建立信任合作关系，指引医护人员为患者提供优质的医疗服务，达到维护健康、促进医学发展的目的。

（四）医患沟通的机理

1. 医患沟通促进诊断的机理　正确的临床诊断来源于医生获取患者足够多的相关信息。医护人员提高医患沟通能力就是提高临床诊断能力。

2. 医患沟通干预治疗效果的机理　充分的医患沟通能够有效增强患者的依从性，使患者产生积极的心理效应和认知评价。

3. 医患沟通融洽医患关系的机理　沟通使医患形成共同认知，心理相容，建立情感，互相满足，相互尊重，使医患双方获得应得利益。

4. 医患沟通推进现代医学模式的机理　实现现代医学模式，就是要在生物医学的基础上把心理因素和社会因素融入诊疗疾病过程，同时还要干预社会生活的相关方面。

（五）医患沟通的基本原则

1. 以人为本　以人为中心，以满足人的需求为价值取向，以人与自然统一和谐发展为核心。以患者为中心，从人的整体需要出发，建立全方位沟通机制。

2. 诚信　①相互信任：医方要赢得患者的信任，它决定着患者能否与医务人员很好地配合，确保诊疗工作的有序进行。患者也应充分信任医方，强化依从性，这既是对医学的尊重，也是医疗的需要。②相互负责：医方对患者要有高度的责任心；患者更要对自己的疾病负责，及时就医、提供真实信息与严格执行医嘱。

3. 平等　①人格上平等，尊重患者人权。患者首先是社会人，其次才是需要医疗帮助的人。②医患双方是合作伙伴关系。从医学哲学的角度分析，医患双方不是矛盾的双方，而是矛盾共同方，矛盾对立方是疾病及危害健康的因素。医患双方共同利益是战胜疾病，团结是取胜的关键。

4. 同情 认同患者的感受并表示理解（感同身受）。著名医学家吴阶平教授说过，一个好医生首先应该是一个好人，没有医德就谈不上责任心、同情心。没有责任心与同情心就很难与患者进行良好的沟通。

5. 保密 ①内容：病因（特别是涉及的隐私）、病情及预后。②范围：患者本人、患者家属及相关社会人群、同行。

6. 共同参与 ①坚持整体性认识理念：生理、心理与社会适应状态全方位信息交流；②及时反馈各种信息：在医方主导下，对双方所需信息进行确认；③建立全程诊疗沟通体系：在诊疗的全过程中，分阶段、有目标、具体化、透明性的沟通。

（六）目的

满足情感需要；理清诊疗信息；融洽医患关系；实现新医学模式。

（七）意义

1. 医患沟通是医学发展的深层动因 医学的产生源于医患需要，医学的发展依靠医患合作，医学的进步寄托医患沟通。医患沟通是医学的重要构成（结构性骨架），是医学实践的思维方式和行为准则，是医学运行的动态模式。

2. 现实意义 有助于提高医疗效果，减少误诊率，提高依从性；提高医患双方满意度；改善医患关系，化解医患矛盾；实现医患互惠双赢。

四、医患关系的伦理要求

（一）尊重患者的权利与尊严

1. 患者权利的重要性 患者的权利是医患关系中至关重要的组成部分。生命健康权是患者最根本的权利，它涵盖了患者享有合理医疗服务以维护生命、恢复健康的权益。知情同意权确保患者在充分了解病情、治疗方案、潜在风险和预后等信息的基础上，自主决定是否接受治疗。隐私权则保护患者的个人信息、医疗记录以及在诊疗过程中的私密空间，防止其被不当披露。

2. 尊重权利的具体表现 ①生命健康权：医务人员应竭尽全力为患者提供高质量的医疗服务，运用专业知识和技能进行准确诊断和有效治疗。在面对危急重症患者时，应迅速采取积极的救治措施，不得因任何非医疗因素而延误治疗。②知情同意权：在医疗活动中，医务人员必须以通俗易懂的语言向患者详细解释病情、诊断结果、治疗方案的优缺点、可能的并发症及预后等信息。在患者理解这些信息后，由患者自主决定是否接受治疗。对于需要进行特殊检查、手术或使用新的治疗方法时，必须获得患者的书面同意。③隐私权：医务人员要严格保护患者的隐私，不得随意泄露患者的病情、个人信息和医疗记录。在诊疗过程中，应确保患者的私密部位得到妥善保护，避免在不必要的人员面前暴露。在与患者交流时，要注意场所的私密性，避免在公共场所讨论患者的病情。同时，医疗机构也应建立健全的隐私保护制度，加强对医疗信息系统的安全管理，防止患者隐私被非法获取和利用。

3. 尊重人格尊严的意义与实践 尊重患者的人格尊严是构建良好医患关系的基础。每一位患者都是独立的个体，具有独特的人格和价值。医务人员不应因患者的社会地位、经济状况、种族、性别、年龄等因素而区别对待，而应一视同仁地给予尊重和关爱。在与患者交流时，要使用礼貌、尊重的语言，避免使用侮辱性、歧视性的言语。在医疗行为中，要充分考患者的感受，尽量减少患者的痛苦和不适。例如，在进行检查和治疗时，要动作轻柔、准确，避免粗暴操作；在患者病情严重或临终时，要给予心理支持和安慰，让患者感受到人性的温暖。

（二）履行医者的专业职责

1. 专业知识与技能的要求 医务人员作为专业的医疗服务提供者，必须具备扎实的医学专业知识和精湛的医疗技能。这不仅包括对医学基础理论、临床诊断方法、治疗技术的掌握，还包括对医学前沿知识和新技术的了解和应用。只有不断学习和更新知识，才能为患者提供最先进、最有效的医疗服务。

2. 遵守医疗规范和操作规程 医疗规范和操作规程是医疗行业长期实践经验的总结，是确保医疗安全和质量的重要保障。医务人员必须严格遵守这些规范和规程，不得擅自更改或省略必要的检查和治疗步骤。在开具处方、进行手术、使用医疗器械等方面，要严格按照规范操作，防止医疗差错和事故的发生。

3. 医学研究与创新的责任 医学是一个不断发展和进步的领域，医务人员有责任积极开展医学研究和创新，为提高医疗质量和解决医学难题贡献力量。通过科学研究，可以探索新的诊断方法、治疗手段和预防措施，为患者带来更多的希望和福祉。同时，医务人员在进行医学创新时，要遵循伦理原则，确保创新的安全性和有效性，不得将患者作为试验品。

（三）加强医患沟通与合作

1. 良好沟通的重要性 医患沟通是医患关系的重要纽带，它有助于建立信任、理解和合作。通过有效的沟通，医务人员可以了解患者的病情、需求和期望，为制定个性化的治疗方案提供依据。同时，患者也可以更好地理解自己的病情和治疗过程，积极配合治疗，提高治疗效果。

2. 沟通的方法与技巧 ①倾听：医务人员要耐心倾听患者的讲述，理解患者的感受和需求。在倾听过程中，要给予患者充分的关注和回应，让患者感受到被尊重和理解。②表达：医务人员要用通俗易懂的语言向患者解释病情和治疗方案，避免使用专业术语。在表达时，要注意语气和态度，保持温和、耐心和真诚。③反馈：医务人员要及时向患者反馈治疗进展和效果，解答患者的疑问。对于患者的意见和建议，要认真听取并给予积极的回应。

3. 合作的意义与方式 医患合作是实现最佳治疗效果的关键。在医疗过程中，医务人员和患者应共同制定治疗计划，患者积极参与治疗决策，配合医务人员的治疗。医务人员要尊重患者的意愿和选择，充分考虑患者的实际情况，为患者提供个性化的医疗服务。同时，医务人员要鼓励病人树立战胜疾病的信心，积极配合治疗，提高自我管理能力。

（四）秉持诚信与公正

1. 诚信的内涵与价值 诚信是医患关系的基石，它要求医务人员诚实守信，不得隐瞒或歪曲病情，不得夸大治疗效果。诚信的医疗服务可以增强患者的信任，提高患者的满意度，促进医患关系的和谐发展。

2. 公正的原则与体现 公正原则要求医务人员公平对待每一位患者，合理分配医疗资源，不得因个人利益或偏见而影响医疗服务的提供。在医疗资源有限的情况下，医务人员应根据患者的病情紧急程度、治疗效果等因素进行合理分配，确保最需要的患者得到及时的治疗。同时，医务人员要遵守医疗行业的职业道德规范，不得接受患者的红包、礼品等不正当利益。

（五）培养人文关怀精神

1. 人文关怀的重要性 医学不仅仅是一门科学，更是一门人文学科。人文关怀是医学的本质要求，它关注患者的心理和情感需求，给予患者温暖和安慰。在医疗过程中，人文关怀可以缓解患者的紧张和恐惧情绪，增强患者的信心和勇气，提高患者的治疗依从性。

2. 文化背景与价值观的尊重 患者来自不同的文化背景和社会群体，具有不同的价值观和信仰。

医务人员要尊重患者的文化背景和价值观，理解患者的特殊需求和期望。在医疗服务中，要尽可能地满足患者的合理要求，避免因文化差异而产生冲突和误解。

3. 社会公益活动的参与　医务人员作为社会的一员，有责任积极参与社会公益活动，为弱势群体提供医疗帮助。通过参与公益活动，可以体现医学的人文关怀，增强医务人员的社会责任感，提高医疗行业的社会形象。

第二节　医际关系伦理道德

一、概述

医际关系是在医学活动中发生最频繁、联系最紧密的一种人际关系。在医学分科越来越细、内部分工和专业化程度越来越高的今天，医际间彼此保持良好的关系，不但有利于提高诊疗水平，而且还有利于创造宽松和谐的医务人员之间的人际环境，充分发挥医务人员工作的积极性、创造性，促进医学事业的不断发展。

（一）医际关系的含义

在医疗活动中，除了医患之间的人际关系以外，还有大量的医医之间、医护之间、医技之间的人际关系，统称为医际关系。狭义的医际关系是指医务人员之间的关系，包括医生与医生之间、医生与护士之间、医生与医技人员之间、医务人员与行政后勤人员之间的人际关系。广义的医际关系除了医院内部的医务人员之间的关系以外，还包括医院与社会各界、医院与新闻媒体等各方面的关系。本节阐述的主要是狭义的也就是医院内部的人与人之间的关系。

（二）医际关系的特点

医际关系不是一种单一的人际关系，而是医疗实践过程中多种人际关系的复合体，是医疗人际关系的重要组成部分，具有以下特点。

1. 同一性　不论何种医际关系，它们都是以医患关系或医学与社会群体关系为基础而建立起来的，并以此为核心内容来展开其活动的。医际关系之所以能够建立和展开，就是因为有了医患关系，并为了实现为患者或人群的健康服务的医学目的。因此，从根本上说，各种医际关系的目的是同一的，都表现为在为医学对象服务过程中的医学主体之间的关系。

2. 平等性　现代医学的一个重要特点，就是医、护、技、药都得到较为充分的发展，从而使不同医学分工之间的协同配合不再是简单的辅助与帮手的关系，而是具有优势互补、学科渗透、合力攻关的性质。在整个医疗卫生系统中，虽然人们从事不同的专业，既有从事内科的，也有从事外科的；有职责分工的不同，既有医生、护士，也有医技人员和护工，既有主任医师、主治医师，也有住院医师、见习医师，但这只是为了区分隶属关系和岗位职责，他们之间并没有高低贵贱之分，彼此是相互平等的同事关系。

3. 协同性　医疗卫生工作是一项集体性、协作性和组织性很强的综合性社会服务事业。随着现代医学的不断发展，特别是现代临床医学分科越来越精细，分工越来越具体，医生日益专科化，医际关系的协同性更为突出。作为一个医务人员，如果缺乏真诚合作和广泛协调的精神，就难以处理好医际关系，难以适应现代医疗活动的需要。所以医际关系的协同性既是医学发展的必然结果，也是现实医疗实践的客观要求。

4. 竞争性　医际的竞争体现在医疗质量、护理质量、科研成果、服务态度等各个方面。竞争性是医际关系的重要特点，其目的是形成比、学、赶、帮、超的人际关系环境，以取得良好医学角色地位，实现为患者或人群服务的医学宗旨。所以，在医学实践活动中，医际在为患者或人群服务的基础上，既协作又竞争，共同促进医际关系的稳定和发展。

（三）正确处理好医际关系的意义

医际关系是伴随着医疗实践活动而产生的一种社会现象。随着社会的进步、医疗卫生事业的发展，特别是信息时代的崛起，知识经济的到来，医际关系在医疗实践中的作用显得越来越重要。

1. 提高医疗水平的保证　良好的医际关系会优化医患关系，保证医疗过程的连续性和完整性，对疾病的诊断和治疗起促进和增效的作用。①有利于提高医疗诊断水平。现代医学的发展，对疾病的诊断比以前要求更高。它既要指出病状，更要力求找出病因，剖析发病机制，明确其所处阶段、分期与分型，这就需要医务人员在良好的医际关系中，相互商讨与研究。特别是对一些少见的、疑难的、复杂的病例，需要组织专家、各科室会诊，靠单个人的智慧和力量是难以解决问题的。②有利于提高治疗质量。在现代科技广泛应用于医疗的情况下，任何一项治疗，几乎都是全体医务人员共同努力的结果。如各项手术，特别是复杂的手术，各科室之间，各种物理的、化学治疗法，都要靠医务人员的通力合作，互相配合，协调行动，才能达到预期的疗效。

2. 提高医院各项工作效益的重要因素　医院是一个有机的整体。整体是由部分组成的，医务人员就是医院整体中的各个组成部分。在医院整体中，医务人员之间相互尊重、和谐相处，每个人才会心情舒畅，工作热情高，积极性、主动性和创造性才能得到充分发挥，工作效率才会提高。同时，在医疗实践中，通过群体之间的优势互补、师承和控制，每个医务人员的潜力可以得到充分发挥和展现，从而使医院整体产生出一种巨大的、超乎个体能力简单相加的集体力量，这种集体力量具有任何个体所不具备的性质和功效，这是一种质的飞跃。这种集合力，能使医院既不用增加人员编制，又能增加医院效益，从而产生整体的正效应。这种良好的医际关系，能使医院的医疗、教学、科研、预防、管理效益得以提高。反之，如果医务人员之间关系紧张、管理松散、矛盾丛生、是非不断、正气不足、难以合作，就会影响集体能力的充分发挥，每个医务人员的积极性得不到保护，主动性和创造性也发挥不出来，甚至还会受到压抑，个人的能力得不到发挥，或者只能发挥一部分，这种现象就是整体负效应的结果。因此，建立良好的医际关系，能使医院整体的正效应得到充分展现，避免医院整体负效应的发生，进而提高医院的各项工作效益，使医院的社会效益和经济效益协调发展。

3. 医务人员成才的需要　当今时代，高、精、尖科学技术迅速发展。建立良好的医际关系，进行有益的医际交往，可以使人们获得大量的信息情报，从而使自己的思维更加活跃，知识更加丰富，思路更加开阔。利用这些信息去进行发明创造和科学研究，能够互相促进，共同提高，取得理想的效果。医务人员的成才单靠自己的主观努力是不够的，它离不开良好的医际关系，离不开同事的帮助支持和合适的社会环境。良好的医际关系为医务人员成才创造了良好的基础。但也有不少人感叹，现在的人事关系复杂，竞争激烈。市场经济体制中的竞争是客观存在的，只有竞争才能促进发展。医际只有在竞争中团结协作，才能角逐更大范围的竞争，才能在竞争中不断探索和提高，不断取得新的成果。一个人的能力是有限的，合作是客观必需的，在集体力量的帮助下，才能成就一番事业，开辟一方天地。

4. 当代医学发展的需要　当今医学发展呈现出纵向分化与横向综合的两种趋势。纵向分化的结果，将导致基础医学向微观纵深发展，把生命的物质结构、病理结构等推进到前所未有的分子水平、基因水平，从而导致临床医学分科越来越细，如外科分出普外科、胸外科、脑外科、骨外科、心外科、泌尿外科、烧伤外科等，内科分出血液内科、呼吸内科、消化内科、肠道内科等。横向综合的趋势，将促使医学对生命机体的综合研究，将促进医学模式的转变。为了适应医学综合化的发展趋势，一方面，医务人员要努力扩大自己的知识面，不断拓宽知识，特别是医学与社会科学、人文科学相互渗透的知识，如心理学、社会学等方面的知识，不断加强国内国际的专业学术交流和研讨；另一方面，不同专业的医务人员之间，必须加强协作，互相配合，联合攻关，解决医学上的一些难题、危重患者的救治、高难度复杂手术的合作等。这种协作与配合，应建立正常稳定的合作机制，既要靠制度，更要靠广大医务工作者的高度自觉性，在共同医德基础上建立起和谐的良好的医际关系。现实医学实践证明，建立良好的医际关系是当代医学发展的客观需要，否则，在医疗实践中就会影响正常的诊疗活动，也会影响医疗质量和服务水平的提高。

二、影响医际关系的要素

（一）医生之间的因素

1. 年资上的差异 医生队伍由老、中、青不同年龄和高、中、低不同知识结构的人员组成。一般来说，老年医生临床经验丰富，学术造诣较深，社会威信较高；青年医生意气风发，敢想敢干，富有创造精神，但是有时缺乏深思熟虑，缺少脚踏实地的精神。因此，新、老医生之间常会产生心理上的定向反射。老年医生认为青年医生好高骛远，青年医生则认为老年医生思想保守，以致产生心理冲突。同级医生之间，因年龄经历相似，业务能力相当，常出现相互嫉妒、相互猜疑、互不服气的行为。这样做无疑会造成内部矛盾增加，个人的积极性也难以被调动起来。

2. 工作上的不协调 如在转诊时，接诊医生在患者或家属面前，诋毁原经治医生。易诊时，原经治医生对新接诊医生不支持、不协助，有时相互责难，相互推诿。这样就会使医生之间关系紧张、松散而难以配合和协作。

3. 物质利益方面的矛盾 如在职称评聘、职务晋升、进修学习、工资提级、奖金发放时，贬低别人，抬高自己，设置障碍，甚至不惜损害别人的荣誉等。

（二）医护之间的因素

1. 心理因素 医生方面重医轻护的心理，导致轻视护理，甚至不尊重护士。护士的依赖服从心理与自卑心理，也影响其主观能动性的发挥，影响与医生的协作配合，造成医生方面的不满意。

2. 分工、协作的矛盾 医、护是两个独立的学科，具有各自的职责。但分工不能分家，必须相互配合、协作，特别在抢救危重患者时，更应如此。然而，在实际工作中，医护之间常会发生矛盾，护士希望医生医嘱清楚，执行容易、方便、省时；医生则可能根据医疗的需要，较少考虑到护理因素，特别是一些新的治疗方法和手段的采用，医护双方很难划清职责范围，容易引起医护之间的矛盾和冲突。

（三）医护人员与医技人员之间因素

由于检查设备的高档化和现代化，医生在工作中过分依赖检查结果，依赖高档设备，而忽视望、触、叩、听等医生的基本功训练，一旦医生的诊治结果与检查结果差距过大，就互不信任，互相抱怨，甚至互相拆台，从而引发矛盾和冲突。如检验科、影像科、药剂科的人员责怨医生开的化验单、照相单、处方，而医生则责怨化验不准确、照相看不清、常用药缺货等。护士与医技人员也会发生冲突，如护士不按时送检患者所留标本，检验人员有意见；检验人员将病房检验单错送门诊，给护士增添了麻烦，引起护士的不满。

（四）医务人员与管理人员之间的因素

在医疗工作中，医生是医院工作的主体，管理人员既为医务人员服务，同时也负责医院大政方针的制订，决定着医务人员的职务升迁、奖金分配、违纪处分等切身利益。在医院管理工作中，医生是被管理者，行政后勤人员是管理者。这就势必造成管理者与被管理者之间、服务与被服务之间的矛盾冲突，主要表现在以下方面。①进修学习的需求得不到满足。医务人员迫切要求更新知识，完善自己的知识结构，但因受经费限制和其他原因导致重使用轻培养的现象，均可引起医管之间的心理隔阂。②晋职、提薪等需求得不到合理解决。实行专业技术职务聘任制，由于在评聘中存在重学历轻实践、重资历轻能力的偏向，直接影响了一部分医务人员的积极性。③生活上的需求得不到满足。近几年，广大医务人员的生活条件有了较大改善，但仍然存在着住房拥挤、交通不便、家务负担过重等问题。如对此关心不够，往往会引起医务人员的埋怨。另外，医务人员掌握着治病救人的医疗技术，特别是部分知名专家，在社会上有一定影响，是医院经济效益、社会效益的主要创造者，使他们往往有一种唯我独尊的思想，认为医院缺了医生、专家不行，缺少行政后勤人员照样运转等，使得医务人员与行政后勤人员之间的矛盾表现得较为突出。

三、医际关系的伦理道德要求

（一）医生之间关系的道德要求

1. 彼此平等，相互尊重 医生有高级、中级、初级职称的差别，同一专业的医生有上级医生与下级医生之分，医医之间亦有领导与被领导关系，但在工作性质、人格上没有高低贵贱之分，彼此是平等的。在平等的基础上，医医之间要相互尊重。一要尊重他人人格，不在患者面前抬高自己、贬低别人。二要尊重他人的才能、劳动和意见，要客观地估价自己和他人，取人之长，补己之短，不要妒贤嫉能。在接待转诊患者时，要肯定转诊医院、科室和医务人员的先前工作，尊重原经治医生的劳动，不在患者面前诋毁其名誉；在会诊时，要实事求是，尊重会诊医生的意见，不要出难题和转移自身的责任等。医医之间相互尊重，绝不是相互吹捧，也不是无原则的一团和气，而是要共同遵守医医之间的道德要求。

2. 取长补短，互相学习 在科学高度发达、医学日新月异的今天，新病种不断被发现，新的药物不断产生，新方法、新技术和新的仪器设备不断应用于医疗实践活动。再高明的医生，也不可能精通所有专业、包医百病而不疏漏。因此，医生之间要取人之长，补己之短，互相学习，共同提高。既要虚心学习他人的优点和长处，同时也要向他人无私地传授自己的业务专长和经验，做到既不故步自封、自以为是，又不垄断技术、压制他人。

3. 互相帮助，精诚合作 行医作为人命关天的职业，需要医生之间的通力合作，在医疗实践中每个医生都需要热情的帮助，这是医生的基本道德。这一道德规范要求医生之间应在为患者服务的前提下，互相支持，密切配合，勇挑重担，主动为同行分忧解难，在认真履行自己职责的同时，分工协作、互相帮助。反对互不通气、互不买账、互相推诿、互相拆台、以邻为壑、各自为政的错误倾向。特别是当同行出现差错事故等问题时，要从患者利益和友爱精神出发，既实事求是、客观公正地给予批评指正，更要给予善意的帮助和真诚的合作，决不能袖手旁观、幸灾乐祸，甚至落井下石。

4. 谦逊谨慎，互谅互让 谦逊是中国人民的传统美德，是我们为人处世应有的态度。明代医家陈实功在《医家五戒十要》中指出："凡乡井同道之士，不可生轻侮傲慢之心，切要谦和谨慎，年尊者恭敬之，有学者师事之，骄傲者逊让之，不及者荐拔之，如此自无谤怨，信和为贵也。"在追求共同事业的过程中，必然会遇到个人利益问题、荣誉问题、学术问题等，医生对此正确的态度应是：经济上不占别人的便宜，荣誉上不贪他人之功，学术上不剽窃他人成果，把自己的利益限制在不妨碍集体利益和他人利益的范围内。一旦在工作中发生矛盾，要本着谦逊礼貌、互谅互让、团结友爱、服从大局的精神，友好协调，妥善化解，决不可目中无人、唯我独尊、横行霸道，更不能无理取闹，影响医际关系。

5. **尊重科学，学术民主** 医学是科学，医生之间只有发扬民主、讲求平等，才能在实践中使医学得到不断完善、发展。这里的平等不是指医生之间的学术水平必须相同，而是讲要发扬民主，有一种在医学科技面前人人平等的科学精神、科学态度、科学作风。首先，对待任何一个医学问题，都要本着实事求是的态度加以解决，不能以权威自居，也不能搞"一言堂"。其次，对不同学术观点和不同意见分歧，要实行学术民主，不能武断压制。最后，在同行指出自己的错误或失误时，不能固执己见、坚持错误，而要虚心接受批评，积极加以改正。这种平等待人、尊重科学的精神，不仅是学风问题，而且是医风问题；不仅是医德高尚的标志，也是调节医生之间的道德规范。

6. **存异求同，公平竞争** 在医疗实践活动中，医生在思想观念、工作方法、学术观点、业务特长、为人处世等方面都有各自的特点，尤其是在市场经济的发展过程中，有许多新的矛盾产生，我们对此应有的态度是：存异求同，公平竞争。公平竞争是社会主义市场经济的一个法则。我们提倡的公平竞争是充分发挥个人的技术特长、专业优势，以维护和增进人类健康为目的，绝不能把竞争理解为垄断医疗技术、设备和资料，相互保密，拒绝协作，争名夺利，这是医学道德所不允许的。

（二）医护之间关系的道德要求

医生和护士是为了维护患者的利益而共同与疾病做斗争的战友，是不可分割的整体。两者的目标是一致的，只是在医疗工作中分工不同。因此，医护关系是密切的，在长期的医疗活动中形成了医护共同遵循的道德要求。

1. **相互理解，尊重信赖** 善意地理解和尊重对方是搞好医护关系的出发点。对患者的诊断、治疗、护理是一个连续的完整过程，医生和护士因学科划分和担负的具体任务不同，各自主管不同环节、不同方面的工作。医生的工作复杂、劳神、责任重大，需要渊博的专业知识和丰富的临床经验，在诊断治疗中担负直接责任；护士的工作具体、繁重、紧张，需要极其细致、耐心和一丝不苟的操作，在护理中担负直接责任。医护双方要充分理解对方的工作特点，尊重对方的人格，信赖对方的能力，建立共同完成好医疗任务的信念。特别要注意纠正和防止轻视护士的倾向与苗头，克服医生养活护士、护士从属于医生的陈旧观念，把尊重护士落实到具体工作中。

2. **相互平等，有主有从** 医护双方各自有着自己的专业技术领域和业务优势，医护关系背后是诊断、治疗、护理的学科合作，两者理应具备平等的关系。在医疗实践过程中，医护双方的主从关系不是永久不变的，而是交替变换的。据有关资料记载，患者从入院到出院要经过19个环节，其中诊断、拟订治疗方案、综合分析病历等4个环节由医生主要完成，其他15个环节都离不开护士的劳动。特别是在观察病情变化、拟订和实施护理计划、搜集整理医疗文件、解除患者痛苦等方面，护士都发挥着重要作用。

3. **相互支持，彼此监督** 在临床实践中，医生制订的医疗方案为护理工作提供了依据，护士认真执行医嘱，为治疗工作提供了支持。这是医护双方互相支持的重要方面。此外，护士还可以对医生提供积极主动的支持，如发挥护理工作接触患者多、观察患者比较细、听到反馈比较多的优势，及时对诊疗工作提供信息和建议，甚至发现个别开错处方、用错剂量等情况，及时帮助纠正。因此，护士绝不能轻视自己的工作，不能满足于机械地执行医嘱，按吩咐被动工作，而要自尊自爱，积极主动地配合医生的工作，以利于形成医护双方相互支持、合作互补的关系。同时，医护之间要相互制约，彼此监督。医护双方为了维护患者利益，为防止医护差错事故的发生，必须互相制约和监督，坚持批评与自我批评，对彼此出现的差错事故苗头要善意地批评帮助，切不可互相责难、袖手旁观，要纠正不良的医护作风。医护之间对医疗差错遮遮掩掩，对违反规章制度的人和事得过且过的不负责态度，都是错误的，也是不道德的。

（三）医技之间关系的道德要求

虽然医生与医技科室人员的分工不同，但是相互之间的共同目标是一致的，都是为人民的身心健康服务。因此，医生与医技科室人员之间的关系，也是平等团结协作的关系。

1. 互相平等，尊重至上　在维护患者健康利益的共同目标下，临床医生与医技科室人员的分工虽然不同，但彼此的关系是平等的。由于受传统观念的影响，过去把医技科室称为辅助科室，因此，有的人也就错误地认为，医技科室及其人员都是依附临床科室而存在的，医技人员是为医生服务的。只有澄清这种错误的思想观念，使双方完全处于平等的地位，才能真正实现医技之间的平等。在平等的基础上，应建立尊重至上的道德风尚，要互相尊重，不在患者面前相互责怨。如检验科、影像科、药剂科人员和医生彼此之间要互相体谅，对待出现的问题和矛盾要及时沟通、主动协商。

2. 彼此信任，团结合作　在医生与医技人员之间，双方应热心协作、精诚团结、平等相待、互相信赖。医生应向医技人员提供诊断、治疗和物理检查情况，减少和避免医技人员的重复劳动；医生必须了解医技科室的工作特点和规律，尊重医技人员的工作，消除以自我为中心的思想。医技人员也应从患者的利益出发，准确、认真、及时地提供检查结果，为医护工作提供依据，尊重医生的诊断。遇到疑惑不解之处，主动加以沟通；发生意见分歧时，及时研究，协商解决。只有遵循互相支持、互相配合、团结协作的道德原则，才能加深相互理解，促进医生与医技人员之间关系的融洽和协调。

第三节　临床诊断工作的道德

一、询问病史的道德要求

询问病史（问诊）是医生认识疾病的开始，是诊断疾病必不可少的重要方法之一。采集病史是医生通过与患者、家属或有关人员的交谈，了解疾病的发生和发展过程、治疗情况以及患者既往的健康状况等活动。能否取得完整、可靠的病史，对下一步的检查和疾病治疗有直接关联。医生在采集病史时应遵守以下道德要求。

1. 举止端庄，态度热情　在询问病史时，医生的举止、态度都会影响与患者的沟通与交流。医生举止端庄、态度热情，可以使患者对医生产生信赖感和亲切感，使患者的应诊紧张心理得以缓解，有利于患者倾诉病情、告知与病症有关的隐私，从而获得全面可靠的病史资料。相反，不修边幅，无精打采，提问重复，会使患者感到医务人员精力不集中、不掌握病情，而产生不安全感和不信任感；态度冷淡、举止轻浮、表情傲慢，会使患者因情绪压抑不能畅所欲言，形成一种简单、刻板的问答式交流，往往会给检查诊断带来很大的障碍。

2. 语言得当，通俗易懂　语言是医患交流的主要途径，问诊中采用文明用语，非常有利于病史的获得，而且恰当的用语能发挥心理治疗作用。因此，医务人员应十分注意自己的语言修养，不仅要从医疗需要出发，而且对于不同年龄、不同层次、不同性格、不同习俗、不同文化背景的患者，一定要选择适合于对象的语言。对老年人要尊敬，用尊称，讲话要慢一些；对小孩应轻言细语，多给予夸奖、表扬和鼓励；对性格内向的患者，要用热情、体贴、充满信心的语言；对性格开朗的患者，说话要开门见山、直截了当，不要拐弯抹角；对性格急躁的患者，要耐心、冷静、多安慰；对精神病患者，不应顶撞和与之争论。总之，根据不同的患者、不同的性格、不同的病情，使用不同的语言和语调，是对患者负责的表现。

医务人员亲切、温和、恳切、朴实的语言，会使患者感到温暖。通俗易懂的语言并尽量避免医学专门术语和方言土语，会使患者感到平易近人，易于理解，减少误会。在采集病史中决不能故弄玄虚和简单生硬，更不能恶语相讥。高傲的语调会使患者疏远；轻蔑或粗鲁的语气，会使患者感受侮辱，引起反感，甚至发生医源性疾病。

3. 耐心倾听，正确引导　认真、耐心、细致地倾听患者倾诉自己疾病的演变过程和因果关系，对提供认识疾病的线索和诊断疾病的依据，有着重要的作用。要获得真实而全面的病史资料，医务人员就要耐心帮助患者尽可能地全面诉说。问诊开始时，先提出"你感觉哪里不舒服"等一般性问题，随即耐心静听其陈述。当患者所谈离题太远时，不要轻易打断，而要婉转地加以诱导，边询问边思考分析，抓住重点询问清楚。对于有隐私和忧虑的患者要耐心，无微不至地进行开导和鼓励。医生询问时应避免使用患者不易懂的医学术语，并应防止对患者有不良刺激的语言和表情，还要根据患者的不同情况，运用适当的语言和语气，使交谈更加融洽。

在问诊时，千万不能先入为主地进行暗示，或有意引导，否则会使患者产生疑惑和随声附和。对于危重患者或不能口述的患者，可先扼要询问或向其亲友询问，切忌主观片面进行诊断，影响判断的客观性。

二、体格检查的道德要求

体格检查是医生运用自己的感官（眼、耳、鼻、手）和借助简单的诊断工具（如听诊器、血压计、体温表、叩诊锤等）对患者的身体状况进行检查的方法。中医体格检查包括望诊、闻诊、问诊、切诊，而西医包括视诊、触诊、叩诊、听诊。它们都是简便、经济的诊断方法，也是确定诊断的重要环节。在体格检查中，医生应遵循以下道德要求。

1. 关心体贴患者，尊重患者人格　关心、体贴、尊重、爱护患者，是顺利进行体格检查和获得客观体征所必需的。医生接触患者时，应急患者所急，痛患者所痛，关心体贴患者，尽量减轻他们因检查而带来的痛苦。在体格检查时，检查适度，手法得体，动作轻柔。注意患者在寒冷季节的保暖，要依次暴露检查部位。对敏感部位的检查，用言语转移患者的注意力。对稍加触及即引起剧烈疼痛或比较复杂、比较重要的部位要格外小心慎重，不能为查得某一典型体征而反复操练，或让患者翻来覆去地改变体位，这不仅会给患者带来精神上、肉体上的痛苦，而且有时还会加重病情，甚至危及生命。尊重患者的人格是得到患者合作、顺利完成各项检查的前提。体格检查往往会给患者带来一些不便、不适或一定的痛苦，加之医患男女有别，患者有时表现出迟疑的情绪，或者动作缓慢，甚至不愿合作。遇到以上情况时，医生一方面要耐心向患者讲清道理，做细致的思想工作，解除患者的疑虑和恐惧；另一方面，也应以实际行动感染患者，使他们体会到医生是为患者着想的，产生信赖感而主动配合，使体格检查顺利完成。比如，在寒冷的冬天为患者检查时应注意保暖，将听诊器头攥在手里，待其接近皮肤温度后，再给患者听诊；不要暴露与检查无关的部位，特别是给女性患者检查时更应注意；如需要检查患者的生殖器、肛门或直肠，则应事先关好门窗并挡好屏风；男医生对女性患者进行此项检查时，应有女性第三者在场。此外，要注意尊重患者的自尊心，对畸形或有缺陷的患者，更应严肃认真，说话要谨慎，不要有任何歧视或讥笑的表情和语言，否则会使患者反感，甚至拒绝进一步检查。对危重患者、老人、孕妇、儿童、精神病患者，应给予更多的关怀和照顾。

2. 检查全面系统，认真细致　在进行体格检查时，医生应做到严肃认真，一丝不苟，力求系统、全面、客观。注意克服主观、片面的形而上学观点，坚持唯物辩证的实事求是的分析方法。原则上应按先后顺序逐一进行检查，对重点部位要详细检查，不要放过任何疑点，免得遗漏或在患者身上反复检查，并将其如实地写入病历。在体格检查过程中，切忌粗枝大叶、马虎从事、边检查边心不在焉地谈天说地、接听电话或考虑其他问题，这样势必会分散注意力，漏掉该检查的部位和重要的阳性体征，造成不该发生的误诊和漏诊，影响患者的及时诊治，甚至危及患者的生命。对于休克、大出血、昏迷等危重患者，可以扼要重点检查，立刻投入抢救，待病情好转，再进行补充检查。

3. 重视复诊和病房的查房，及时补充、修改诊断　患者的病情总是不断地发生变化的，有时初诊尚未出现的阳性体征，在复诊时有可能出现。住院患者也有类似的情况，有的入院以后阳性体征才逐渐表现出来，或者经过入院治疗后有的阳性体征消失，有的经治疗后又出现药物的不良反应。因此，医生对复诊患者和住院患者，都要认真负责地做必要的复查，切不可想当然地认为问题不大而放弃检查，或者不负责任地走过场。反复检查可以及时发现新的症状和体征，不断地补充和修改前面的诊断。只有在正确诊断的基础上，才能及时采取恰当的治疗措施，也才有利于患者早日康复。

第四节　临床治疗工作的道德

疾病的临床治疗包括药物治疗、手术治疗、心理治疗等方法。在正确诊断的基础上，恰当的治疗措施是促进患者早日康复、减轻患者痛苦的关键环节。各种治疗方法的效果都与医务人员的道德有密切关系，因此，医务人员在临床治疗中应严格遵守治疗中的道德要求，同时不断努力提高自己的医疗水平，使患者的各项治疗措施达到最佳效果，在治疗中应贯彻最优化准则。

最优化准则是指在选择和实施治疗方案时，医务人员尽可能用最小代价取得最佳效果，使治疗达到最佳程度。最优化原则本质上是一项技术原则，但随着技术手段的正确选择和运用，最优化准则体现出医务人员对就医者的高度负责、真诚关爱，因而也就具备了伦理学的意义。

1. 治疗方法的最佳化　最优化准则要求医务人员认真仔细地选择使患者收益与代价比例适当的最佳的治疗方法，使患者收益大而付出代价小。最佳的治疗方法是在一定的医学发展水平、现实条件的基础上，与其他方法相比较而言的。选择最佳的治疗方法时，就是努力降低患者所付出的代价，包括身体、心理、经济等代价。确切地说，就是选择痛苦小、副作用少、费用低、能尽快达到治疗目标的方法。因此，医务人员要依据患者所患疾病的性质、患者的意愿、医院和医务人员的自身条件、患者的经济状况和可利用的医疗卫生资源等因素进行综合考虑，确定相对最佳的治疗方法。

2. 医疗服务的最优化　最优化准则不仅要求治疗方法的最佳化，同时也要求医疗服务的最优。

有一些治疗方法虽然达到了治疗的目标，但其医疗服务不是最优的，如手术未能做到稳、准、轻、快，或者护理中发生了失误，给患者增加了痛苦，虽然最终取得了最佳疗效，也不能认为是最优化的医疗。最优化准则反映出医务人员对患者全面负责、周到服务的高尚品质，是最大限度维护患者利益的有效保证。

一、药物治疗的道德要求

药物治疗是临床治疗中最常用的手段。药物治疗的效果，不仅受患者体质、药物质量、病原微生物及各种环境条件的影响，而且与医务人员的医学理论知识、临床经验和医德水平密切相关。用药的目的在于防治疾病，但药物的作用具有两重性，既有治疗效果方面，又有不符合用药目的，甚至给患者带来痛苦的不良反应方面。药物使用不当，会导致药源性疾病的发生。所谓药源性疾病，是指药物引起人体不良反应并由此产生各种症状的疾病。它是由于药物本身和接受药物者的个体差异不同，加之医务人员工作疏忽和使用不当等原因所致，其中滥用药物是引发药源性疾病的重要原因之一。目前，滥用药物已成为一个全球性的严重问题，特别是抗生素的滥用已在世界范围内构成一种致命的威胁。近年来，我国住院患者抗菌药物使用强度、处方平均金额、总使用量都在逐年攀升。抗生素滥用，直接导致了"超级耐药菌"的出现。若这种趋势不加制止，我们不久就会面临一代不死的病菌。滥用药物的原因很多，有医疗卫生单位的责任，也有社会的责任；有医务人员的责任，也有患者及家属的责任。但医务人员是各种医疗措施的制定者和主要执行者，因此应负主要责任。为了坚持合理用药，杜绝用药差错和事故，防止药源性疾病的发生，医务人员在使用药物治疗患者时，应遵循以下道德要求。

1. 钻研药理知识，权衡谨慎用药　古代医家认为"用药如用兵"，体现了中医学谨慎用药的优良传统，医务人员必须加强药理知识的学习，熟悉药物的性能、适应证和不良反应，对症下药。医务人员应具有认真负责的态度和谨慎细致的工作作风。要全面考虑、反复权衡，要根据患者的个体差异和疾病的种类、病程的不同而使用不同的药物、剂量，将药物的使用控制在安全有效的范围内。对诊断不明的患者切忌滥用药物。在使用毒性较大的药物时，应注意观察和询问患者的感觉，定期进行必要的检查，一旦发现异常症状，立即停止使用并采取相应措施。临床用药还应将药物的近期疗效和远期疗效结合起来考虑，不能只满足于"药到病除"的近期疗效，还应考虑患者的长远利益，重视药物的后遗效应。

2. 对症下药，剂量安全有效　对症下药是指医生根据临床诊断选择相适应的药物进行治疗。为此，医生必须首先明确疾病的诊断和药物的性能、适应证和禁忌证，然后选择治本或标本兼治的药物。如果疾病诊断未明且病情较为严重，或者诊断明确而一时尚没有可供选择的治本或标本兼治的药物，可以暂时应用治标药物，以减轻病痛和避免并发症。但是，医生要警惕药物对症状掩盖的假象，以防止给诊断带来困难和延误病情及发生意外。在合理用药的前提下要确保药物剂量安全有效，因人而异地掌握药物剂量。用药剂量与患者的年龄、体重、体质、重要脏器的功能状况、用药史等多种因素有关，医生应具体了解患者的以上情况，用药灵活，有针对性，努力使给药量在体内既达到最佳治疗剂量，又不至于发生蓄积中毒，要防止用药不足或过量给患者带来的危害。

3. 节约医疗资源，合理用药　医疗资源相对医疗需要来讲，永远是短缺的。因此在医疗中，医务人员更应节约医疗资源，合理用药。处方权是人民给予医生防治疾病的一种基本权利。医生在治疗疾病时应秉公处方，不受各种因素的干扰，根据病情需要开药，绝不可利用手中的权利，以药谋私，收受贿赂，中饱私囊。医生能否正确行使药物的分配权，是衡量医务人员医德水平的重要标志。在当前和今后相当长的时间内，由于卫生经费紧缺、医药资源相对不足，医生在开处方时，必须正视医药卫生现实中的矛盾，真正从人民群众防病治病的需要出发，坚持不开人情方、大处方，能用廉价药治好的就不开贵重药。不能为单纯追求本单位的经济利益而开进口药、滋补药以及与治疗无关的药物。对昂贵、紧俏的药品，要严格管理，药以致用，使有限的医药资源发挥最大的社会作用。

二、手术治疗的道德要求

手术治疗是临床外科、妇产科、耳鼻喉科、眼科、口腔科等科室治疗疾病的重要手段。由于手术治疗与其他的治疗手段有许多不同的特点，故在选择、实施手术治疗过程中对医务人员有着特殊的伦理要求。

（一）手术的特点

1. 损伤的必然性　手术疗法的特点是以一定的破坏性为前提的。手术疗法较之保守疗法来说，总是要给患者带来一定的损伤和痛苦。它是以较小的损伤和痛苦去换取更大的利益——疾病的根除，但任何手术都不可避免地会给患者带来一定的损伤和破坏。这些损伤有些是暂时的，有些则是永久的、不可逆的。手术损伤的程度一方面取决于病患的性质、患者的身体状况，另一方面取决于医务人员的技术水平、道德素养、责任心和手术条件等多种因素。

2. 技术的复杂性　手术的技术性强，复杂程度高，操作者的技术水平如何，手术过程中配合是否默契，术后观察处置是否及时、细致、全面等，都会影响手术的疗效。

3. 过程的风险性　由于病情在不断发展变化，每个患者体质都存在一定的特异性，加之还有许多未知因素的作用，任何手术都具有一定的风险性。危重和疑难病症手术的风险则更大，而且一旦发生意外，就会给患者造成严重损伤，甚至危及生命。因此，外科手术治疗对医务人员有很高的技术要求和道德要求。

4. 患者的被动性及术前的焦虑心理 由于患者本身的经验和知识所限，尤其是手术过程中麻醉或局部麻醉的作用，手术患者对医务人员的行为是无法做出正确判断和评价的，他们可能处在非意识状态，一般很难积极主动配合手术，个别患者甚至会因为疼痛、害怕而产生消极行为。另外，大部分术前患者常会出现情绪波动，如焦虑不安、恐惧紧张、忧郁等心理反应。这些不良的心理反应会造成患者睡眠不佳、食欲下降、烦躁不安、脉搏加快、血压上升等生理上的变化，这些都不利于手术的顺利进行。

（二）手术治疗中的道德要求

手术的准备、实施过程，实质上也是医学道德的选择、判断过程，从实践看，手术的道德要求包括术前、术中和术后三个方面。

1. 术前准备的道德要求 手术疗法的特点是以一定的破坏性为前提较保守疗法来说，会是要给患者带来一定的损伤和痛苦。它是以较小的损伤和痛苦去换取更大的利益，如疾病的根除，这就要求我们对手术的利弊做反复的权衡，从总体上掌握手术疗法选择的原则。

（1）**严格掌握指征** 术前准备阶段，要严格掌握手术指征，手术动机正确。手术必须是确实需要的。所谓确实需要就是指在当时条件下，手术是最理想、最现实、最有希望的治疗方法。也就是说，手术疗法和保守疗法及其他疗法相比是最理想的。早年宋国宾所著的《医业伦理学》中就已确立了手术的决定原则：非必要时不做手术，无把握时不做手术，患者不承诺时不做手术。今天，我们认为凡可做可不做手术，凡无益于患者的手术，凡弊大于利的手术，凡需手术但不存在手术条件的手术，凡有可能加速其病情恶化及死亡的手术，都不应该做手术。

（2）**认真制订手术方案** 由于患者病情不一，手术部位，组织器官损伤程度，肢体残损、功能影响整体效果不同，式式（包括麻醉）的选择必须是最佳的。医生选定术式必须从患者的利益出发，从患者的病情及个体差异考虑，以高度负责的精神，把手术的近期效果与远期效果，治疗作用与副作用，损伤及并发症，全部治愈和部分治愈等做反复比较，全面分析，权衡利弊后得出结论，选择最佳的手术方式，从而达到减少手术治疗带来的损伤性，保证正常组织器官免遭破坏。同时还要考虑减轻患者、家属和社会的负担。

（3）**手术必须取得知情同意** 手术是特殊的治疗手段，施行手术原则应取得患者或患者家属同意，并有书面签字。履行承诺手续的意义不仅在于避免将来可能发生的法律纠纷，更重要的是可以使患者的自主权得到保证。手术一旦确定，主管医师必须客观地向患者或家属介绍手术的必要性、手术方式、可能发生的不良情况或意外、术前注意事项等，并让其充分理解和自主做出手术与否的决定。在知情同意的前提下，再履行书面协议的签字手续。对影响重要生理功能的破坏性手术，如截肢等，必须征得科主任和主管医疗院长的同意。医务人员不能在患者或家属尚未知情同意的情况下擅自做手术，也不能抱着个人目的哄骗或强迫患者接受手术治疗。在患者不能表达、家属又来不及赶到的情况下抢救，医务人员出于高度的责任感，而没有患者或家属知情同意的手术是合乎伦理要求的。

（4）**帮助患者做好术前准备** 在手术前，医务人员要积极帮助患者在心理上、躯体上做好手术准备。尽管患者已同意接受手术，但仍对手术有恐惧心理，常常会出现情绪波动，如焦虑不安、恐惧紧张、忧郁等。这些不良的心理反应会造成患者睡眠不佳、食欲下降、烦躁不安、脉搏加快、血压上升等生理上的变化，这些都不利于手术的顺利进行。因此，医务人员要充分理解患者的心情，要做耐心、细致的心理疏导，赢得患者的充分信任，帮助他们摆脱不良情绪，以良好的心态接受和配合手术。

2. 术中的道德要求

（1）严密观察、处理得当 手术医生要考虑手术的全过程，对各个环节做科学的安排，对手术中可能发生的意外应做好思想上、技术上和客观条件上的准备。手术操作要沉着果断、有条不紊。一旦手术中遇到问题，要大胆、果断、及时地处理。对于意识清醒的手术患者，医务人员还应经常给予安慰，定期告知手术进展情况，医务人员在讨论病变情况时，也应注意方式方法，避免给患者造成不良刺激。

（2）认真操作、一丝不苟 手术是外科治疗的中心环节，是复杂的脑力劳动和体力劳动相结合的综合技术，有很强的科学性和技术性，也有一定的风险性。术中每个细小的操作都是整个手术不可缺少的组成部分，与患者的生命息息相关。若不慎发生操作错误，轻者增加患者痛苦，重者致残，甚至威胁患者的生命。因此，医生在手术中应该严肃认真，集中精力，小心谨慎，一丝不苟。无论一针一线，还是一刀一剪，都要认真对待，切不可有半点草率和鲁莽，要竭尽全力发挥出最高水平，避免差错和事故发生。

（3）互相支持、团结协作 手术是医师、麻醉师、器械护士、巡回护士等人员的综合技术活动，因此，参与手术的每一个医务人员都要以患者利益为重，一切服从手术的全局需要，相互精诚团结、齐心协力、密切协作。参与手术的医务人员要严格地遵守无菌操作，做到作风严谨、操作规范。手术有条不紊，操作稳、准、轻、快，在手术即将结束，缝合切口之前要认真清点器械、纱布等，保证完整无缺。防止遗留在患者体内，造成责任事故。

3. 术后的道德要求

（1）密切观察，勤于护理 手术结束不意味着手术治疗的终结，术后的观察、护理是治疗过程中的有机组成部分。因此，医务人员要密切观察术后患者的生命体征，伤口有无出血，各种导管是否畅通等，加强对手术后患者的巡视观察，大手术后的患者必要时应进行监护，以便及早发现问题，及时进行处理。同时做好患者的护理，帮助患者顺利度过术后阶段，绝不能对术后患者不管不问。忽视观察和护理，术后出血、伤口裂开、感染等不能及时控制，甚至呼吸梗阻未能及时发现和处理而造成严重后果的，是极不负责任的失职和不道德行为。

（2）努力解除患者的不适 部分外科医生重视手术，而忽视术后观察与治疗，反映了其道德责任感的不足。一名合格的医生是真正关心患者、真正为把病治好为目的，他必然关心患者术后的情况，关心手术的实际效果。许多手术的疗效，不仅取决于手术本身的技巧，还取决于术后细心的护理和观察及各种并发症的防治。某些手术如截肢、生殖器切除等会给患者未来的生活带来困难和缺陷，部分患者手术后效果不好或预后不良，常会悲观失望、心理忧郁。医生应做耐心细致的疏导解释工作，安慰患者，减轻患者的心理痛苦，帮助患者树立生活的勇气和信心。

（3）正确对待差错事故 一旦发生技术差错或事故，在手术中，应及时采取补救措施。如果处理有困难，应立即请上级医生或同行帮助处理，积极纠正错误，绝不能存在侥幸心理，做到不隐瞒差错、不推卸责任。手术后要认真思考，吸取教训，主动向上级医生报告，勇于承担责任，并如实填写手术记录，绝不能弄虚作假，掩饰过失。

4. 手术医生的道德要求 参加手术医生除要遵循医务人员一般道德原则外，要特别注意下述几点。

（1）不抢手术 施术医生决不能不顾自己的技术水平和患者的健康利益而争抢手术。

（2）不滥施手术 医生决不能为了提高自己的技术水平和追求所谓经济效益，不考虑适应证而滥施手术。

（3）不垄断手术　有一定声望的医生不能出于名利地位的考虑，以保证手术质量为借口垄断手术、控制技术或压制同行。

（4）不推卸手术　不能把某些必要的但存在一定风险的手术推给不宜做此手术的医生。应以对患者和同行负责的态度勇于承担风险。

5. 实习医生手术的道德要求　手术实习是医学生重要的学习环节，鉴于手术的特点，在手术实习中要遵守下列道德要求。

（1）必须以治病救人的思想指导自己的手术实习。

（2）手术时需要由上级带教老师在场指导。

（3）术中出现某种自己难以驾驭的意外时，应立即请求上级医师指导或终止手术，由老师代其完成手术，绝不能不会装会，视患者生命和痛苦为儿戏。

（4）手术操作必须由简到繁，每项新的接触，首先考虑患者身体情况，在老师安排和带教下进行手术。某些手术虽不复杂，但若患者体质差、情况不良好，则不宜由实习医生手术。

三、心理治疗的道德要求

心理治疗又称精神治疗，是用心理学的理论和技术治疗患者的情绪障碍与矫正其行为的方法。随着医学模式由生物医学模式向生物－心理－社会医学模式转变，心理因素对机体疾病的影响和心理治疗日益受到医务人员的重视。心理治疗不但是心理性疾病的主要疗法，也是整体疾病综合治疗中的一种重要手段。在许多情况下，心理治疗可以起到其他治疗手段起不到的作用。由于心理治疗的特殊性，对医务人员也有着特殊的伦理要求。

1. 了解患者需要，正确运用心理治疗技巧　患者患病之后的心理状态十分复杂。他们担忧自己所患疾病及危害，担心疾病影响自己的工作和生命质量，有的患者在诊断不明或治疗前产生恐惧心理，有的把康复希望完全寄托在医院及医生身上而产生依赖心理，有的慢性病患者治疗效果不明显时产生消极急躁心理等。这些复杂的心理状态都会导致患者的心理失衡，影响治疗效果。医务人员要真正了解患者的心理需要，尊重患者的心理需要，要把患者当亲人，及时介绍疾病诊治意见，回答患者关心和提出的多种咨询，正确估计预后，根据患者的心理需要有的放矢地进行心理治疗，解除患者的各种疑虑，以增强患者战胜疾病的信心和力量。

心理治疗有自身独特的知识体系和治疗技巧。只有掌握了心理治疗的技巧，才能在与患者的交谈中了解心理疾病的发生、发展机制，从而做出正确的诊断；只有掌握了心理治疗的技巧，才能在诊断的基础上，有针对性地进行相应治疗，并取得较好的效果。如果不具备心理治疗的知识和技巧，只靠一些常识，像给普通人做思想工作一样地施以安慰和鼓励，则达不到有的放矢的效果，甚至会发生错误的导向，这是不符合医德要求的。

2. 同情、尊重患者　寻求心理治疗的人，在心理上都有难以摆脱的困扰与不适，因此，医务人员要有同情心，理解患者的痛苦，耐心听取患者倾诉苦恼的来龙去脉，在此基础上帮助患者找出症结所在，并通过耐心的解释、支持和鼓励，甚至做出保证，使患者改变原来的态度和看法，逐渐接受现实和摆脱困境，培养新的适应能力，从而达到帮助患者治疗的目的。

在临床治疗过程中，每个患者都希望被医生认识并受到格外尊重，而心理治疗中患者这方面需要更为强烈。他们常认为自我的被尊重会增强医生对自己的重视，从而得到较好的医疗待遇。医务人员对每一个患者都要尊重，要和蔼可亲、礼貌待患、文明服务。对患者要称呼其姓名，不要叫床号或病名。当患者觉得自己是医院中的一个病例时，其自尊心会受到挫伤。医务人员要有强烈的同情心和友爱精神，具有感化患者的高尚道德和情操。患者总是从医疗技术能力和同情心两个方面来审视一个医生的。若一个医生被患者认为缺乏同情心，患者不会向这位医生大胆地提出问题或如实地回答自己的不适，而且还会因不能表白自己所体验的痛苦而心神不定、烦躁不安，不愿注意倾听医生所讲的内容，这将直接影响患者的心理治疗效果。

3. 建立良好的医患关系 临床中无论采取何种形式的心理治疗，都必须通过医患双方的交往而完成，良好的医患交往对疾病本质的了解和治疗效果均起重要作用。如果采集不到关键的病史，或患者不遵照医嘱，不服从治疗，那么医生有再高明的技术水平和丰富的临床经验也将无从发挥。此外，互相信任和亲密的医患关系本身就对治疗起促进作用，它能明显地减轻患者的焦虑，增强患者的信心，从而间接或直接地解除患者紧张情绪所造成的躯体症状，还能增加医生说服鼓励患者放弃影响身心健康的情感和行为。因此，医生应该注意自己的仪表、态度，加强心理和道德修养，形成良好的心理素质和道德品质。这是心理治疗的重要条件。

4. 工作细致认真，注意病史保密 在临床治疗过程中，医生对患者的躯体疾病和心理疾病都应认真进行详细检查，仔细审查各种化验检查结果。认真负责的工作精神、细致全面的检查、轻巧熟练的技术操作，是保证医疗质量的前提。同时，医务人员还应注意为患者病史保密。每个患者的病情各异，也可能有各自的秘密和隐私。越是深埋的隐私，越有可能是疾病的症结所在。能否将隐私挖掘出来，是心理治疗成败的关键。为了解除患者的顾虑，医生必须预先向患者声明，严格遵守病史病情的保密原则，切不可失信于患者。随便谈论患者隐私，既不利于患者病情的好转，也有损于医生的形象。但如果医务人员发现患者有自杀、自伤或伤害他人的念头，则应及时将其转告患者家属或他人。这种情况下的不保密、讲真话是必要的，是符合伦理要求的。

目标检测

答案解析

一、最佳选择题

1. 医患关系的实质是（ ）

 A. 具有经济性质的商业关系

 B. 具有契约性质的信托关系

 C. 具有法律性质的契约关系

 D. 具有市场性质的交换关系

2. 下面哪种情形属于医疗事故（ ）

 A. 在紧急情况下为抢救危重患者生命而采取紧急医学措施造成不良后果

 B. 无过错输血感染造成的不良后果

 C. 药物不良反应造成不良后果

 D. 因患方原因延误诊疗导致不良后果

3. 现代医学活动中医生与护士的医际关系是（ ）

 A. 主从型   B. 互补型

 C. 指导与被指导型   D. 竞争型

4. 关于良好的医患沟通能够融洽医患关系，下列说法不准确的是（ ）

 A. 沟通使医患形成共同认知

 B. 沟通使医患建立情感

  C. 沟通使医患互相满足尊重的需要

  D. 沟通使患者获得应得利益

5. 关于手术治疗后的道德要求，表述错误的是（　　）

  A. 认真书写手术记录

  B. 加强术后观察

  C. 客观介绍手术和非手术治疗的各种可能性

  D. 防止各种并发症的发生

二、思考题

1. 医技关系的特点是什么？

2. 体格检查的道德要求是什么？

书网融合……

重点小结　　　　习题

第三章 临床护理工作中的伦理道德

PPT

自古以来，护理工作就被视为一项充满人文关怀的职业。从南丁格尔油灯下的誓言到现代医疗体系中护士的无私奉献，护理工作一直是医疗卫生领域中不可或缺的一环。随着医学的发展和人类对健康需求的提高，临床护理工作的重要性愈发凸显。然而，在临床护理实践中，护士们常常面临着复杂的伦理选择和道德困境，这不仅考验着护士的专业素养，也关系到患者的权益和医疗质量。明确临床护理的伦理规范，不仅是对护士专业行为的指导，也是对患者权益的维护。正确分析和认识造成护理伦理困境的原因，有助于护士在复杂的临床情境中做出合理、合乎伦理的决策。这不仅能够促进护患关系的和谐，还能够提升护理服务的整体质量，为患者带来更加人性化、高质量的医疗体验。

第一节　临床护理道德

一、概述

（一）临床护理的含义

临床护理是指护理人员通过护理帮助个人、家庭及社会团体保持生命，减少痛苦和促进健康的活动。

（二）临床护理的特点

1. 广泛性 临床护理服务涉及人的生命的各个时期、生活的各个方面、整个健康人群。

2. 科学性 临床护理是一门独立的科学，具有严谨的科学性和规律性。

3. 艺术性 临床护理具有多学科相结合的艺术性。

（三）临床护理道德的含义

临床护理道德是指护理人员在执业过程中应遵循的用以调节护理人员与患者、与其他医务人员及与社会之间关系的行为原则和规范的总和。

（四）临床护理道德的特点

临床护理道德规范作为护理人员的职业道德，除了具有一般医学职业道德的共性之外，还具有其自身的特点。

1. 护理工作的广泛性与护理道德的协调性 临床护理工作存在于医疗工作的广阔领域内，其服务性的本质决定了它必须完全、及时地满足各种合理需要。因而护理工作具有内容广泛、形式多样、对象复杂的特点。从护理的对象来看，护理人员面对的是各式各样的患者和各种不同的疾病；从护理的内容上说，有基础护理、专科护理、特殊护理等；从护理方式上讲，有责任制护理、心理护理、自我护理、社会护理等。护理工作要因人而异，因病而异，因客观条件而异。护理工作要求根据具体情况制订最适合的护理方案，采取最恰当的操作技术，实施最优化的护理方式，以达到治疗与护理的高度协调，需求与服务的绝对一致。要做到这一点则必然有赖于护理人员与医生、医技人员、行政管理人员和后勤人员密切配合，真诚合作。在处理诸多关系时，护理人员的道德水平起着重要的作用。因此，协调性是护理伦理的重要特点。

2. 护理工作的严格性与护理道德的主动性 护理工作是一项科学性、技术性很强的实践活动。严格操作规程和准确执行医嘱是对护理人员的基本要求。我们必须认识到，许多护理操作规程是从深刻的教训中总结出来的，许多护理管理制度则是一个多世纪护理实践的结晶。护理工作的严格性要求护理人员在进行观察病情、查对和执行医嘱、进行各种护理操作、预防各种并发症等工作时，做到及时、准确、无误。护理伦理的主动性则要求护理人员在常规护理中能动地、积极地执行制度，而不是刻板地消极应付。在实施护理时，充分发挥与患者接触密切的优势，认真观察病情变化和执行医嘱，不敷衍、不等待，发现问题及时、主动报告医生，为治疗提供重要依据。在有利于患者的前提下，尤其是在一些特殊、紧急的情况下，为挽救患者的生命或减轻患者的痛苦，护理人员要表现出过人的勇气，突破常规的限制，采取积极果断措施，主动承担一定的治疗和抢救任务。

3. 护理工作的整体性和护理道德的自觉性 人体是一个复杂的整体，而且离不开各种关系交织的社会，用整体观念看待疾病是新的医学模式的特征之一。生物 - 心理 - 社会医学模式强调社会、心理、生物因素对人的机体健康与疾病的发生、发展和转归有直接的影响。心理治疗和躯体治疗、心理护理和躯体护理相互配合是提高医护效果的保证。因此，护理道德包含着躯体护理、心理护理和社会护理三个方面。这就要求在护理工作中用整体性和系统性的观点看待疾病和护理工作，将三者有机地结合起来。要做到这一点，护理人员必须具有高度的事业心和责任感，在与患者的频繁接触中深入了解其性格、气质和生活背景，探究可能的致病心理因素与社会因素，有针对性地进行疏导、安慰，自觉、主动地做好心理护理和社会护理，消除因患病和进入医疗机构后的种种顾虑、不安和紧张情绪，使患者心理稳定、心情愉快，树立战胜疾病的信心，积极配合治疗和护理。

二、临床护理道德的意义

良好的护理道德有利于调节各种护患关系，发挥护理整体作用；有利于护理人员自觉加强道德修养，钻研护理技术；能够规范和制约不良的护理思想和行为，净化护理环境。

临床护理道德是护理实践中不可或缺的指导原则，它以增进患者福祉为核心目标，致力于提升患者的身心健康。通过恪守伦理规范，护理人员不仅维护了护理职业的专业形象，赢得公众信任，同时也保障了患者的基本权益，如知情同意、隐私权和选择权。这些伦理原则作为护理实践的行为指南，指导护理人员在面临复杂临床情境时做出合理、符合伦理标准的决策。临床护理道德还强调应对伦理挑战的重要性，如在生命维持治疗和资源分配等问题上提供决策框架。此外，良好的护理道德促进了护理团队成员间的相互尊重与协作，提升了团队效率和护理质量。法律与伦理的结合确保了护理行为的合法性与合理性，而护理道德的学习和实践也是护理人员持续专业发展的重要组成部分。护理人员通过遵守临床护理道德，展现了对社会和患者负责的态度，并为构建以患者为中心的医疗伦理文化贡献力量，从而提高整个医疗系统的伦理水平。

三、临床护理道德的要求

护理道德问题不但是服务态度问题，也不仅是文明礼貌的问题，而是概括了每个护理人员从思想意识、态度作风到技术实施等方方面面的问题。疾病发生在一个有主观意识、有思维、有情感的人的身上，这就要求把我们的思想、意识、情感融入护理技术中。同时，现代医学科学、心理学、行为科学等研究表明，心理精神治疗对于促进和加速患者恢复健康有重要作用，特别是对于心理疾病、精神疾病、疑难绝症、慢性病患者尤为重要。因此，护理道德不仅是正确处理护患关系的准则，也是治疗疾病本身的需要。应该看到，医生治的是病，而待的是人，这个特定的服务对象和工作宗旨要求护理人员必须具备特殊的道德风尚和职业道德，这样才能履行救死扶伤的崇高职责。护理人员越能深刻认识自己的职责，就越能精益求精地提高自己的技术，同时技术越是熟练、精湛，就越能更好地为社会服务，二者是相互促进的。护理人员要具有高度责任心和同情心，设身处地体贴关心患者痛苦；认真钻研技术，提高医疗水平；诚恳坦率，勇于承担责任。

第二节　护理工作中的具体伦理道德

一、基础护理道德

基础护理是临床护理工作的重要组成部分，基础护理道德是护理人员从事基础护理工作中，应遵循的行为准则和规范。

（一）基础护理的特点

1. 经常性与周期性　基础护理工作以其经常性和周期性特点而著称，这些工作通常以标准化流程或制度的形式被确立和执行。例如，病床单位的日常整理、晨间和晚间的护理程序、体温、脉搏和呼吸的定期测量，以及静脉输液和其他治疗措施的实施，都是按照既定的时间表进行，日复一日、周复一周地循环进行。

这些护理活动不仅仅是例行公事，也是护理工作不可或缺的组成部分，体现了护士对患者持续关怀和专业承诺的体现。通过这种规律性的护理实践，护士能够及时发现患者的病情变化，为患者提供及时、有效的护理。

此外，基础护理的周期性特点也要求护士具备高度的组织能力和协调能力。他们需要将医生的查房、卫生员的环境清洁、患者的日常生活安排以及家属的探视等活动，巧妙地融入护理流程中，确保所有护理活动都能有序、高效地进行。

通过这种系统化的安排,基础护理工作不仅保障了患者的基本医疗需求得到满足,也展现了护士的专业素养和对患者全面关怀的伦理追求。这种对基础护理工作的重视和执行,是护理道德实践的重要组成部分,也是提升患者护理体验和满意度的关键。

2. 整体性与协调性 病房是患者接受治疗和护理的核心场所,也是医护人员开展工作的基础环境。基础护理不仅为患者营造一个适宜医疗和休养的空间,还为医生提供必要的物质支持和技术支持。例如,医生所需的医疗器械、敷料、仪器设备等,通常由护士负责领取、保管和消毒。此外,医疗计划的执行和医嘱的落实,往往需要护士的协助或独立操作。

在医疗护理过程中,医护人员构成了一个不可分割的整体。医生、护士之间,以及护士与其他科室医务人员之间的相互配合与协调,对于顺利完成患者的诊疗和护理任务至关重要。这种整体性和协调性不仅体现了医疗团队的合作精神,也是提升基础护理质量的关键因素。

基础护理的整体性和协调性特点要求护士具备出色的沟通能力和团队协作精神。护士需要与医疗团队成员保持密切沟通,确保医疗信息的准确传递和医疗决策的有效执行。同时,护士还需发挥自身的专业技能,为患者提供全面、细致的护理服务。

通过强化基础护理的整体性和协调性,我们能够确保患者得到连贯、高质量的医疗服务,同时也能提高护理工作的效率和效果。这种对基础护理工作的重视和实践,不仅体现了护士的专业素养和伦理追求,也是提升患者护理体验和满意度的重要保障。

3. 科学性与普及性 基础护理工作深深植根于科学的土壤之中,每一项操作和决策都建立在坚实的理论基础之上。生活护理的实施,便是基于对疾病引起的生理变化的深入理解,以及对患者特定需求的精准把握。患者的睡眠、饮食、排泄、活动需求,以及对病室环境如温度、光线和安全防护的适应性,会因不同病种和病情而有所差异。护士必须运用扎实的基础医学知识和专业的护理学理论,采取恰当的护理措施,以满足患者的生理和心理需求,确保患者能够尽快恢复健康,这正是基础护理科学性的体现。

同时,护士还承担着普及卫生保健知识的责任。利用与患者及其家属日常接触的机会,护士应积极宣传健康知识,指导自我护理技能,帮助患者提高自我管理能力,从而巩固治疗效果。这种普及性不仅加深了患者对健康的认识,也体现了基础护理在促进全民健康中的重要作用。

基础护理的科学性和普及性是相辅相成的。科学性确保了护理工作的专业性和有效性,而普及性则扩大了护理工作的影响力和覆盖面。护士在这一过程中,不仅是专业的实践者,也是健康教育的推动者,通过科学护理与健康教育的结合,为患者和社会带来了深远的积极影响。

(二)基础护理道德的意义

1. 展示护理事业的崇高荣誉 基础护理工作的范围非常广泛,覆盖了护理工作目标的四个方面:增进健康、预防疾病、恢复健康和减轻痛苦。做好基础护理工作,有利于提高护理质量,实现护理目标,体现对患者生命价值和权利的尊重。基础护理工作的井然有序、有条不紊,反映了一个医院的医疗、护理的高水平和良好的工作作风,并给患者、家属、社会带来好的印象。在基础护理工作中,科学、精确、连贯地完成各项护理内容,能够确保患者的治疗环境、身心状态维持在最佳状态。基础护理不仅为患者创造了一个良好的生活空间,还为他们带来了康复的希望和对未来生活的美好期待。

2. 展示护士的天使形象 基础护理工作虽日常且繁杂,却承载着护士对患者无微不至的关怀。从清晨到夜晚,护士们忙碌于进行患者的日常护理,如体温和脉搏的监测,确保药物的准确口服和注射,执行静脉输液及其他治疗措施。此外,护士还需负责医疗物资的领取、消毒和灭菌工作,以及血液、尿液、粪便等生物样本的采集和送检。这些工作不仅考验着护士的专业素养,更体现了他们对护理工作的敬业精神和对患者的深切关怀。护士们以扎实的护理知识、精湛的技能和强烈的责任感，协调各方资源，确保患者得到全面而细致的护理。基础护理工作虽看似平凡，却蕴含着伟大与神圣。在这些日复一日的护理实践中，护士们以其崇高的职业形象，展现了天使般的仁心与大爱，为患者的生命健康保驾护航。

（三）基础护理道德的要求

1. 热爱专业，乐于奉献 由于基础护理具有服务性的特点，工作平凡、琐碎、繁重，加之某些世俗的偏见，使一些护士不能安心本职工作，患得患失，影响了基础护理工作的质量和护理职业的声誉。因此，护士必须提高对基础护理意义的认识，要认识到这是一项人道的、有价值的科学性劳动。基础护理固然不像有的工作容易展示辉煌业绩，但是它可在细微之处对人类的健康做出可贵的贡献。护士应担负起自己的神圣使命，以高度的责任心把精力集中在本职工作上，通过自己辛勤劳动，为推进基础护理技术和提高理论水平做出不懈的努力，为减轻患者痛苦，提高疗效和促进康复做出贡献。

2. 坚守岗位，遵守纪律 基础护理工作的好坏直接影响着患者的生命和健康，因此护士要坚守岗位，不可擅离职守，必须经常深入病房巡视患者，密切观察病情变化，仔细周密、审慎地对待每项工作，及时发现和解决问题。要严格遵守纪律，提前到岗，做好一切准备工作，按时交接班，工作时要全神贯注，严格执行查对制度和各项操作规程，防止出现差错。

3. 工作严谨，杜绝事故 患者的最高利益，一是保持生命，二是促进健康。基础护理要把保护患者的生命安全放在第一位，为他们安排舒适的环境，做好安全防护，不使患者身心受到任何伤害。为此，护士必须经常深入病房巡视患者，遵照护理工作科学性的特点，善于思考，密切、仔细地观察病情变化，操作要规范，行为要严谨，审慎地对待每一项护理工作，防止与杜绝任何差错事故的发生。

4. 互相尊重，团结协作 护士的工作与医院各个部门都有着或多或少的联系，特别是与医生的关系十分密切。在工作中，护士与医生之间，应该互相尊重、互相理解、互相支持、密切配合、协调一致。护士对医生要尊重，不可强调护理工作的独立性而忽视医生的正确意见；但也不可过分依赖医生，放弃应由护士主动解决的问题。护士与医生之间，应该以诚恳谦虚的态度，友好合作的精神互相尊重，使医护工作关系和谐，配合默契。护士与其他科室的工作人员也要以互相尊重、团结协作的态度进行接触，不能以基础护理工作与患者的接触最多，便以患者需要为说辞，要挟医技科室、后勤科室等部门。大家要以积极的态度共同商议，找出解决问题的办法。护士与患者接触频繁，在患者面前不可议论工作中的分歧或同事的私事，更不可背后搞自由主义，既要维护患者利益，又要维护医生、护士、医疗技术人员的威信，以利于同事间的团结，工作间的协调一致。

二、整体护理道德

整体护理道德是指相对应于整体护理工作模式的道德要求。整体护理是以患者为中心，以现代护理观为指导，以护理程序为核心，将护理临床业务和护理管理各个环节系统化的护理工作模式。

（一）整体护理的特点

整体护理是一种以科学为基础的护理方法，它遵循护理程序这一系统化的工作流程，旨在全面解决患者的健康问题。这种方法以现代护理理念为指导，将护理程序作为核心工具，目标是独立地为服务对象提供综合性的解决方案，以增进其健康和福祉。

（二）整体护理的意义

整体护理的实施，标志着护理工作从传统的依赖医嘱和常规操作的被动模式，向主动、科学的问题解决方式转变。这种转变不仅体现了护理工作的人文关怀和以患者为中心的服务理念，而且充分发挥了护士的专业能力和知识。通过科学地运用护理程序，护士能够主动识别和解决患者的问题，从而实现从被动执行到主动参与的转变。这不仅促进了护士的持续学习和专业成长，也体现了护士的个人价值，有助于稳定和提升护理队伍的专业水平。整体护理的实践，明确了护理工作的方向和目标，使护士在日常工作中以问题解决为导向，依据科学的护理程序，发挥其潜能和创造性。这种以科学态度为基础的护理工作，不仅将重点引向研究、改进、实施和发展护理专业本身，而且突出了护理的科学性和独立性，推动了我国护理事业向科学发展的新阶段。整体护理的推广和实施，对于营造浓厚的护理专业学术氛围、发展护理专业队伍、完善学科体系以及促进我国护理整体水平的提升，都具有重要的现实意义和深远影响。通过持续的科学探索和实践，护理专业将不断进步，为患者提供更高质量的护理服务，为社会的健康和福祉做出更大的贡献。

（三）整体护理道德的要求

1. 整体意识，协调统一 整体意识旨在使护理管理、护理服务质量和护理队伍的建设要有整体观念。它要求护理人员树立整体护理观，将患者视为一个具有生物、心理、社会属性的整体，从患者身心、社会文化的需要出发，考虑患者的健康问题及护理措施，解决患者的实际需要。在整体护理中要求护理表格的书写及护理品质的评价与保证等均要以护理程序为框架，环环相扣，协调一致。由于解决任何一个护理问题都需要多种专门知识和技能及多科室的相互合作，所以，护理人员必须协调一致地施护于患者，使之产生最佳的护理效果。

2. 勇挑重担，积极主动 整体护理以护理程序为基础，这就使护理工作摆脱了过去多年来靠医嘱加常规的被动工作局面。护理人员的主动性、积极性和潜能都将得到充分发挥。整体护理的实施，医院新业务、新技术的开展，使护理职能不断扩展和延伸，任务越来越重。因此，护士要真正地为服务对象解决健康问题，就必须积极主动、勇挑重担。

3. 周密分析，体现差异 现代医学模式指导下的医学研究成果表明，心理、社会因素能够引起疾病并影响疾病的转归。很多疾病的发生或加重，既有物理、化学、生物等因素参与，也有心理、社会因素的参与。因此，整体护理要求护理人员要对影响患者健康的诸因素进行认真具体的比较分析，然后，对患者健康问题做出评估，找出患者病因、病情、护理需求等方面的差异，制订相应解决健康问题的护理计划并及时对患者实施身心整体护理。人是一个系统，是一个与外界环境通过输入、输出、反馈的各种信息不断发生联系和作用的开放系统。整体护理的程序本身，也是一个开放系统。通过输入问题→解决问题→求职平衡→出现新问题→再解决问题→再平衡，其目的是恢复和保持健康。这就需要护理人员认真分析调查收集来的资料，抓住主要矛盾，有的放矢地进行护理工作。美国心理学家马斯洛认为，对人的基本需要的满足是可以预防疾病、发展健康的，而尊重与满足患者的需要是一种利他的道德义务，与护士的道德修养关系密切。根据马斯洛提出的"需要层次论"，在整体护理中，护理人员要认真分析患者的不同情况及各自的基本需要，制订并付诸实施有利于每个患者康复的合理需求的护理计划，使整体护理更具有针对性和可行性。

4. 勇于开拓，不断进取 整体护理的宗旨就是以服务对象和人的健康为中心，不断提高人们的健康水平。开展整体护理是我国临床护理改革的"突破口"，是与国际先进护理模式接轨的正确途径。系统地贯彻护理程序，是我国护理现代化发展的基础，也是护理学理论的新发展，它不仅扩大了护理学的范围，也丰富了护理学的内容。在整体护理过程中，始终以护理对象为中心，以满足其需求为基础，以解决护理健康问题为根本目的。整体护理要求护士必须不断充实和扩大自己的知识领域，从平面型的知识结构转变为立体型的知识结构。护理人员须以锲而不舍的精神和坚韧不拔的毅力，学习护理专业及相关知识，同时注重知识更新和道德修养，勇于改革和创新。

三、心理护理道德

随着医学模式的转变，人们愈加深刻地认识到心理因素与疾病的关系。现代医学科学证明，心理致病是通过人的中枢神经、内分泌、免疫系统等发挥作用的。紧张、不愉快的情绪，造成不良的心理刺激，影响中枢神经系统，使内分泌系统功能紊乱，并降低免疫系统的作用，从而引起心身疾病。心理因素既可以致病也可以治病。因此，研究患者心理需要和心理问题，探讨心理护理伦理，是我们面临的一个重要课题。

（一）心理护理的特点

心理护理总的特点是全面满足患者的心理需要。患者的心理需要有以下几个方面。

1. 被认识与尊重 患者希望被视为具有独立人格和价值的个体，而非仅仅是病例或床号。他们可能因疾病感到自我价值的下降或成为负担，导致自卑。护士的角色是帮助患者感受到自己的价值和尊严，保守秘密，尊重个性，确保患者感受到被尊重和重视。

2. 得到关心与理解 患者渴望在疾病期间得到比平时更深层次的理解和关心。他们希望与医院和病房中的人建立友好的关系，并获得亲人、朋友及周围人的关怀。护士应提供更多的理解与支持，让患者感受到来自医疗团队和亲人的关心，从而增强安全感和归属感。

3. 获得健康相关信息 患者需要关于其健康状况的全面信息，包括病情、诊断、治疗方案、治疗护理安排、病情发展和预后，以及医院环境和生活制度等。护士应确保患者充分了解这些信息，以增强其对治疗的信心，并更好地配合医疗团队的工作。

4. 享有轻松的气氛 医院和病房的环境对患者的康复至关重要。患者期望病房环境清新、和谐、高雅、明亮、安静、清洁，并有良好的人际关系。护士应根据病房条件和患者需求，安排适当的活动，如阅读和文化娱乐，以营造轻松融洽的氛围，提升患者的情绪，增强战胜疾病的信心。

（二）心理护理的意义

1. 有利于调动患者的主观能动性，树立战胜疾病的信心。

2. 有利于患者适应医院环境和各种人际关系，使之在最佳的心理状态下接受治疗和护理。

3. 有利于避免不良情绪的刺激，改变患者的一些不良行为，创造良好的医院、病房环境，促进疾病，尤其是心身疾病的治疗。

4. 有利于我国在临床医学上建立生物－心理－社会医学模式及在护理工作中建立整体护理模式。

（三）心理护理道德的要求

随着医学模式的转变，心理护理日益成为重要的、不可忽视的问题。护士要做好心理护理，不仅要加强护士自身素质的培养和锻炼，还必须遵循以下的道德要求。

1. 高度同情，调节心理 护士应以真诚的同情心对待每一位患者，在各项临床护理中都应想到患者的心理需求，帮助患者解决心理问题，以减轻或消除患者的痛苦，建立起有利于治疗和康复的最佳心理状态。所以护士应该以下几点：①努力促进患者的角色转化。一个人在健康人的角色与患者角色的相互转化或者在承担患者角色的过程中，都轻重不等地产生适应障碍的心理问题，因而不能适应医疗、护理对他的要求，造成疾病的加重或延缓疾病的康复。因此，在心理护理过程中，护士要深入了解患者角色转换过程中的适应障碍的原因，根据不同的原因、不同的情况，配合家属、单位共同创造条件，努力促进患者的角色得到正常的转化。②针对某个患者的具体心理问题开展多样的心理护理活动。对于孤独感较强的患者，护士尽量不要将其安排在单人病室，并促其多与其他患者接触、交谈；对于猜疑心理较重的患者，护士在巡诊、查房时尽量不要当患者的面与他人低声细语，同时针对患者的猜疑要耐心地解释，并以谨慎的态度进行各种护理处置等；对于有恐惧心理的患者，护士要多予以安慰和鼓励，增强患者的信心和勇气等；对于处于气愤和恼怒状态的患者，护士要保持冷静和应有的容忍度，耐心劝导患者，并以高尚的情操和精心的护理来感化患者。

2. 高度负责，满足需求　高度的责任心是做好心理护理的关键。人患病以后，都会有不同的心理需要。心理需要的满足与否，对于患者的诊治和康复至关重要。因此，在心理护理过程中，护士不仅仅要遵循护理常规、各种操作规程、医院的规章制度，而且还要能准确地、全面地了解每一位患者的心理特点，根据具体情况满足患者对护理的心理需求，帮助患者克服困难，战胜疾病。为此，护士要做到：①了解和满足患者的共性心理需要。护士应了解患者有尽快化验、检查、取药等需要，对候诊的患者进行门急诊布局、规章制度等的常规指导；了解住院患者有获得安全感的需要，防止差错事故和意外事故的发生，预防交叉感染，观察药物的副作用；了解患者有被认识与尊重的需要，认识并熟悉每一个患者，一视同仁地对待和尊重他们；了解患者有被接纳与友好相处的需要，将新入院的患者介绍给同病室的病友，并鼓励大家相互关照、建立友谊，使每个患者都感到温暖，情绪稳定。②了解和满足患者的个性心理需要。患者的个性心理需要因性别、年龄、收入、病种、病情等的不同而有差别，护士应深入了解，并有的放矢地满足患者的各种心理需要。对于老年患者，自尊心较强，护士应多体谅和关心，耐心诚恳地解释并回答各种问题；对于少儿患者，护士应态度和蔼、表情亲切、说话温和，经常抚摸和搂抱患儿，与患儿建立良好的感情；对于女性患者，护士在操作过程中，应维护她们的尊严，保护其隐私；对于收入少、经济负担重的患者，护士应与医生配合，尽量节约费用而又不影响疾病的诊治。

3. 以诚相待，取得信任　人与人之间真诚相待、相互信任是进行心理护理的基础和前提，患者信任护士，会把困扰自己的心理问题包括自己的秘密和隐私倾诉出来，这些秘密和隐私有时甚至连患者的配偶、父母都不知情。因此，护士应以高度的诚信感，严格为患者保守秘密和隐私，这本身也是患者的心理需要。但是，如果护士发现患者有伤害自己或他人的意图时，应该转告家人或他人，以对患者或他人的安全负责，对此，患者往往也是能够理解的。反之，护士不顾患者的感受，到处张扬或传播患者的秘密和隐私，将会失去患者对护士的信任，不但心理护理难以继续进行，而且要负道德甚至法律责任。

4. 忠于事业，热爱护理　护理事业是一门平凡而又伟大的事业，从事这个专业的护士应该有高度的事业心，热爱并忠诚于护理事业，具有高尚的道德情操，把自己的精力全部献给护理事业，一心扑在工作上，刻苦钻研护理科学。一个护士如果缺乏事业心，就会缺乏根本的护理道德，则无法胜任这一项工作。

第三节　门诊护理与急诊护理伦理道德

门诊是患者就诊治病的第一站，门诊护士承担着预检分诊、导诊、咨询的任务。急诊室是医院诊治急症患者的场所，急诊室的急诊和急救质量体现了医院的综合水平。这就要求护士不仅应具备扎实的专业技能，还应根据不同的护理特点，遵守相应的护理道德要求。

一、门诊护理道德

（一）门诊护理的特点

1. 组织管理任务繁重　门诊患者数量多，由于初诊患者不熟悉医院的环境和就诊程序，并且还有大量的陪诊人员、实习生和工作人员聚集在门诊，造成了门诊的拥挤、嘈杂。为了保证患者有序就诊，缩短候诊时间，得到及时的诊断和治疗，护士既要做好分诊、检诊、巡诊，还要指引患者去化验、功能检查、取药、注射和处置等。因此，相对于病房而言，门诊的管理工作任务繁重。

2. 预防院内感染难度大 门诊人流量大、场地拥挤、人员集中，传染病患者在就诊前难以及时鉴别和隔离，在就诊期间往往与健康人混杂在一起，极易造成交叉感染。门诊护士要认真做好消毒隔离，对传染病或疑似传染病患者，应分诊到隔离门诊，并做好疫情报告。由此可见，门诊预防医院感染的难度大。

3. 服务协作性强 门诊护理虽然也有治疗性工作，但大量的是服务性工作。做好患者的问询、挂号、候诊、接诊、诊治、记账、收费等工作，需要护士提供周到的服务。门诊的诊疗任务是由多科室、多专业医务人员共同承担的，如果处理不好，容易出现互相埋怨、互相推诿的情况，会造成患者到处奔波，影响诊治。因此，门诊护士要树立全局观念，加强团结协作。

4. 护患矛盾较多 门诊护理环境中，患者众多、人流量大，医护人员常面临高强度的工作压力。每位患者，带着对健康的担忧和对快速治疗的期待，可能会表现出焦虑和急躁的情绪，对医护人员的一举一动都极为敏感。例如，某患者因为持续的头痛来到医院门诊，由于等待时间过长，其情绪变得焦躁不安。当轮到他就诊时，如果护士以冷漠的态度处理，或是在安排就诊时显得不耐烦，这无疑会加剧患者的不满，甚至可能引发冲突。为了避免这种情况，护士需要展现出更高的专业素养和人文关怀。他们应该根据患者不同的情绪和需求，进行有效的心理疏导，提供热情、周到的服务。例如，护士可以通过简单的问候、耐心的倾听和鼓励的话语，来缓解患者的紧张情绪。

（二）门诊护理的道德要求

1. 热情服务，高度负责 门诊是患者就医旅程的起点，他们怀揣着缓解病痛的迫切希望。因此，医护人员应以热情洋溢的态度迎接患者，确保每一次交流都充满关怀与尊重。①温馨的问候：患者到来时，用温暖的问候迎接他们，让他们感受到被重视。②尊重的称呼：在交流中使用恰当的称呼，展现尊重。③耐心的倾听：对患者的提问耐心倾听，用清晰、友好的语言回答。④亲切的笑声：在适当的时候用笑声缓解紧张气氛，营造轻松的沟通环境。⑤详尽的解释：在进行医疗操作前，向患者清晰解释流程和预期感受，减少他们的顾虑。⑥及时的道歉：若操作中出现失误，及时诚恳地道歉，展现责任感。⑦周到的应答：操作结束后，继续关注患者，确保他们的问题得到解答。

护士的职责远不止于日常的护理操作，更需洞察患者的心理需求，提供人文关怀。对于年老、残疾等行动不便的患者，应主动提供帮助，缓解他们的紧张和恐惧。例如，在门诊高峰期，护士可以快速识别需要特别关注的个体，如为使用轮椅的患者提供优先服务，或为视力不佳的老年患者提供引导和支持。

门诊护士应具备强烈的工作责任感，预检护士需迅速有效地指导患者至合适的科室，优先考虑重症、年老、残疾患者的需求，确保他们及时得到诊治。在候诊期间，护士应主动安抚患者情绪，进行初步病情评估和必要的预检工作，如测量生命体征，为需要住院或特殊检查的患者提供指导。对于无人陪伴的年老体弱患者，护士应提供陪同服务，确保他们在检查或治疗过程中得到必要的支持。在消毒隔离方面，护士需敏锐识别传染病患者，及时引导他们至隔离门诊，并严格执行消毒程序，防止交叉感染。

2. 技术过硬，作风严谨 门诊护理工作的对象是病种、病情各异的患者，要求护士必须掌握扎实的医学理论、人文社会科学知识和娴熟的护理操作技能。门诊患者数量多、流量大，护士要详细登记患者的家庭地址及联系方式，严格执行查对制度和消毒隔离制度，严密观察患者治疗过程中的变化，不能轻易放过任何可疑病情。对于病情不稳定的患者，要让其留院观察直到确认安全，以防意外的发生。护理工作中的任何疏忽都可能铸成大错，如果患者已离开医院，造成的损失将难以挽回。

3. 尊重患者，团结协作 门诊护理工作是一个系统工程，护士不仅要处理好护患关系，尊重患者及家属，而且还要协调好医护关系、护护关系及与其他各部门关系。和谐的人际关系是做好护理工作的重要因素，也是护士个人成长不可缺少的外在条件。要不断加强人文知识方面的学习，对周围的人做到"以敬待人"，提高自己的人际交往能力。总之，一切从患者的生命健康出发，门诊各部门之间要创造一种团结友好的氛围，彼此相互信任，相互支持，不但可以提高工作效率，同时也可为患者提供一个良好的治疗环境。

4. 美化环境，积极宣教 优美、安静、标记清晰、便捷的就诊环境，可以使患者、医护人员产生一种舒适、愉快的心理效应，有利于提高工作效率和诊治效果，还可为患者就诊提供方便，避免四处奔波，浪费时间。在创造良好就诊环境的过程中，护士肩负着重要的责任，如门诊科室的合理安排，就诊秩序的维持，禁止随地吐痰、吸烟及大声喧哗等。门诊护士要充分利用患者候诊的时间开展健康教育，可采用口头、图片、黑板报、电视录像或赠送有关手册等不同形式进行卫生宣传教育。要根据不同对象和不同疾病有针对性地做好治疗和护理指导，对患者提出的问题耐心地给予解答。通过多种途径，传播卫生保健知识，提高全民自我保健的能力，养成健康行为，达到防止疾病发生的目的。

二、急诊护理伦理道德

（一）急诊护理的特点

1. 随机性大 急诊患者发病突然，因而就诊时间、人数、病种、病情危重程度等都难以预料，具有很大的随机性。随着社会的发展，各种突发事件的增多，短时间内可能有大批伤员到达并需要紧急的处置与抢救，工作量会骤然加大。因此，急诊护士必须常备不懈，包括思想上、业务上、急救设备和抢救药品的保障上，随时都能应付紧急情况下的急救需要。

2. 时间性强 急诊患者病情紧急、变化快，对许多神志不清、意识模糊或意识障碍的患者，既不能详细提供病史，又不允许按部就班地进行体格检查，需要立刻投入抢救。因此，急诊护理必须争分夺秒，尽量缩短从接诊到抢救的时间，挽救患者的生命。

3. 主动性强 急诊患者发病急，病情变化迅速，往往涉及多系统、多器官、多学科，要求急诊护士首先有准确的鉴别力，及时通知相关科室的医生进行诊治与抢救。在医生到来之前，护士除了严密观察病情变化，做好必要的抢救准备工作外，还应根据病情的需要，主动及时给予紧急处理，如吸氧、吸痰、测血压、人工呼吸、建立静脉输液通路、血型交叉检验、配血等，为医生诊断、治疗提供必要的帮助，赢得抢救成功先机。在医生到来之后，护士应机敏镇定地与医生密切配合，全力以赴，挽救患者生命。

（二）急诊护理的道德要求

1. 生命至上的急救意识 急诊患者多为遭受意外伤害或突然病情恶化，如果抢救不及时，方法不得当，可能会死亡或留下严重后遗症。因此，急诊护士要牢固树立"时间就是生命"的观念，时刻突出一个"急"字，尽量缩短从接诊到抢救的时间。当重症患者被送入急诊时，护士应立即在短时间内做出准确判断，并迅速投入抢救治疗中去。急诊护士平时要熟练掌握各种急救护理技术，建立各种突发事件的应急预案，如针对大规模伤亡、传染病暴发等突发事件的应急预案，提高抢救成功率。急救物品器材应时刻处于备用状态，如果管理不当，出现人工气囊漏气、电动洗胃机压力不足、吸引器负压不足等情况，容易酿成新的医疗纠纷。对待急诊患者，护士不仅要沉着、果断地进行处理，表现出良好的应急能力，还要做好患者家属的安慰工作。有时家属对医护人员的态度不够冷静，甚至提出一些不合理的要求，面对这种情况，护士要体谅患者的心情，做好解释工作并安排家属在候诊室休息。在病情允许的情况下，可简单地介绍急诊室情况，绝对不允许急诊护士在急诊抢救过程中闲谈说笑。

2. 高度负责的责任意识 急诊患者往往病情危重，有些抢救措施要冒一定的风险，承担一定的责任。在患者家属不在抢救现场的情况下，急诊护士要从患者利益出发，不失时机地妥善处理，如及时吸氧、洗胃、人工呼吸、胸外心脏按压、止血、输液、保留排泄物送化验等，并详细、准确地做好抢救记录；对因交通事故或打架斗殴可能导致法律纠纷的患者，要公正地反映病情；对待意识不清的患者，要有慎独的精神，提供耐心周到的服务。护士要重点防范急诊工作中的薄弱环节（如交接班、节假日、下半夜值班），加强责任心教育，做到工作制度化、操作规范化。

3. 尊重生命的人道主义精神 现代的护患关系已经逐步发展为"共同参与型"，护士必须具备与不同病情、不同类型患者沟通的能力。对急诊中的"三无患者"（无家属、无陪伴、无钱），护士要负责和协调就诊过程中的一切需要，实施特护或监护，直到找到家属；对于自杀、打架致伤的患者，要求像对待其他患者一样，以最佳的治疗护理方案进行救治，绝对不能歧视、怠慢、讽刺、挖苦，以体现人道主义的基本要求。自杀者的内心都有不同程度的创伤，在病情基本稳定以后，医护人员要用无微不至的关怀，使患者敞开心扉，并对其隐私予以保密，帮助其摆脱悲观厌世情绪，重新树立生活的信心。

4. 团结协作的互助精神 急诊患者的病情复杂多变，涉及多个系统、多个器官，经常需要多学科、多专业医务人员协同抢救。护士要具有较强的应变能力，既要迅速通知相关专家会诊，又要严密监护病情。优先抢救生命垂危的患者，提醒医生注意对危重患者的抢救。对细微病情变化要密切关注并详细记录，尽快通报医生。医护人员之间的默契配合可为抢救患者赢得宝贵的时机。因此，所有参加抢救的人员，包括医生、护士、麻醉师、其他医技人员都要团结协作，互相支持。

第四节 社区医疗保健与家庭病床护理道德

一、社区医疗保健护理道德

（一）社区医疗保健的特点

1. 群众性 社区医疗保健是以政府为主导的社会事业，人人都有权享有社区卫生保健，社区保健是维护居民健康的第一道防线，对居民、家庭、社会进行全程卫生服务。它是以居民群众为对象，居民充分参与、支持与合作为基础的，因而具有广泛的群众性。

2. 长期性 人类的卫生保健工作随着生命的延续而对每个人终身负责，这与在医院里就诊检查、住院和阶段性治疗是不一样的。人由出生到死亡的全过程都需要得到保健护理，社区保健服务可以对社区群众提供终身保健服务，旨在提高居民的身心素质，这就决定了社区医疗保健护理是一项长期的任务。

3. 预防性 社区医疗保健护理工作的重点是预防疾病，通过开展健康教育、预防接种、计划免疫、妇幼保健、爱国卫生和改善环境等，贯彻预防为主方针，提高社区居民的健康意识，改变其不良生活习惯，降低发病率，增强社区群体健康水平等，这些都体现了预防性的特点。

4. 经济性 社区保健的实践表明，门诊患者和住院的慢性病患者中多数可以在社区得到医治和护理，实现患者的合理分流转诊，可以为患者节省大量的医疗费用，是一种使社区群众就医方便，看得起病，吃得起药的良好保健机制，具有经济性的特点。

（二）社区医疗保健的护理道德要求

1. 热情服务，礼貌待人 社区居民对社区保健服务的认识和需求是多种多样的，受其年龄、性别、职业、健康状况和文化与道德修养水平等因素的影响。从事社区保健的护士，直接面向社区居民，应具备较高的道德修养水平，对待服务对象，无论其职位高低、经济贫富、仪表美丑、关系疏近，都应一视同仁，热情服务，礼貌待人。社区保健服务中，护士要充分尊重"人人享有卫生保健"的权利，全心全意地为社区群众服务，只有以尊重、理解、宽容、支持、合作的方式，才能更好地为社区个人、家庭、群体提供优质健康服务，帮助社区人群维护其人格尊严和健康利益，改善和提高生命质量与价值。

2. 钻研业务，精益求精 社区保健护理工作是一项综合性服务。护士所面对的服务对象不像在医院临床工作那样分科明确，这就要求护士在成为具备多学科理论知识和技能的"全科护士"的同时，还应具有保持终身学习、刻苦钻研、精益求精的道德素养。

3. 任劳任怨，真诚奉献 由于预防工作效益的滞后性，社区保健工作具有效益周期长、见效慢等特点，所以卫生保健工作很难被理解和得到支持，有时甚至会出现阻力。社区护士在保健护理工作中经常会遇到冷言冷语和不配合的情况，无论对方态度如何恶劣，都应热心服务，在做好解释和宣传工作的同时，任劳任怨，持之以恒，真诚奉献，注重细节。坚持"预防为主"的方针、"以人为本"的原则，不计名利，不图回报，爱岗敬业。开展社区保健护理工作还需要积极争取当地各部门的理解、支持与配合，积极倡导个人、家庭和社会人群的参与和合作，从而保证连续、优质的社区保健服务。

4. 恪守规章，强调慎独 社区保健护理要求因地制宜，简洁高效。但每项护理工作都有着具体而严格的操作规范。护士应严格要求自己，以科学、严谨的态度对待每一件事情，恪守操作规程和规章制度，强调慎独素质，杜绝差错事故，落实优质安全护理。例如，疫苗注射要及时正确，不漏无错；技术操作要严格遵守无菌技术操作原则；危重症患者及时转诊；暴发疫情时及时果断处理；卫生宣传教育要科学准确，生动活泼，注重实效；参与卫生监督、卫生执法任务要秉公执法，坚持原则，遵守纪律，不徇私情。

二、家庭病床护理伦理道德

（一）家庭病床护理的特点

1. 护理内容全面 家庭病床护理要根据患者的个别需求，提供综合、连续、专业的健康照护服务。与医院护理相比，家庭病床护理内容更为丰富，任务更为繁重。护士除做好必要的辅助治疗和基础性的技术护理工作外，还要善于根据病情与患者、家属谈心来深入了解患者，做好心理健康教育；协助患者家属改善环境，合理安排患者生活；向患者家属进行护理技术示教及卫生保健和康复知识宣传，提高家庭互助保健能力和自我护理能力，促进患者康复。

2. 护患关系密切 建立家庭病床，变患者"登门求医"为护士全心全意地"送医上门"服务，为建立互信合作的良好护患关系奠定了基础。由于是以患者家庭作为治疗护理的场所，使患者及其家属对护士倍感亲切，有利于发挥护士的主动性。又因患者病情较轻，适宜建立"指导合作"型或"共同参与"型的护患关系模式。因此，护患关系更加融洽、密切，有利于患者的早日康复。

3. 道德要求更高 家庭病床护理需要护士经常深入患者家庭开展综合性护理服务工作，一般情况下能够得到患者及家属的支持和配合。但是，服务对象因年龄、病情、文化程度、道德水平的不同而对护理工作的认识不同，因而可能会出现态度冷漠、语言生硬、缺乏礼貌，甚至不认真配合的情况。例如，残疾人对恢复健康丧失信心，冷漠、被动地接受护理；个别思想水平较低的人因瞧不起护士而缺乏礼貌，随意使唤；有的患者家庭关系复杂，家属不认真配合治疗等。家庭病床护理工作中的困难和特点，对护士提出了更高的道德要求，必须有强烈的事业心、责任感和不怕困难的坚强意志，这是做好家庭病床护理工作重要的思想基础和根本保证。

4. 利于心理护理　疾病和伤残不仅会引起家庭生活、经济、社会和人际关系的改变，还会引发患者的心理问题。家庭病床的开展有助于护士了解患者及其家属的心理活动和心理需要，患者的心理问题也易于向护士倾诉，从而为做好心理护理提供条件。护士可以对患者进行有针对性的心理护理，使患者在舒适的家庭治疗环境中倍加感受到温暖，以最佳的心理状态接受治疗和护理。

（二）家庭病床护理的道德要求

1. 患者第一，及时准确　维护患者的健康利益是护理工作的出发点，也是落脚点，护士在工作中要始终贯彻"患者第一"原则，把患者的利益放在首位，及时、准确地为患者提供护理服务。家庭病床患者因其社会地位、文化程度、职业、风俗习惯、宗教信仰、居住条件、距离远近、交通状况等差别，加上家庭病床的患者地处分散，造成管理不方便，护士不能因为这些差别而在服务程度上有所取舍，应尊重患者的人格和权利，一视同仁地热情服务。护士在上门服务时，即使居住较远的患者也要风雨无阻、遵守时间、恪守诺言，不得以任何理由延误治疗和护理，给患者造成不应有的痛苦。

2. 严格自律，优质服务　家庭病床独特的护理方式，增加了护士独立处理问题的机会。在这种情况下，对护士的道德要求应更高。在任何时候、任何情况下都要忠于职守，纪律严明，秉公办事，热忱服务，尤其要加强自我约束。在护理工作中不仅要求技术过硬，也要自觉遵守各项规章制度和操作规程，努力达到"慎独"境界，在进行医疗活动中，注意运用保护性语言，少说与医疗活动无关的话，不做与医疗活动无关的事，对自己的行为负责。同时，要认真回答患者及家属提出的问题，耐心做好解释沟通，注意语言修养，通俗易懂，真诚亲切。

3. 尊重信仰，慎言守密　护士在提供家庭护理服务时，必须尊重患者的宗教信仰和文化习俗，避免发表任何可能被视为不尊重或冒犯的言论。在与患者及家属的交流中，护士应使用清晰、准确、易于理解的语言，确保信息传达的有效性，同时避免因言语不慎引起的误解或冲突。护士应严格遵守医疗保密原则，对于患者的个人隐私信息，包括家庭成员关系、经济状况、个人生活细节等，都应予以保护，不得泄露或不当讨论。护士在与患者及其家属的互动中，应保持专业边界，避免涉及与患者治疗无关的私人话题，确保护理服务的专业性和尊重性。在面对可能涉及患者信仰和隐私的决策时，护士应审慎考虑伦理原则，确保决策过程符合伦理标准和法律规定。

4. 互相尊重，团结协作　家庭病床涉及病种繁杂，病情复杂多变，为达到使患者尽快康复的目的，需要各科室医务人员相互尊重，密切配合，各环节的工作协调一致。家庭病床设在患者家中，护士应尊重患者的人格，热情服务，礼貌待人；还要加强与患者家属的沟通，取得理解和支持，并及时传递患者的相关有效信息，使家属能密切配合工作，促进患者早日康复。

第五节　特殊护理道德

一、妇产科的护理道德

（一）妇产科护理的特点

1. 服务对象特殊　妇产科护理的服务对象既要面向患者（妇女、孕妇、产妇或母亲），又要兼顾到现在或将来对胎儿、新生儿的影响，注射和药物等不但要考虑对母亲的治疗作用和副作用，而且还要考虑到对胎儿和婴儿的利害关系。此外，由于服务对象的年龄跨度大，处于不同年龄阶段的女性，其身心特点各有不同，护士需要有针对性地加以照护。

2. 服务对象心理特殊　妇产科患者，因内分泌变化的影响，加之疾病、妊娠、手术等，会出现一些特殊的心理变化，往往不易全面述说病史。与男性相比，女性的情感世界常常更加复杂、更加细腻，也更为敏感。生殖系统的疾病容易给女性带来较大的心理压力，她们可能羞于就诊、困扰于治疗方案、纠结于疗效，担心疾病对生育和女性特征的影响，因此需要护士更多地理解患者的感受，设身处地为患者考虑问题，提供有效的心理支持。

3. 护理责任重大　妇产科护理质量不仅关系到广大妇女的身心健康，而且影响到子孙后代的繁衍、健康和成长。孕期健康护理质量差，轻则可能导致孕妇生病、胎儿发育不良，重则可能导致胎儿智力低下甚至发生畸形，这不仅不能给家庭带来幸福、欢乐，反而会给家庭、社会带来负担。在妊娠和分娩过程中，医务人员工作失误可能导致突然发生严重意外，危及产妇和婴儿的生命。因此，妇产科护理人员的责任异常重大，直接关系到国家、民族、社会和家庭的利益。

4. 护理涉及面广　妇产科工作不但要为患病妇女服务，也要为正常的健康妇女服务；其护理活动不仅关系到妇女性器官的有关生理和病理变化，以及妊娠全过程的各种生理、病理变化，也涉及服务对象的婚姻、生育、家庭等问题，还涉及保护妇女权益、优生优育、人流堕胎、性别鉴定、生命质量等许多社会问题，有的甚至会涉及国家法律和有关政策。因此，妇产科护理社会性强，涉及面广，影响大。

5. 护理技术要求高　由于妇产科工作常涉及两代人的生命、健康，关系到千家万户的幸福、欢乐，影响到国家和民族的兴旺、发达，所以，国家、群众、患者及其家属对妇产科医务人员的技术要求高，希望他们为患者及时确诊，妥善治疗，科学护理，使患者早日痊愈。同时，要求手术要损伤小、痛苦少、不留后遗症，而且尽量保持性功能和生育功能的完整。

（二）妇产科护理的道德要求

1. 尊重患者，维护利益　无论妇产科患者的病情及致病原因如何，护士均要尊重患者，一视同仁，用高度的同情心和责任感关心照顾患者。切忌歧视某些妇产科特殊疾病的患者，如性病患者、未婚先孕女性等，不能训斥、指责、挖苦、讥讽及使用伤害性语言，以免对患者造成心理伤害。做妇科和产科检查时，务必做到态度严肃、行为端庄，应严格执行无菌技术操作原则。为患者做检查时，未征得本人同意，不允许无关人员在场。

2. 同情体贴，保护隐私　妇产科疾病多发生在生殖系统，由于发病部位的特殊性，医护人员必须对其病史、病情及个人隐私在不危害他人利益的前提下予以保密，尊重患者的隐私权，切忌在患者背后窃窃私语，将患者的病情作为茶余饭后的话题。护士在护理操作中，要注意遮盖患者的乳房、腹部、会阴部、臀部等隐私部位，利用围帘进行遮挡或在专门的检查、治疗室进行。男性医生为女性患者做检查时应有女性护士在场。

3. 充分了解，悉心疏导　由于妇产科疾病的特殊性，患者往往面临着较其他科室患者更大的精神压力和心理压力，如害羞、压抑、恐惧等心理。另外，由于某些妇科疾病需要接受手术治疗，甚至切除相应的女性器官，患者也会对此产生自卑、抑郁、失落等心理。因此，妇产科护士应充分了解患者可能存在的心理问题，体谅、理解患者，向患者及家属耐心地解释接受治疗的必要性，切忌言语粗鲁、态度生硬。对于需要手术的患者，应讲解手术治疗的必要性及术后对患者机体功能的影响等，使患者和家属能更科学地认识治疗的效果，从而减轻其不良的心理情绪，更好地配合治疗和护理。

4. 作风严谨，坚持原则　在孕期保健与相关政策矛盾时，应协调好个人利益与国家利益之间的关系，应以国家和民族的利益为重。另外，妇产科用药要特别谨慎，对于孕期、哺乳期妇女，严禁使用对胎儿、婴儿有不良反应的药物，应以患者以及他人的健康为前提。

二、儿科的护理道德

（一）儿科护理的特点

1. 护理对象的特殊性

（1）免疫力低，患病表现不同于成人　儿童免疫系统发育不成熟，防御能力差，易发生感染。当儿童患感染性疾病时，常起病急、来势凶，容易并发败血症。新生儿在患严重感染时往往缺乏典型的临床表现，难以及时发现，例如各种反应低下，包括体温不升、嗜睡、拒食、表情呆滞等。

（2）病情表达不及成人准确　年幼儿童的语言表达能力有限，无法准确表达有关的症状以及病情发展的过程，尤其是婴幼儿常以哭闹的形式表达不适；有的儿童由于对疾病的认识不足，担心打针吃药，可能故意隐瞒病情；但也有儿童可能因为希望通过患病获利，从而夸大甚至假报病情。病情表达不准确可能会影响诊疗护理工作。

（3）心理发育不成熟　儿童适应及满足需要的能力较差，依赖性强，合作性差。患病及就医过程可能会引发儿童的各种心理反应。有的儿童可能会因为疾病的痛苦而导致退行性依赖；有的儿童会因为治疗过程痛苦而哭泣，甚至抵触各种治疗护理措施；有的儿童可能会将疾病和痛苦误认为是对自身不良行为的惩罚；有的儿童会出现对身体损伤的担心以及死亡焦虑；住院儿童会因为离开了熟悉的家庭及学校环境而产生分离性焦虑。儿童通过模仿来学习，在病房中，护士的行动和言语常常成为患病儿童的观察重点和学习的榜样。

（4）自我保护能力弱　儿童被当作弱势群体的原因之一在于缺乏自我保护能力，他们无法识别危险情境。因为好奇心强、好动多动等原因，可能会在诊疗过程中受到意外伤害，例如坠床，锐器伤、误食消毒液等；婴幼儿即使遇到危险也无法主动避险，例如新生儿的耳朵被老鼠咬伤、暖箱断电导致新生儿死亡以及洗澡水温过高导致婴儿大面积烫伤等事件均有报道。

2. 护理工作的复杂性　儿童是家庭的重点关注对象，儿科护理质量直接关系到儿童的健康以及家庭的幸福。14 岁及以下的儿童均在儿科就诊，病种多样，需要儿科护士掌握各系统疾病的护理知识和技能；儿科患者不能及时准确表达病情变化等特点决定了护理工作需要更加严谨，注意观察病情的变化，及时配合医生开展诊疗工作，提供安全有效的护理措施，防止并发症和后遗症的发生，促进患儿的康复。

3. 护患关系的多重性　在护理工作中充分考虑到儿童的心理特点，与患儿建立良好的关系会起到事半功倍的效果。例如在体格检查时，遇到不合作的患儿，要善于转移注意力，而不是拘泥于常规的检查体位和顺序。当父母无法陪伴患儿时，护士更要肩负起陪伴者和教育者的责任，成为患儿的好朋友和好老师。儿科护士与患儿家长的关系是儿科护患关系中的重要组成部分。一名患儿可能由多名家长陪伴就诊，家长往往心情焦虑，对治疗护理效果有较高期待，容易出现不满情绪。值得注意的是，护士与患儿家属的关系不仅会影响到治疗护理措施的顺利实施，还可能改变患儿对护士的态度。

（二）儿科护理的道德要求

1. 耐心体贴，关爱患儿　关怀和爱护孩子是我国的传统美德之一。作为儿科护士更应该爱护患儿，关心体贴患儿。患儿离开熟悉的家庭环境来到陌生的医疗环境，面对陌生的医护人员，其表现各不相同，有的恐惧哭闹，有的沉默不语，有的不吃不喝，有的任性而顽皮。儿科护士要像孩子父母一样关心其心理状态和兴趣爱好，从而增加其安全感。对于学龄期儿童，要考虑其学习需求，尽量满足他们的愿望；对年龄较大的患儿，要多关心、体贴，取得其信任，也为诊治创造有利条件；对于有缺陷的患儿要尊重他们，平等相待，避免伤害其自尊心。

2. 细致观察，慎重行事　儿科患者发病急，病情变化快，要求护士细心看、仔细听，善于在细微变化中观察并发现问题。如年龄较小的患儿不会诉说病情，护士应细致地观察病情的变化，包括患儿的精神状态、生命体征、吸吮、大小便的变化及哭声等，以便及时发现病情变化的征兆，同时做出分析、判断，及时报告医生并配合处理。在对患儿进行管腔器官器械检查、治疗时，要谨慎细致，动作准确、轻柔，稍有不慎或用力过大，会误伤组织、器官，甚至发生医疗事故。由此可见，儿科护士要对病情进行严密观察，不放过每一个微小变化，丝毫不能存有侥幸心理，这是儿科护士必须具备的责任感。由于儿科患者的语言表达能力、理解能力等随年龄的不同而有很大的差异，护士要随时观察患儿的情绪变化、表情反应等。

3. 作风严谨，认真负责 儿科护士应本着对患儿及整个家庭负责的态度，密切关注患儿对治疗的反应，特别要注意药物的不良反应。如长时间使用链霉素的患儿可导致听神经损害，从而引起永久性耳聋；过量使用氯霉素可引起再生障碍性贫血等。儿科护士是患儿和家庭沟通的桥梁，有责任为促进儿童的健康发育向其家庭提供相关的健康保健知识。

三、老年保健的护理道德

（一）老年保健护理的特点

1. 护理工作量大 老年人患慢性病较多，如高血压、冠心病和糖尿病等，有的同时患有多种疾病。疾病所致的疼痛和不适，治疗的痛苦和麻烦，长年累月的休养生活，往往使一些老年慢性病患者消极沮丧、丧失信心，对自己的价值产生怀疑，甚至不相信疾病会好转，也不积极主动配合治疗护理，表现为依从性差。如拒绝执行治疗方案，不按时按量服药，消极等待最后的归宿；有的患者焦躁不安，易发脾气；有的患者埋怨护士未尽心尽责，责怪家人不悉心照料；还有的患者将患病习惯化，按时打针吃药休息，心安理得地接受他人照顾，缺乏恢复正常生活的心理和思想准备。

2. 护理难度大 老年人群中的常见病，诸如心脑血管疾病、恶性肿瘤等，病情多危重，对护理工作要求较高。老年患者因各器官功能衰退，行动不便，反应迟钝，自理能力差，大多生活上需要他人协助或完全需要他人照顾。另外，老年患者大多对医院的人、事、物缺乏信赖和安全感，往往在接受手术和药物治疗、生活护理时会提出各种质疑和要求。这在很大程度上增加了护理工作的难度。

3. 心理护理要求高 老年患者大多表现为精神过度紧张，一方面由于疾病造成的痛苦或意识到自己的疾病预后不良；另一方面是对环境的恐惧紧张、抑郁、焦虑，往往向护士探问自己的病因、病情进展以及治疗用药、手术的安全性，有的反复地询问疾病过程中出现的一些微小异常表现，非常关注预后情况，希望获得高质量的医护服务，早日康复。有的患者认为自己阅历多，对自己所患的疾病有一定的了解，怀疑诊断的正确性，向护士提出各种质疑。有的老年患者表现为悲观失望，无生存下去的信心，又怕死亡过早来临，反复交代后事，渴望护士给予足够的关注；或是沉默不语，对周围一切人，包括家属和医护人员厌烦，甚至敌视。这类患者大多不配合治疗，有的甚至拒绝服药打针。

（二）老年保健护理的道德要求

1. 及时周到提供护理 高度的责任心、爱心及奉献精神是护理老年患者应具备的素质。由于老年慢性病患者疗程长，易反复发作，要求护士应始终以高度的责任心及爱心予以悉心护理，多接近患者，多询问、多安慰和多鼓励；耐心细致地为患者调理生活，使患者安心住院治疗。同时，由于老年患者的临床症状和体征往往不太典型，不利于早期诊断、及时治疗以及正确护理，这就要求护士在护理老年患者的过程中必须细心观察，及时准确地发现患者的病情变化，积极采取治疗、护理措施，防止差错事故的发生。

2. 尊重和理解老年患者 老年患者一方面较一般患者自理能力低，需要多方面的关照和支持性服务；另一方面自尊心较强，对医护服务质量的期望值较高。如有的患者经常会对护理工作提出意见，甚至责难，因此要求护士虚心诚恳地听取患者的意见，谦逊和蔼地同他们交谈，使患者感到温暖和愉悦；对于患者提出的合理建议和正确意见，应该积极对待。老年患者因身心方面的原因，对自己病史、症状、治疗效果等表述不清楚，护士要予以理解。有些老年患者由于对医学知识缺乏，或听不懂普通话，在医护人员与其沟通交流时，有时不容易理解问题和解释；有的老年患者因失语、失聪，增加了护患之间的沟通难度。护士要有耐心向患者解释，尽量使用通俗易懂的语言，避免使用专业性术语，必要时使用形象的手势动作，以帮助老年患者理解护士的意图，或通过患者的亲属转述，对识字者也可以采用文字交流，以增强沟通效果。

3. 重视和加强心理护理 伤感、孤僻、抑郁、易激动、无力感是老年患者的情绪特点。老年患者的性格特征表现为主观急躁、猜疑保守、自卑和以自我为中心。这种心智的变化不仅与躯体的变化有关，而且与生活环境、教育程度、社会地位有关。如有的老年患者不讲道理，无故吵闹；有的老年患者常因一件小事被激怒，护士为其舒适和健康所做的工作，反而遭到抵触。这就要求护士遇事要冷静处理，并给予极大的同情和理解，同时争取患者家属的配合，共同做好工作。有的老年患者对疾病转归失去信心，严重者悲观失望；有的患者因久病而行为退化，表现为一切依赖护士照顾，甚至连能自理的日常生活起居也依靠护士完成。对待这些患者，护士要耐心疏导，充分调动患者主观能动性，防止消极心境的产生。

四、传染病科的护理道德

（一）传染病科护理的特点

1. 消毒隔离要求严 传染病房是集中收治各种传染病患者的场所，每一个患者都是传染源。为了控制传染源，切断传播途径，保护易感人群，控制传染病的传播和防止交叉感染，建立一套完善的程序和严格的消毒隔离制度是重要保障。如护理疑似病例时穿隔离衣，在进入病房前戴好口罩、帽子，接触患者血液、体液时戴手套，护理操作中防止被针头刺伤等。对于不同传播途径的传染病应限制探视，采取相应的隔离方式，如对伤寒、痢疾等传染病实行消化道隔离；对麻疹、猩红热等传染病实行呼吸道隔离；对传染病患者接触过的物品、器械、注射器等需彻底消毒；对于出院、死亡者，要进行严格的终末消毒。通过采取上述措施，将大大减少疾病传播机会，与普通病房的管理相比，工作难度就会较大。

2. 心理护理任务重 传染病患者的心理情况复杂多变，常见的心理问题有：担心自己的疾病传染给亲人而产生罪恶感；担心别人看不起自己而产生自卑感；担心别人不愿和自己接触而产生失落感；隔离治疗又使传染病患者的生活方式及环境发生改变，并由此产生限制感和孤独感。急性传染病发病急骤，患者缺乏思想准备，情绪易受病情变化影响而出现波动；慢性传染病患者因恢复较慢而出现悲观失望，加之社会上对传染病的偏见，更加重了精神负担。

3. 社会责任重大 在传染病护理过程中，护士不仅要对患者负责，而且要对自己、他人和整个社会人群负责。对于传染病患者要做到"早发现、早诊断、早隔离"，以提高全民的预防疾病和卫生保健意识。传染病护理工作要求护士必须严格执行各项规章制度，及时上报疫情，严格控制传染源，防止造成大面积的院内感染和严重的社会后果。护士要利用各种时机和形式，向社会大众开展传染病的预防保健教育，通过健康宣教、预防检测及综合治理，降低艾滋病和性病的发病率。由此可见，社会责任大是传染科护理的显著特点。

（二）传染病科护理的道德要求

1. 爱岗敬业，勇于奉献 护士护理传染病患者过程中，不可避免地要接触具有传染性的分泌物、呕吐物、排泄物等，尽管有较完备的防护和消毒隔离措施，但医护人员被感染的危险性仍较高。因此，护士要乐于奉献，爱岗敬业，严格执行消毒隔离制度，注意自身防护，避免交叉感染。在曾发生的疫情期间，许多护士不顾个人安危，全身心地投入抗疫工作中，甚至献出了自己宝贵的生命，用实际行动诠释了南丁格尔的奉献精神。

2. 尊重患者，加强疏导 与其他科室的患者相比，传染科患者的心理压力较大，心理需求也较多，护士应设身处地地为患者着想，同情、关心和理解他们，尊重他们的人格，尽量满足他们的心理需求。通过有针对性地进行心理疏导，向患者讲述有关传染病的知识、传播方式、预防措施，以及隔离的目的、意义和注意事项，使他们能够科学地认识传染病，主动配合治疗。

3. 预防为主，服务社会 控制传染病要坚持"预防为主"的方针，做好对患者、家属和整个社会防治传染病的知识宣传和健康教育，使他们积极地投身于预防保健和预防接种的工作中。加强对传染病患者的管理，执行各项规章制度，全方位做好消毒、灭菌、隔离工作，加强儿童的计划免疫，向群众宣传艾滋病的传播方式及预防控制方法等。在传染病的防治工作中，医护人员既有治疗患者的义务，又有控制传染源、切断传播途径和保护易感人群的责任。

五、精神科的护理道德

（一）精神科护理的特点

1. 患者配合的困难性 精神科患者自制力差，不能像其他科室的患者那样叙述身体不适，患者的有关信息和资料基本来源于家属或其他人员，这就给病情观察带来一定困难。在为患者进行治疗护理时，由于其缺乏自知力和自制力，常常是在看管甚至强迫下进行。患者不合作的行为给各种护理技术操作带来一定难度。

2. 病房管理的复杂性 精神病患者发病时，其思想、感情和行为常常超出社会一般人的行为规范，对自己的行为缺乏自控能力，生活不能自理，易出现伤人、自伤、毁物等行为，甚至殴打医务人员，影响病区正常秩序，给病区管理增加了难度。

（二）精神科护理的道德要求

1. 尊重患者，保护隐私 精神病患者由于精神创伤，失去正常思维，需要人们的同情和关注。1977 年第六届世界精神病学大会上一致通过的《夏威夷宣言》中指出："把精神错乱的人作为一个人来尊重，是我们崇高的道德责任和医疗义务。"精神科的护士要尊重精神病患者，在任何场合不能有任何歧视、耻笑行为。当遭遇患者因疾病发作而情绪冲动时，应忍让克制，对其正当要求要尽力予以满足，要保护患者的一切正当权益不受侵犯。患者的隐私严加保密，不可作为谈话的笑料。不允许无关人员翻阅患者病历，对于患者的病史、病情、预后等，护士要为其保密。精神病患者同样受到法律的保护，不允许对患者进行任何的人身侵犯。

2. 坚持原则，恪守慎独 无论在什么情况下都要自觉、严格、准确地完成护理工作。那种认为精神病患者"糊涂"，少做一点也没有关系的做法，是缺乏道德责任的表现。在护理精神病患者服药的过程中，一些精神病患者由于精神失控，可能出现拒服、扔药、抢药、藏药等行为，决不允许利用患者价值观念上的倒错，图谋不轨。同时，不可在患者冲动时或极端不配合治疗时，马虎从事，得过且过。

3. 适时约束，确保安全 精神病患者对自己的行为缺乏自知和自制能力，不能判断自己行为所产生的善或恶的后果。因此，为避免患者危害社会、他人以及伤害自己的行为发生，必要时护士可以采取强迫治疗或行为控制等措施约束患者，这是合理和合乎伦理要求的。但是，如果医护人员将强迫治疗或约束患者当作报复、恐吓、威胁患者的手段，则是极不人道的行为。

目标检测

答案解析

一、最佳选择题

1. 不属于基础护理特点的是（ ）

  A. 周期性   B. 整体性

  C. 科学性   D. 单一性

2. 心理护理是护理事业的重要组成部分。由于心理护理的艰巨性，心理护理对护理人员的道德要求也较高。下列不属于心理护理道德要求的是（ ）

  A. 对患者高度同情   B. 对患者高度负责

  C. 忽略患者个性需求   D. 信任患者

3. 不符合妇产科护理道德要求的是（ ）

  A. 接生时尽量保护会阴完整

  B. 手术时配合熟练，术后严格查对器械，按规范严格操作

  C. 了解并评价患者的个人经历

  D. 做好妇女和孕产妇保健，保障母婴安全

4. 关于儿科护理道德要求不正确的是（ ）

  A. 关爱患儿，富有爱心

  B. 作风严谨，认真负责

  C. 细致观察，慎重行事

  D. 理解患者，加强沟通

5. 关于精神科护理道德要求不正确的是（ ）

  A. 任劳任怨，乐于奉献

  B. 尊重患者，保护隐私

  C. 适时约束，确保安全

  D. 坚持原则，恪守慎独

二、思考题

1. 急诊护理工作特点有哪些？急诊护理工作中应遵循哪些道德要求？

2. 试述传染科护理道德要求的主要内容。

书网融合……

重点小结

习题

第四章 医技工作中的伦理道德

PPT

学习目标

知识目标：通过本章的学习，掌握医技工作的职责和伦理要求，医疗人员的职业行为规范，医德规范的基本原则；熟悉医疗技术的最新进展和动态；了解新技术、新方法的应用和推广情况，医疗行业的法律法规和伦理委员会的职责，并明确医疗人员的法律责任和义务。

能力目标：能运用疗人员的职业行为规范，包括诊疗、护理、检验、影像等方面的规范要求处理医疗活动中的具体问题。

素质目标：掌握医技人员与临床医生、护士、患者及其家属的沟通和协作技巧，提高团队协作能力。

情境导入

情境：患者，男，因长期咳嗽、胸痛到医院就诊，医生怀疑其患有肺癌，需要行影像学检查。放射科医生为其进行胸部X光检查后，发现其肺部有一块阴影，但无法确定是否为肿瘤。为了进一步确诊，医生建议进行CT检查。在征得患者同意后，CT检查显示肺部存在占位性病变，高度怀疑为恶性肿瘤。医生将检查结果告知患者，并建议进行穿刺活检以明确诊断。然而，在穿刺活检过程中，患者出现了严重的并发症，幸亏抢救及时，病情得以控制。

思考：1. 在这个案例中，医技人员是否存在伦理道德问题？为什么？

2. 医技人员应该如何处理类似的高风险检查？

3. 医技人员如何平衡诊断准确性与患者安全性之间的关系？

4. 对于可能出现严重并发症的高风险检查，医技人员应该如何告知患者并获得其知情同意？

5. 如果在检查过程中出现意外情况，医技人员应该如何应对？

医技工作中的伦理道德是指在医技工作中应遵循的道德规范和行为准则，它们是确保医技工作质量和安全的重要保障。医技人员在进行医技工作时，应当始终关注患者的权益和需求，遵守医疗操作规程和技术规范，维护患者的尊严和隐私，确保检查结果的准确性和可靠性，为临床医生提供可靠的诊断依据。同时，医技人员需要严格遵守医德规范和法律法规，不收受患者及其家属的红包、回扣等不正当利益，确保自己的行为合法合规。除此之外，医技人员还需要不断提升自身的专业素养和技能水平，关注医疗技术的最新进展和动态，加强团队协作与沟通，为患者提供更加优质、安全、高效的医疗服务。总而言之，医技工作中的伦理道德要求医技人员具备高度的责任心、良好的职业素养、精湛的专业技能以及与团队的良好沟通和协作能力。

第一节 医技工作的道德特点与原则

一、概述

医技工作的道德原则是指在医学实践中，医技工作者应遵循的一系列道德规范和行为准则。随着我国医疗卫生事业的不断发展，医技工作者的职业素养和道德水平也在不断提高。大多数医技工作者能够秉持医学伦理的基本原则，全心全意为患者服务，注重患者的需求和利益，尽力减轻患者的痛苦和负担。同时，国家也不断加强医疗卫生领域的法律法规建设，规范医技工作者的行为，保障患者的权益。然而，挑战也同样存在。一方面，在市场经济环境下，一些医技工作者可能会受到经济利益的诱惑，出现违背医学伦理的行为，如过度检查、过度治疗等，损害患者的利益。另一方面，医患关系紧张、医疗纠纷增多等问题也对医技工作者的职业道德提出了更高的要求。针对这些现状，我国正在积极采取措施加强医技工作者的职业道德建设。例如，加强医学伦理教育，提高医技工作者的职业素养和道德水平；加强医疗卫生领域的监管，规范医技工作者的行为；加强医患沟通，缓解医患关系紧张等。

从原始社会的晚期到奴隶社会的中期，由于生产力水平低下，人们对疾病和健康的本质认识尚不清楚，因此用神灵来解释疾病的发生和治疗，形成了巫医合流的局面。然而，这一时期也有些先进者力图用自然的方式研究和解释健康与疾病问题，并尝试用比较科学的方法治疗疾病。我国古代有"神农尝百草""伏羲制九针"等记载，反映了医者为了拯救生命而自我牺牲的精神，同时也体现了医者对生命的尊重和敬畏。从殷周、春秋战国至西汉时期。这一时期的医德思想已基本形成体系，其标志是现存最早的医学典籍《黄帝内经》。该书不仅标志着中国医学体系的确立，而且已经把尊重人的生命价值作为医学的基本原则。这个时期产生和形成的医德思想，既继承了远古时期医生为患者谋利益的传统，又丰富和扩大了医生义务论的内容，为我国医德的完善奠定了基础。在魏晋南北朝时期，医学道德在其特定社会背景下表现出新的特点。这一时期的医德既有受时代主流社会意识的影响，崇尚服石、炼丹、成仙飞天的一面，又有受传统医学人道主义影响，面对战乱、疾疫横行，而立志于医、济世济人的一面。此外，官方医德实践也得到了发展，包括中央医官设置更加细化、中央重视官颁医书、官办医学教育起步等。医技工作的道德历史发展是一个不断演变和完善的过程，它随着社会的发展和医学的进步而不断发展。在历史的长河中，医者的道德品质和伦理观念一直是他们行医过程中的重要遵循，这些品质和观念也为现代医学伦理学的发展奠定了基础。

医技工作的道德基本原则包括以下方面。

1. 尊重自主原则　医患双方应尊重对方的人格尊严，强调医务人员在诊疗、护理实践中，对患者的人格尊严及其自主性的尊重。主要表现为医师尊重患者的自主性，保证患者自主、理性的选择诊疗方案。

2. 不伤害原则　医务人员在诊治、护理过程中避免患者受到不应有伤害的伦理原则，是医学伦理的基本原则。由于医疗伤害是职业性伤害，带有一定的必然性，所以不伤害原则并不是绝对的。

3. 有利原则　指把有利于患者健康放在第一位并切实为患者谋利益的伦理原则。医疗实践中，通常所说的有利原则是指医务人员的诊疗、护理行为对患者有利，既能减轻痛苦，又能促进健康，是狭义的有利原则。广义的有利原则是指医务人员的诊疗、护理行为不仅对患者有利，而且有利于医学事业和医学科学的发展，有利于促进人群、人类的健康和福利。

4. 公正原则　是指在医学服务中公平、正直地对待每一位患者的原则，包括形式公平和内容公平。

5. 全心全意为人民服务的原则　医技工作者应以真诚态度、热忱心情、慈爱情怀向患者传递爱心，给予患者温暖的抚慰，同理心的关怀，以期为患者提供最佳的医疗服务。

6. 悲悯与人性化的原则　医技工作者应敬畏生命，以悲悯之心给予患者恰当的关怀与照顾。

7. 患者至上　医技工作者不得因患者年龄、性别、婚姻状况、政治关系、种族、宗教信仰、国籍、出身、身体或精神状况、性取向或经济地位等原因拒绝收治或歧视患者。

8. 保密原则　医技工作者应对患者的隐私和病情保密，不泄露患者的个人信息和病情状况。

9. 诚实守信 医技工作者应诚实守信，不可虚假宣传、误导患者，而应以患者可以理解的语言或方式与之进行交流，并尽可能回答患者提出的问题。

10. 维护职业荣耀与尊严 医技工作者应维护职业荣耀与尊严，保持良好执业状态。

医技工作是运用专门诊治技术和设备，协同临床各科诊治疾病的医疗技术人员去完成的，它包括影像、检验、病理、药剂、核医学、康复、营养、消毒供应等科室的医技人员。随着科技的不断发展，我国医技工作在技术水平方面有了显著提升。新的医疗设备和技术不断涌现，为疾病的诊断和治疗提供了更准确、高效的手段，影像学技术、病理学技术、检验医学技术等都在不断进步，为临床医生提供了更多的诊断依据。数字化技术在医技领域的应用日益广泛，电子病历、远程诊断等数字化解决方案的使用，大大提高了医疗效率和服务质量。同时，大数据和人工智能等技术的应用，也使得医技工作更加智能化、精准化。近年来，基层医疗机构的技术水平和服务能力逐渐提升，使得基层患者能够得到更加便捷、高效的医疗服务。随着全球化的发展，我国医技工作也在不断加强与国际的合作与交流。通过引进国外先进的技术和设备，以及派遣人员赴国外学习交流，我国的医技工作逐渐与国际接轨，提高了自身的国际竞争力。我国政府对医技工作给予了大力支持，出台了一系列政策措施，鼓励技术创新、人才培养和国际合作。同时，还加大了对基层医疗机构的投入，提升了基层医疗服务水平。

医技工作具有较强的专业性。医技科室的工作人员通常经过专业培训，具备丰富的专业知识和技能。他们需要熟练掌握各种检测和诊断技术，能够为临床医生提供准确可靠的依据。同时，医技科室的设备和技术也在不断更新和升级，要求医技人员不断学习新技术、新方法，以保持专业水平。医技工作具有广泛的覆盖面。医技科室的服务范围非常广泛，涵盖了医院的各个科室和领域。无论是临床医生还是患者，都需要医技科室的支持和协助。例如，检验科、影像科、病理科等医技科室提供的检测和诊断结果，是临床医生制定治疗方案的重要依据。

二、医技工作的特点

1. 科室的专业性与服务的广泛性 医技科室通常指医院中提供技术支持和辅助诊断的科室，如检验科、影像科、病理科、药剂科等。这些科室通常由专业的技术人员组成，拥有先进的仪器设备和专业技术，为临床诊断和治疗提供重要支持。医技科室的专业性主要体现在以下几个方面。

（1）**技术专业性** 医技科室的技术人员通常需要经过长时间的专业培训和实践，掌握相关技术和操作技能，能够为临床提供准确、可靠的检测和诊断结果。

（2）**专业的仪器设备** 医技科室通常配备有先进的仪器设备，这些设备具有高度的专业性和技术含量，能够进行高精度、高效率的检测和诊断。

（3）**专业的技术方法** 医技科室的技术人员通常掌握着专业的技术方法，能够对各种样本和检查对象进行准确的检测和诊断，为临床提供可靠的依据。

2. 科室服务广泛性 医技科室的服务范围非常广泛，几乎涵盖了医院的所有科室和领域。例如，检验科可以对血液、尿液、分泌物等样本进行检测；影像科可以对人体各个部位进行影像学检查；病理科可以提供病理组织学检查和诊断；药剂科可以提供药品的采购、调配和管理等服务。医技科室的服务对象非常广泛，包括医院的各个科室、各年龄段及各种疾病的患者。这些患者可能需要进行不同的检测和诊断，要求医技科室具备广泛的服务范围和技术能力。医技科室的服务内容非常多样，包括各种检测、影像学检查、病理组织学检查、药品管理等服务。这些服务内容要求医技科室具备多样化的技术手段和专业知识，以满足不同科室和患者的需求。医技科室的服务与临床科室紧密相关，需要与临床医生进行有效的沟通和协作，以确保检测和诊断结果的准确性和可靠性。同时，医技科室也需要与其他科室进行协作，共同完成患者的诊疗过程。这种服务的协同性要求医技科室具备高度的团队协作能力和服务意识。

医技科室的专业性和服务的广泛性是相辅相成的。专业性是医技科室的核心竞争力，能够确保其提供的服务具有高度的准确性和可靠性；而广泛性则能够满足不同科室和患者的需求，提高医技科室的综合服务能力和市场竞争力。

3. 科室的独立性　在现代医疗体系中，医技科室与临床科室分别承担着不同的职责，但它们之间的联系和互动却是密不可分的。医技科室为临床科室提供必要的检测和诊断支持，帮助临床医生准确判断病情、制订治疗方案。同时，医技科室的独立性和临床科室的协同性也是医疗质量的重要保障。

医技科室作为医院的技术支持部门，拥有相对独立的学科专业和技术实力。它们通过专业的技术和设备，为临床诊断提供科学依据。医技科室的独立性主要体现在以下几个方面。

（1）工作的独立性　医技科室的工作内容相对独立，有其自身的操作流程和技术规范。在遵循医疗质量安全的前提下，医技科室能够独立完成各项检测和诊断任务，为临床提供技术支持。

（2）学科发展的独立性　医技科室在学科发展方面具有较强的独立性，能够根据医学技术的进步和临床需求的变化，不断更新和完善自身的技术和设备，推动学科的持续发展。

4. 临床科室的协同性　临床科室作为直接面对患者的医疗服务提供者，其工作涉及疾病的诊断、治疗和患者管理等多个方面。与医技科室的独立性不同，临床科室更强调与其他科室的协同合作，共同完成患者的诊疗过程。临床科室的协同性主要体现在以下几个方面。

（1）信息共享　临床科室需要与医技科室共享患者的病史、症状、体征等信息，以便医技科室更好地理解患者的病情，提供针对性的检测和诊断服务。同时，医技科室也需要将检测和诊断结果及时反馈给临床科室，以便临床医生制订和调整治疗方案。这种信息共享有助于提高诊疗的准确性和效率。

（2）紧密协作　在复杂病例的诊断和治疗过程中，临床科室与医技科室需要紧密协作，共同讨论和制订诊疗方案。这种协作有助于充分发挥各自的专业优势，提高诊疗的准确性和效果。通过紧密协作，临床科室和医技科室能够更好地满足患者的需求，提高医疗服务的整体效果。

（3）动态调整　患者的病情是动态变化的，临床科室需要根据患者病情的变化和诊疗效果的反馈，及时调整治疗方案。在这个过程中，临床科室需要与医技科室保持密切的联系，以便获取最新的检测和诊断结果，确保诊疗方案的及时性和有效性。通过动态调整，临床科室能够更好地应对患者的病情变化，提高诊疗的质量和效率。尽管医技科室和临床科室在工作内容和职责上存在差异，但二者在实际工作中是相互依存、密不可分的。医技科室的独立性为其提供了专业、准确的检测和诊断服务，而临床科室的协同性则确保了诊疗方案的有效性和患者需求的满足。只有将二者的独立性与协同性统一起来，才能实现医疗服务的最优化。

未来发展中，随着医学技术的不断进步和医疗服务模式的转变，医技科室与临床科室之间的协作将更加紧密。通过加强信息共享、优化工作流程、提高沟通效率等措施，可以进一步提升二者之间的协同效应，为患者提供更加高效、精准的医疗服务。同时，加强学科交叉和融合也将有助于推动医疗技术的创新和发展，进一步拓展医技科室和临床科室的合作领域。医技科室的独立性与临床科室的协同性是医疗服务质量的重要保障。在实际工作中，应充分认识和发挥二者的优势互补作用，加强协作与沟通，共同推动医疗技术的进步和服务水平的提升。通过不断优化工作流程、提高技术水平、加强团队建设等措施，可以进一步增强医技科室和临床科室之间的协同效应，为患者提供更加优质、高效的医疗服务。

5. 设备的使用与管理的一体性　随着医疗技术的迅速发展，医技工作设备在医疗服务中的地位日益重要。这些设备广泛应用于诊断、治疗和监测，为提高医疗质量、保障患者安全发挥了关键作用。然而，如何确保这些设备得到科学、合理、高效的使用与管理，成为当前医疗领域面临的重要问题。

（1）设备操作规范 制订并实施设备操作规程，确保医务人员能够正确、安全地操作设备。对新进人员进行设备操作培训，并定期对在职人员进行再培训，确保其掌握最新的操作技能。

（2）设备定期维护 建立设备维护制度，定期对设备进行维护保养，包括清洁、检查、调试和维修等，确保设备的正常运行和使用寿命。

（3）设备档案管理 建立完善的设备档案管理制度，记录设备的采购、使用、维修等情况，方便对设备进行跟踪管理。定期对设备进行性能评估，确保其满足临床需求。对于性能下降或存在安全隐患的设备，及时进行维修或更换。同时，关注医疗技术的最新发展，及时引进先进的设备技术，提高医疗服务水平。

（4）制度化管理 制订并完善医技工作设备的管理制度，包括设备的购置、验收、使用、维护、报废等环节的管理规定。确保各项制度得到有效执行，提高设备管理的规范化水平。明确各级管理人员和使用人员的职责，建立责任追究制度。对于因管理不善或使用不当导致的设备故障或事故，应追究相关人员的责任。

（5）信息化管理 利用信息技术手段，建立医技工作设备的信息化管理系统。通过系统对设备的采购、验收、使用、维修等情况进行实时跟踪和管理，提高管理效率和准确性。加强医技工作设备的安全管理，制定安全操作规程和应急预案。定期对设备进行安全检查和隐患排查，确保设备的运行安全和患者的诊疗安全。

（6）绩效管理 建立医技工作设备的绩效管理制度，对设备的使用效率、维护成本、故障率等方面进行评估和考核。通过绩效管理，激励相关人员提高设备管理的积极性和主动性，促进设备的合理使用和管理水平的提升。医院领导应高度重视医技工作设备的一体化管理，将其纳入医院战略发展规划和年度工作计划。成立专门的设备管理部门，负责设备的全面管理和监督工作。加强对医务人员和管理人员的培训和宣传工作，使其充分认识到医技工作设备一体化管理的重要性。通过培训和宣传，提高相关人员的业务素质和管理水平，推动一体化管理的顺利实施。

（7）完善监督及创新机制 建立完善的监督机制，对医技工作设备的使用和管理情况进行定期检查和评估。对于发现的问题和不足之处，及时采取整改措施，确保一体化管理的有效实施。鼓励医务人员和管理人员积极探索和创新医技工作设备的管理方法和技术手段。通过引进先进的管理理念和技术手段，提高设备的整体管理水平和使用效率。加强各部门之间的协作与沟通，形成良好的工作机制。在设备的购置、使用、维护和管理等方面，充分征求临床科室的意见和建议，确保设备的实际需求得到满足。同时，加强与其他医疗机构的交流与合作，共同推动医技工作设备一体化管理的进步和发展。

6. 自身防护与社会防护的统一性 医技工作人员是医疗体系中的重要组成部分，他们承担着各种医疗技术的操作和诊断任务。然而，在执行这些任务时，医技工作人员面临多种职业暴露风险，如生物感染、化学污染、辐射暴露等。因此，医技工作人员的自身防护与社会防护具有高度的统一性，不仅关乎个体健康，也直接影响医疗服务的质量和社会公共卫生安全。

（1）强化职业安全意识 医技工作人员应具备高度的职业安全意识，了解各种职业暴露的风险及危害，并掌握相应的防护知识和技能。医院应定期开展职业安全培训，增强工作人员的自我防护意识和能力。

（2）规范操作规程 制订并实施严格的医技操作规程，确保工作人员在执行任务时遵循正确的操作步骤和防护措施。例如，在接触患者体液或处理医疗废弃物时，应佩戴合适的个人防护装备，遵循手卫生规范。

（3）个人防护用品的使用　根据工作需要，配备充足的个人防护用品，如手套、口罩、护目镜、隔离衣等。确保工作人员在工作时能够正确使用这些用品，降低职业暴露风险。建立医技工作人员健康监测制度，定期进行健康检查和必要的免疫接种。对于存在职业暴露风险的工作人员，应加强健康监测频次，及时发现潜在的健康问题。

（4）完善法律法规　应制订和完善医技工作人员职业安全相关的法律法规，明确相关责任和权益保障措施。同时，加大对违法行为的惩处力度，提高法律法规的威慑力。相关部门应加强对医技工作人员职业安全的监管力度，定期开展监督检查和评估工作。对于存在问题的医疗机构或个人，应督促其及时整改，确保防护措施的有效实施。

（5）提高社会认知度　通过宣传教育、知识普及等途径，提高社会大众对医技工作人员职业安全的关注度和认知度。倡导社会共同参与和支持医技工作人员的防护工作，形成良好的社会氛围。建立健全的医技工作人员社会保障体系，提供相应的工伤保险、医疗保险等保障措施。对于因职业暴露引发的健康问题，应给予合理的经济补偿和医疗救助，减轻工作人员的经济负担和心理压力。

（6）科研支持与技术进步　鼓励科研机构和企业加强医技工作人员职业安全相关的科研工作，推动技术进步和创新。通过研发更高效、更安全的防护用品和设备，降低医技工作人员的职业暴露风险。医技工作人员自身防护与社会防护的统一性是保障个体健康和社会公共卫生安全的重要基础。通过强化个体防护意识和技能、完善社会层面的法律法规和保障措施等途径，能够有效地降低医技工作人员的职业暴露风险，提高整体防护水平。在未来的工作中，我们应继续关注医技工作人员的职业安全问题，加强相关研究和实践探索，不断完善防护策略和措施，为建设更加安全、健康的医疗环境做出积极贡献。

三、医技工作道德的作用

在西方国家，古希腊的希波克拉底誓言被认为是医学伦理学的基石。希波克拉底誓言强调了医生对患者的责任和义务，包括对患者保密、不伤害患者、为患者谋利益等。随着时间的推移，希波克拉底誓言逐渐成为医学伦理学的基本原则，并对后来的医学伦理学发展产生了深远的影响。在中国，传统的医学伦理思想也十分丰富。中医强调"医者仁心"，认为医术是仁慈之心的体现，医生应该以患者为中心，关注患者的病情和需求。同时，中医还强调"天人合一"，认为人体与自然环境是相互联系的，医生应该尊重自然规律，合理运用自然药物，避免过度干预患者身体。

在当今社会，医技工作道德已成为医疗领域中不可或缺的一部分。医技工作道德不仅关乎个体的道德品质，更直接影响到医疗服务的质量和患者的安全。医技工作道德的作用已逐渐受到社会的广泛关注和认可。

1. 医技工作道德的定义与内涵　医技工作道德是指医技人员在执行医疗技术操作和诊断任务时所应遵循的道德规范和行为准则。它涵盖了尊重患者权益、保护患者隐私、诚实守信、严谨负责等方面的内容。医技工作道德是医疗职业道德体系的重要组成部分，它强调个体在工作中所应具备的道德品质和职业操守。

2. 医技工作道德的作用　医技工作道德要求尊重患者的自主权和知情权，确保患者在接受诊疗过程中获得充分的信息和选择权。通过遵守医技工作道德，可以有效保护患者的权益，增强患者对医技人员的信任感，从而促进诊疗工作的顺利开展。医技工作道德强调个体在工作中遵循法律法规和医疗规章制度，确保医疗行为的合法性和规范性。通过遵守医技工作道德，可以维护正常的医疗秩序，保障医疗服务的公平、公正和有序。

医技人员在工作中还应严格保护患者的隐私权。这包括在检查过程中不泄露患者的个人信息，不将患者的病情和影像资料随意传播。尊重患者的隐私有助于建立患者对医技人员的信任，降低患者在接受检查时的焦虑和不安。

医技工作道德要求个体在工作中以患者为中心，关注患者的需求和感受，努力提高服务质量。通过遵守医技工作道德，可以促进医技人员与患者之间的沟通与互动，增强患者对医疗服务的满意度，进而提升整个医疗服务的水平。在医疗团队中，医技人员需要与其他医务人员密切合作，共同完成诊疗任务。医技工作道德强调个体在团队中的协作精神，尊重他人的意见和贡献。通过遵守医技工作道德，可以增强团队凝聚力，提高工作效率，为患者提供更优质的医疗服务。良好的医技工作道德有助于提升医技人员在患者和社会中的形象。通过践行医技工作道德，医技人员可以树立起专业、可信、负责任的形象，赢得社会的认可和尊重。这不仅有助于个人的职业发展，也对整个医疗行业的声誉和形象产生积极影响。

在医学领域，科技创新与伦理道德是相辅相成的。医技工作道德要求个体在科研活动中遵循伦理原则，关注研究对象的权益和福祉。通过遵守医技工作道德，可以促进医疗科技的健康发展，推动医学研究的进步，为人类健康事业做出更大的贡献。

3. 实践医技工作道德的途径　医疗机构应重视对医技人员的职业道德教育，通过培训、讲座等形式提高他们对医技工作道德的认识和理解。同时，将职业道德教育贯穿整个职业生涯，确保医技人员持续保持良好的职业操守。

医疗机构应制定和完善医技工作相关的规章制度，明确职业道德的具体要求和行为准则。通过制度化管理，强化对医技人员的监督和约束机制，确保他们在实际工作中践行医技工作道德。对于践行医技工作道德表现优秀的个人给予表彰和奖励，树立榜样作用。同时，对于违反职业道德的行为进行严肃处理，以警示和教育其他人员。社会公众应加强对医技人员职业行为的监督，对于违反职业道德的行为及时进行曝光和批评。通过社会舆论的力量促使医技人员更加注重践行医技工作道德。

良好的沟通交流是建立良好医患关系的关键。在医技工作中，医技人员应关注患者的情感和心理需求，与患者进行充分的沟通和交流。这有助于消除患者的疑虑和不安，增强患者对医技人员的信任感。同时，通过沟通交流，医技人员可以更好地了解患者的病情和需求，为患者提供更加个性化的医疗服务。作为医技人员，应自觉遵守职业道德规范，不断提高自身的职业素养和道德品质。在实际工作中始终坚持以患者为中心，努力践行医技工作道德，为患者和社会提供优质的医疗服务。

第二节　医技工作中的道德要求

一、医技工作中的道德基本要求

医技工作是医疗服务中的核心环节，它不仅涉及医疗技术的应用，还贯穿诊断和治疗的每一个细节。在这个过程中，道德要求显得尤为重要。这是因为医技工作的每一个决策和操作都直接影响到患者的生命健康和医疗质量，因此医技人员的道德观念和行为规范对于医疗服务的质量起着决定性作用。

首先，医技工作中的道德要求体现在对患者的关爱和尊重上。患者作为医疗服务的需求方，其权益应得到充分的保障。医技人员应以患者为中心，关心患者的病情和心理需求，尊重患者的自主权和隐私权。在提供技术服务时，应充分考虑患者的经济承受能力，避免过度检查和治疗给患者带来不必要的负担。

其次，道德要求还体现在医技人员的技术水平和职业操守上。医技人员应具备扎实的专业知识和技能，能够准确、客观地提供检测、诊断和治疗的服务。在工作中，应遵循医学伦理原则，尊重科学规律，不夸大疗效，不误导患者。同时，要保持诚信守信的品质，严格遵守医疗规范和操作规程，确保医疗行为的合法性和安全性。

此外，医技工作中的道德要求还体现在团队合作和医患沟通中，在现代医学模式下，医疗服务需要多学科、多部门的协作配合。医技人员应树立团队合作意识，尊重他人的意见和建议，发挥各自的专业优势，共同为患者提供最佳的诊疗方案。同时，医技人员还应积极参与医患沟通，协助医生向患者及家属解释病情、治疗方案及风险，促进医患之间的理解和信任。医技工作中的道德要求还体现在对同行和行业的尊重与合作中。医技人员应尊重他人的知识产权和学术成果，遵守学术道德规范，促进学术交流与合作。在临床实践中，应积极分享经验和成果，共同提高医技水平和医疗服务质量。同时，还要维护行业的声誉和形象，遵守医疗行业的法律法规和伦理规范，为行业的健康发展做出贡献。

医技工作中的道德要求是保障医疗服务质量的重要基础，只有坚守道德底线，不断提高医技人员的专业素养和道德水平，才能确保医疗服务的安全、有效和人文关怀。同时，医疗机构和社会各界也应加强对医技人员的培养和教育，共同营造一个良好的医疗环境和服务体系。通过医技人员的共同努力和社会各界的支持配合，我们能够提高医疗服务的质量和水平，为人民的健康事业做出更大的贡献。

二、医学检验工作的道德要求

医学检验工作是医疗服务中的重要环节，涉及对患者的血液、体液、分泌物等样本的检测与化验。在这个过程中，医学检验人员需承担重要的道德责任，以确保检验结果的准确性和可靠性，为临床医生提供有价值的信息，并保障患者的权益。

检验科是医院的重要科室之一，负责为临床诊断和治疗提供科学依据。因此，检验科工作者在履行职责时，不仅需要具备专业的技术能力，还要遵循特殊的伦理道德要求。这些要求旨在确保检验结果的准确性和可靠性，维护患者的权益，促进医学科学的发展。

检验科工作者要始终把患者的利益放在首位。他们的工作直接关系到患者的生命健康，因此要时刻保持对患者的高度关心和责任心。在采集、处理和报告检验数据的过程中，要严格遵守操作规程，确保数据的准确性和可靠性。同时，要尊重患者的隐私权，对患者的个人信息和检验结果保密，防止泄露。在采集检验标本时，要尊重患者，遵守医学伦理规范，坚持以患者利益为中心，从而最大限度地争取患者的配合与支持，确保顺利获取合格的检验标本。

在科学研究过程中，要遵守科研伦理原则，确保研究数据的真实性和可靠性。不得伪造、篡改或隐瞒实验数据，要对自己的实验结果负责。同时，对于涉及伦理问题的研究，要事先进行充分的伦理审查，确保研究符合伦理要求。在工作中检验科工作者应熟练掌握仪器设备的基本原理、操作方法以及日常维护方法，这是保证仪器正常运转、延长其使用寿命的基础。对仪器的任何操作，都应在严格遵守操作规程的前提下进行，不得随意更改。检验科工作者还应爱护仪器，保护其正常使用。在使用仪器过程中，如发现故障，应立即关机，并及时报告上级，查明故障原因，排除故障。避免因操作不当或疏忽导致仪器损坏，从而影响正常的检验工作。

检验科工作是一个团队协作的过程，需要与其他科室的医护人员密切配合。因此，检验科工作者要具备良好的沟通能力和协作精神，与临床医生、护士等保持良好的沟通合作关系。在工作中遇到问题时，要及时、准确地与其他科室沟通交流，共同解决问题。同时，还要关注团队合作中的伦理问题，尊重他人的意见和权益，共同维护团队的和谐与稳定。

检验科工作者要严格遵守医疗规范和法律法规。在工作中要严格遵守相关的医疗管理规定和操作规程，确保检验工作的规范化和标准化。同时，要关注医疗行业的法律法规和伦理准则，自觉遵守相关规定，维护患者的权益和医院的声誉。对于违反伦理道德的行为，要勇于指出和纠正，防止类似问题再次发生。

为了培养检验科工作者的特殊伦理道德素养，医院应该加强培训和教育。可以通过举办培训班、讲座、案例分析等方式，提高检验科工作者的伦理意识和道德素养。同时，还要建立健全的监督机制和奖惩制度，对于违反伦理道德的行为进行严肃处理，对于表现优秀的个人进行表彰和奖励。

三、医学影像工作的道德要求

医学影像科室工作者的特殊伦理道德是其职业发展的重要组成部分，也是构建和谐医患关系的关键因素之一。践行这些特殊伦理道德，有助于医学影像科室工作者树立正确的职业价值观，增强其对患者和社会的责任感。同时，也有助于提高患者对医学影像科室工作者的信任度和满意度，促进医患关系的和谐发展。

首先，医学影像工作者应尊重患者的权利和尊严，包括尊重患者的隐私、自主权和知情同意权。在检查过程中，应保护患者的身体和心理健康，避免不必要的痛苦和伤害。

其次，在当今医疗领域，医学影像技术已经成为临床诊断的重要手段。医学影像科室作为这一技术的集中应用场所，承担着为患者提供准确、可靠的影像诊断服务的重要职责。而医学影像科室工作者作为这一领域的专业人员，其工作态度和专业素养直接关系到患者的生命健康和医疗质量。因此，一丝不苟、科学利用影像技术是医学影像科室工作者必须遵循的重要伦理道德要求。医学影像科室工作者必须具备高度的责任心和敬业精神，对待每一份影像资料都要认真细致、严谨求实。在采集、处理和诊断过程中，要严格遵守操作规程，确保每一个环节都符合标准，避免因操作不当或疏忽导致影像质量下降或误诊。

随着医学影像技术的广泛应用，放射源在医学诊断和治疗中发挥着越来越重要的作用。然而，放射源作为一种特殊的医疗设备，其使用和管理涉及患者的安全和医护人员的健康。因此，医学影像科工作者在利用放射源为患者提供服务的同时，必须加强防护措施，依法管理放射源，确保安全、有效地为患者提供诊断和治疗服务。放射源在释放 X 射线或伽马射线等电磁辐射的过程中，不仅对肿瘤等病灶进行诊断和定位，也会对人体正常组织造成损伤。长期接触放射源可能导致皮肤损伤、眼睛损伤、免疫系统损伤等多种健康问题。因此，医学影像科工作者应了解放射源的特性、操作规程和安全要求，严格遵守相关法律法规和操作规范，确保患者的安全和医护人员的健康。加强放射源的防护措施是医学影像科工作者的基本职责。首先，要确保放射设备的质量和性能符合国家相关标准和规定，及时更新和维护设备，确保其正常运行和使用安全。其次，要为患者和医护人员提供必要的防护用品，如铅围裙、铅眼镜、铅手套等，以减少电磁辐射的暴露。此外，还应定期对放射设备进行检测和维护，确保其性能和安全符合标准。

依法管理放射源是医学影像科工作者的必备素养。我国已经出台了《放射性同位素与射线装置安全和防护条例》《放射诊疗管理规定》等一系列法律法规，对放射源的生产、使用、运输、处置等环节进行了明确规定。医学影像科工作者应认真学习和掌握这些法律法规，严格遵守相关规定，确保放射源的安全使用和管理。同时，要建立完善的放射源管理制度和操作规程，加强放射源的登记、标识、保管和监测等工作，确保放射源的安全可控。

管理放射源可通过开展宣传活动、举办培训班等方式，向患者和公众普及放射源的相关知识和防护措施，提高公众对放射源的认识和安全意识。同时，还应加强对新入职员工的培训和教育，确保他们了解和掌握放射源的安全使用和管理要求。医学影像科工作者在利用放射源为患者提供服务时，必须加强防护措施，依法管理放射源，确保安全、有效地为患者提供诊断和治疗服务。通过加强防护措施、提高专业素养和技能水平、加强沟通协作以及参与改进工作等多方面的努力，医学影像科工作者可以为患者提供更加安全、准确、高效的医疗服务，为推动我国医疗卫生事业的持续发展做出更大的贡献。

四、药学技术人员遵循的临床用药伦理

1. 尊重患者的自主权　这意味着药学技术人员必须尊重患者的决定，不论他们选择接受或拒绝某种治疗。药学技术人员应当提供充足的信息，使患者能够理解治疗方案的效果、风险和可能的副作用，并在此基础上做出决定。任何时候都不应强迫或试图说服患者接受或拒绝治疗。

2. 保证用药的公正性　这涉及确保药品的分配是公正的，不偏袒任何人。在资源有限的情况下，药学技术人员需要制定明确的分配标准，确保所有需要的患者都能获得必要的药品。

3. 审方认真，调配迅速　在审方过程中，药学技术人员需要仔细检查每一张处方，确认其合法性、正确性和安全性。调配药品时，需要迅速、准确地完成，以尽量减少患者的等待时间。

4. 忠于职守，严格管理　药学技术人员应始终坚守岗位，严格遵守药品管理规定，确保药品的质量和安全；应定期进行药品检查，及时报告任何可能的药品问题。

5. 节约费用　在提供医疗服务时，药学技术人员应尽量节约费用，避免不必要的药品浪费；应向患者提供经济合理的用药建议，帮助他们控制医疗费用。

6. 保护患者的隐私　药学技术人员在处理患者用药信息时，应严格遵守隐私保护的规定。任何时候都不应泄露患者的个人信息或医疗记录。

7. 关注药物安全性　药学技术人员应时刻关注药物的安全性，及时发现和处理药物不良反应；应向医生、患者提供有关药物安全性的信息，以确保患者的用药安全。

8. 与其他医务人员密切协作　药学技术人员应与其他医务人员（如医生、护士等）密切合作，共同为患者的健康负责；应积极与其他医务人员沟通，确保患者得到最佳的医疗服务。

9. 不断提高专业素养　药学技术人员应不断学习和掌握新的药物知识和技术，以保持其专业知识和技能的最新状态；应定期参加培训和研讨会，不断提高自己的专业素养。

10. 以患者为中心　药学技术人员应以患者的需求和利益为首要考虑；应始终以提供最好的服务为目标，以满足患者的合理医疗保健需求为己任。无论在任何情况下，都应将患者的利益放在首位。

目标检测

答案解析

一、单项选择题

1. 医技工作道德最核心的原则是（　　）
    A. 尊重患者自主权　　　　B. 维护医疗秩序
    C. 提高医技水平　　　　　D. 保护患者隐私
2. 医技工作道德的特点不包括（　　）
    A. 以患者为中心
    B. 尊重患者的知情权和自主权
    C. 重视团队合作和协调
    D. 追求个人利益最大化

3. 下列哪项不是医技工作道德的原则（   ）

   A. 诚实守信　　　　　　　B. 谋求经济利益
   C. 严谨负责　　　　　　　D. 尊重患者隐私

4. 医技工作道德中，关于保护患者隐私的原则，下列哪项描述是错误（   ）

   A. 应严格保密患者个人信息
   B. 可将患者隐私信息透露给非必要人员
   C. 在医学研究中，应征得患者同意后才能使用其隐私信息
   D. 应采取措施确保患者隐私不受侵犯

5. 关于医技工作道德，下列哪项描述是正确的（   ）

   A. 主要关注患者的生理健康问题
   B. 不需要考虑患者的心理和社会需求
   C. 以解决医学难题为主要目标
   D. 以患者的整体健康和福祉为首要任务

二、思考题

1. 请结合实际案例，谈谈你对医技工作道德特点中"以患者为中心"的理解。
2. 请阐述医技工作道德原则在临床实践中的应用价值。

书网融合……

重点小结　　　　习题

第五章　医学科研工作中的伦理道德

PPT

学习目标

知识目标：通过本章的学习，掌握人体胚胎干细胞研究和应用的伦理规范，人体器官移植的伦理原则，医学科研工作的基本道德准则；熟悉人体试验的道德规范，基因诊疗的伦理原则。

能力目标：能运用医学科研工作中的伦理道德相关知识，分析、解决医学科研工作中的实际问题。

素质目标：培养医学科研工作的道德责任感，培养正确的价值判断和行为选择能力。

情境导入

情境：20世纪60年代，临床医生陆续发现新生儿的畸形比率异常升高，这些畸形儿多表现为四肢畸形，手和脚直接长在躯干上，形似海豹，故称为"海豹肢畸形"，即"海豹儿（seals children）"。不久，"海豹儿"相继在英国、澳大利亚、加拿大、日本，以及巴西等其他国家出现，畸形种类包括无肢、半肢、无手、无足或无指、缺耳、无眼等。自此，不断攀升的畸形儿出生率引起了医学界的广泛重视，"反应停"（通用名沙利度胺）的副作用也逐渐浮出水面，1961年，澳大利亚产科医生威廉·麦克布里德在《柳叶刀》杂志上发表文章，指出"反应停"可致婴儿畸形，造成婴儿四肢短小，形如海豹。同年，格兰泰停止生产"反应停"，并开始陆续召回此药。然而，药物可以停产，但其给无数家庭带来的伤痛却是永无止境、不可逆转的。

思考：1. 如何理解医学科研工作中伦理道德的重要性？

2. 医务人员在医学科研工作中应遵循哪些伦理道德规范？

在医学科学的辉煌殿堂中，每一项突破性发现的背后，都隐藏着伦理道德的深刻考量。医学科研不仅关乎知识的积累与技术的进步，更触及人类生命尊严与价值的核心。随着科技的飞速发展，医学研究正面临着前所未有的伦理挑战。如何在尊重个体权利与促进医学发展之间找到平衡点，成为每一位医学科研工作者必须面对的问题。

本章将深入探讨医学科研中的伦理道德问题，从人体胚胎干细胞研究到人体器官移植，从医学科研的基本道德准则到基因诊疗的伦理原则，我们将逐一剖析这些领域中的伦理争议，并寻求合理的解决之道。本章旨在培养读者的伦理意识，提高解决实际问题的能力，并强化作为医学科研工作者的道德责任感。

第一节　医学科技的伦理道德

一、人类胚胎干细胞研究和应用中的伦理问题

（一）人类胚胎干细胞研究概述

干细胞是具有自我复制能力和多向分化潜能的原始细胞，能够发展成为人体各种组织和器官。干

细胞的重要意义在于它具有发育成各种需要的组织，替代多种疾病发生时的损伤组织，恢复其组织结构、生理功能的潜能。根据功能，干细胞可以划分为三种类型：全能干细胞、多能干细胞和专能干细胞。根据来源，干细胞可以分为成体干细胞和胚胎干细胞。

人的胚胎干细胞是指早期胚胎或原始性腺中分离出来的一类细胞。胚胎干细胞具有向各种系统细胞分化转变的能力，是一种高度未分化的全能干细胞，具有不断自我复制及多向分化增殖的能力，可无限增殖及诱导分化成几乎机体所有类型的细胞。因具有无限增殖及多向分化潜能，胚胎干细胞在人类许多疾病的治疗方面有着广阔的应用前景。从理论上讲，它可以分化成各种组织细胞，形成各种器官。因此，可以修复损坏了的造血细胞，治疗白血病；培养自身的皮肤，治疗烧伤后的皮肤缺损；培养出肝、肾、心等重要器官，用于已丧失功能的器官的置换。在生物制药方面，可以把特异的基因转入胚胎干细胞，并与正常的胚胎融合，嵌合到正常胚胎个体中。

（二）人类胚胎干细胞研究和应用的伦理问题

人类胚胎干细胞研究具有重要的伦理价值：①可以使人类在分子水平上探索胚胎发育机制；②为目前人类尚无满意治疗手段的严重疾病如帕金森病、阿尔茨海默病等提供新的治疗途径；③改进药物研制和安全性试验的筛选方法，避免消耗大量的实验动物。然而，由于人类胚胎干细胞在提取的过程中需要摧毁人类胚胎，所以也饱受争议。

1. 人类胚胎干细胞研究目的争论　干细胞研究目的争论主要在于治疗疾病与克隆人之间。大多数学者支持干细胞研究用于探索人类疾病新疗法。用适当的技术建立多能干细胞系，用以诱导分化神经细胞、血液细胞、心肌细胞等来治疗人类一些严重疾病（帕金森病、阿尔茨海默病、白血病、心脏病等），为干细胞基因治疗提供条件，为再生医学、器官移植开辟了一条新的临床医疗的道路。绝大多数学者反对干细胞研究用于人的无性生殖，即所谓"克隆人"。担忧人类胚胎干细胞研究会滑向生殖性克隆的原因之一是，人胚胎干细胞的来源之一是通过体细胞核移植技术将人体细胞核移植到人或动物的去核卵细胞内，从而产生人的胚胎。尽管这一技术受到限制，但毕竟是向生殖性克隆（克隆人）迈出了第一步，其行为本身在伦理上的合理性受到质疑。原因之二，在研究过程中，若有不法研究人员将人类克隆胚胎植入子宫，那么将会娩出无性生殖的克隆婴儿，发展为生殖性克隆。正是因为人类胚胎干细胞研究难以避免地涉及克隆人技术，反对利用人的胚胎进行干细胞研究者才会认为，如果允许利用胚胎进行干细胞研究，则不可避免地导致克隆人出现，给人类的生存环境、社会、人类质量带来很大的问题。因此，对人类胚胎干细胞的研究一直处在徘徊、矛盾、争议之中。

2. 人类胚胎干细胞来源的合理性问题　人类胚胎干细胞有如下几种来源：①以生育为目的，通过体外受精方式获得的多余的胚胎；②以研究为目的，通过体外受精方式获得的胚胎；③自然或人工流产胎儿的细胞；④通过克隆技术获得的胚胎。通过上述途径获取研究材料是否合理存在争议。以生育为目的，体外受精－胚胎植入完成的后，体外受精剩余胚胎即使不被立刻毁损或不用于研究，冷冻保存一段时间后最终也会被毁损丢弃，因此，赞成者认为利用14日以内的人类胚胎用于实验研究，以推动医学的进步造福人类社会，伦理上是可以接受的，但必须获得提供配子产生胚胎的夫妇双方的同意。尽管体外受精研究胚胎也源于自愿捐献，但体外受精研究胚胎的产生仅为了获取干细胞，胚胎这种人类生命的早期形式沦为工具、手段，是无法得到伦理辩护的。由于自然流产属于人的意志所不能控制的事件，从流产胎儿细胞中提取干细胞不存在伦理争议，但应征得流产妇女及家庭成员的知情同意。对于因家庭生育控制或者因病自愿选择人工流产的妇女，在实施人工流产手术前，应遵循其意见是否愿意捐献流产胎儿，以便提取干细胞用于研究，在充分知情并自愿同意的情况下方可实施，避免因利益驱使或者为了获取胎儿干细胞而致流产泛滥，甚至买卖胎儿。至于通过克隆技术将人的体细胞核取出并转入去核的卵细胞中，在体外发育成胚胎而获取干细胞的形为，目前存在激烈的伦理争议。

3. 人类胚胎的伦理地位问题　在人类胚胎干细胞研究的过程中，科研人员需要进行胚胎实验或损害胚胎，引起了伦理争议。一种观点认为，胚胎干细胞研究有助于战胜现代医学中的许多疑难杂症，是一种挽救生命的人道行为，是医学进步的表现，只要研究人员坚持尊重生命的道德原则，并在严格的监管条件下，可利用胚胎进行治疗研究。另一种观点则认为，进行胚胎干细胞研究自然要破坏胚胎，而胚胎是人在子宫内的生命形式，因此反对利用人类胚胎进行干细胞研究和应用，并坚持胚胎就是生命，用其研究和应用都是对生命尊严的侮辱和践踏，支持胚胎干细胞研究，就等于是怂恿他人"扼杀生命"，如果大家支持利用克隆人的胚胎进行研究，那么迟早会导致克隆人的诞生，这是违反伦理的。

在这些争论中，人们常常把社会人和生理意义上的人区分开来。一般认为，尽管胚胎是生物意义上的人，但它并不满足作为人的某些标准，因而它并不具有完全意义上人的道德地位。在目前人的胚胎干细胞研究领域，通常采用的一个标准就是，只有 14 日以内的人的胚胎才可以用于实验研究。14 日以内的人胚胎尚为一个球状胚泡，属于一般的生物细胞，没有神经系统和大脑，还称不上道德意义上的人。因此，以治疗为目的的人类胚胎干细胞研究，包括胚胎分离和培养干细胞，并不意味着对胚胎的不道德和不尊重。

（三）人类胚胎干细胞研究和应用的伦理原则

1. 尊重原则　胚胎是人类的生物学生命，应该得到尊重，没有充分理由不能随便操纵和毁掉胚胎。

2. 知情同意原则　胚胎干细胞的研究中，有潜在的捐献者，如人工流产者、接受体外受精者等，应该尊重他们的知情同意权，告知其有关细胞研究的信息；同样，在将干细胞研究应用于临床时，也必须将有关信息告知受试者家属，获得他们自主同意，并给予保密。

3. 安全和有效原则　必须经过大量动物实验且实验效果有效，并力求避免给患者带来伤害。

4. 防止商业化原则　提倡通过捐献渠道获得人类胚胎干细胞研究所需的组织和细胞，一切形式的生产、制造、销售、买卖配子、胚胎和胎儿组织的行为都是有背于伦理要求的。

知识链接 --

《人胚胎干细胞研究伦理指导原则》节选

2003 年 12 月，中华人民共和国科技部与卫生部公布了《人胚胎干细胞研究伦理指导原则》，明确了人的胚胎干细胞研究与应用的伦理规范，节选内容如下：①利用体外受精、体细胞核移植、单性复制技术或遗传修饰获得的囊胚，其体外培养期限自受精或核移植开始不得超过 14 天。②不得将已用于研究的人囊胚植入人或任何其他动物的生殖系统。③不得将人的生殖细胞与其他物种的生殖细胞结合。④禁止买卖人类配子、受精卵、胚胎或胎儿组织。⑤进行人胚胎干细胞研究，必须认真贯彻知情同意与知情选择原则，签署知情同意书，保护受试者的隐私。⑥从事人胚胎干细胞的研究单位应成立包括生物学、医学、法律或社会等有关方面的研究和管理人员组成的伦理委员会，其职责是对人胚胎干细胞研究的伦理学及科学性进行综合审查、咨询与监督。

二、人体器官移植引发的伦理问题

（一）人体器官移植概述

器官移植是指通过手术等方法，用正常、健康器官置换损坏且无法医治的同类器官，以治疗疾病、延续生命的一项高新医学技术。提供器官的一方称为供体，接受器官的一方称为受体。

根据移植对象的不同，可分为自体移植和异体移植。若供体和受体是同一个人，则这种移植称为自体移植；供体与受体虽非同一人，但供\受体（即同卵双生子）有着完全相同的遗传素质，这种移植叫作同质移植。人与人之间的移植称为同种（异体）移植；不同物种的动物间的移植（如将猪的心移植给人），属于异种移植。

根据移植位置的不同，器官移植又可以分为原位移植与异位移植。所谓原位移植，是指切除有病的器官并将移植物植入原来的部位，而异位移植则是指将移植物植入其他部位。

（二）人体器官移植的主要伦理问题

1. 尸体器官捐献的伦理问题　尸体器官是指从死者遗体摘取其功能良好的器官或组织，移植给因脏器功能衰竭急需手术的患者，以延续其生命，提高其生存质量。目前，尸体供者是器官移植供体来源的主体。由于尸体捐献者已经死亡，其体内的组织或器官功能也随之衰退。对他们进行器官摘除也就不存在伤害身体健康和生命质量的问题。尽管如此，受多种因素的影响，尸体器官捐献同样存在很多的伦理问题。

（1）自愿捐献和推定同意　在器官移植的过程中，必须贯彻知情同意原则。在知情同意基础上获得可供移植的器官，目前有两个基本的办法：自愿捐献和推定同意。这两种办法都要求贯彻知情同意的原则，但不同点在于前者需要明确表示同意捐献器官或组织，而后者则需要明确表示不同意捐献器官或组织，由患者或其家属采取主动行动来撤销推定同意。

自愿捐献是遵循自愿和知情同意的伦理原则获取器官的一种方式。在尸体器官捐献中，必须基于死者生前明确的书面同意或遗嘱，这一规定体现了对个体的尊重及对死者"人格尊严"的维护。任何违背供体意愿的摘取器官行为均不符合伦理要求。根据我国《人体器官移植条例》有关规定，公民具有选择捐献或不捐献其人体器官的权利；任何个人、组织均不得通过强迫、欺骗或利诱的方式促使他人捐献器官；具有完全民事行为能力的公民方可捐献器官，且捐献意愿应以书面形式表达，并可随时撤回该捐献意愿。这些规定确保了器官捐献的自愿性和合法性，保障了捐献者的合法权益。

推定同意指公民生前没有表示反对捐献器官，即视为自愿捐献器官，由政府授权给医师，允许他们从尸体上收集所需要的组织和器官。"推定同意"有两种形式：一种是国家给予医师以全权来摘取尸体上有用的组织或器官，不考虑死者及其亲属的意愿；另一种是当不存在来自死者或家庭成员的反对时，才可进行器官收集。在实践中，每个国家根据自己的社会、医学和文化传统，决定本国移植器官的同意方式。

（2）"死亡"标准判定的难题　判定死亡时间的问题直接影响到移植器官的质量和移植手术的成功率。从技术上讲，用于器官移植的器官越新鲜，移植的成功率就越高。因此，从尸体中摘取器官的合适时间成为器官移植的首要问题。当脑死亡标准尚未被接受时，摘取尚有心搏的脑死亡患者的器官是不道德的，也是违法的。但是，按照心搏、呼吸停止标准判定患者死亡时间，即使患者生前同意捐献器官，也难保证器官新鲜。因为患者死后，家属处于万分悲痛之中，医务人员难以开口和动手立即摘取器官。死亡文化是一个民族和国家传统文化的构成部分，受该文化的深刻影响，一方面脑死亡是否可判为死亡，是一个涉及道德判断的问题；另一方面，按照心搏、呼吸停止标准判断对尚未死亡的患者进行器官摘取用于移植，更是一个尖锐的伦理问题。这需要完成一个艰难地从脑死亡科学标准的确立到整个社会形成道德共识和承认伦理标准的心理、情感和理性的跨越。

2. 活体器官捐献的伦理问题　活体器官捐献是指存活的供体将身体某一成双器官中的一个（如肾、睾丸）或某一器官的一部分（如肝脏）捐献出来供器官移植。活体器官移植是否道德，主要涉及对供者完整和健康的身体是否会带来人为破坏和不可预测伤害等问题。活体器官捐献必须经过严格的风险/受益分析，必须对活体捐献加以严格的限制。在器官移植供需间存在巨大缺口的情况下，亲属间活体器官捐献在国际上被看作是最值得提倡的。从理论上讲，成年人在完全自愿、充分知情同意、无任何压力和利诱的情况下所进行的活体器官捐献不涉及伦理问题。然而在实践中，又有新的问题值得关注。

（1）自愿捐献问题 如何确保活体捐献者充分知情并且是自愿捐献，如何确保捐献者未受到家庭压力、经济压力或其他方面的影响等，都是活体器官移植时需要充分权衡的伦理问题。

（2）供体风险与受体利益问题 人体除骨髓移植供体可通过机体代偿得到补充外，其他供体器官被摘除后均不能再生。活体器官的采集必然涉及给供体的健康造成一定的损害，甚至危及预期寿命的风险。医生在选择活体供体时，应充分考虑供体的利益。

（3）效用与公平问题 不可否认的是，器官移植给人类的健康带来了福祉，不少患者通过器官移植获得重生。但是，器官移植手术也存在风险，部分器官移植患者死于器官排异反应，且器官移植的费用较高，这就涉及卫生资源分配的问题。

3. 胎儿供体的伦理问题 胎儿器官（组织）移植一般不会出现明显的免疫排斥反应，临床上已有应用胚胎中枢神经组织移植治疗帕金森病和小脑萎缩的经验，也有利用胚胎脑组织移植治疗严重脑挫裂伤的成功尝试。但是也面临棘手的伦理：应用胎儿的器官、组织、细胞是否需要强调知情同意；胎儿是否算社会人；参考标准是什么；出于治疗目的培育胎儿是否道德；胎儿器官、组织、细胞的产业化是否符合伦理要求等。

4. 器官分配的伦理问题 由于移植器官资源有限，如何分配器官？对于等待做移植术的受体，以何标准判定先后顺序呢？为此，原卫生部于 2010 年 12 月 27 日通过了《中国人体器官分配与共享基本原则和肝脏与肾脏移植核心政策》，2013 年 8 月原国家卫生和计划生育委员会颁布了《中国人体器官获取与分配管理规定》，这两个文献规定了捐献器官必须通过"中国人体器官分配与共享计算机系统（以下简称器官分配系统）"进行分配。任何机构、组织和个人不得在器官分配系统外擅自分配捐献器官。对于未通过器官分配系统擅自分配捐献器官的，依法给予处罚，涉嫌买卖捐献器官的，移交公安机关和司法部门查处。并鼓励有条件的省（区、市）实施辖区内统一等待名单的器官分配。在临床实践中，谁有权优先获取可供移植的器官，可参照以下标准。

（1）医学标准 在进行某一例人体器官移植时，首先需要对接受者是否可以得到成功的治疗进行评估，评估的科学依据只能是医学标准，即器官移植的适应证和禁忌证，包括受体的年龄、健康状况、疾病状况、免疫相容性等因素。受者的生命质量状况、受者病情的严重程度和需要的迫切程度、供者与受者的配型相容性程度等是选择器官移植接受者的前提考虑因素。当一个可供移植的器官出现时，应该移植给适合接受它、让它能发挥效能的患者，这是器官分配的基本前提。如果这些医学标准不具备，就失去了器官移植的必要。医学标准包含的因素虽多，但很多都可以量化，因此在伦理上争议较小。

（2）社会标准 社会标准解决从有器官移植适应证的患者中优先选择谁的问题，根据有关社会因素加以选择，例如年龄、已经做出的社会贡献、未来可能对社会做出的贡献、患者配合治疗的能力、经济的支付能力、社会适应能力（主要指患者与治疗有关的日常生活条件、家庭生活环境，即在家庭和工作环境中听从指导的能力以及得到他人多大程度的支持等）。这些标准往往取决于不同社会不同的价值观念。也就是说，上述标准是否要考虑、如何排序，取决于一个国家或地区通行的社会规范和价值观念。目前，除了支付能力外，大多数国家的移植中心依照医学标准、个人应付能力、社会价值的先后次序等来进行微观分配。

5. 器官商业化的伦理问题 支持器官买卖的主要论据是可以增加器官供应，缓和供需矛盾。支持的辅助论据还有可以缓和医务人员与供体家属的矛盾，因为如果器官供体可以得到金钱的回报，那么医务人员在摘取器官时的阻力和压力可能会小很多。反对器官买卖的理由主要有：器官作为商品买卖是一种将器官物化的行为，将人的器官物化有损人的尊严；器官买卖利益巨大，为了谋取非法利益，器官买卖容易导致犯罪；器官买卖容易造成两极分化，因为在器官买卖中，器官费用高昂，享受高技术的只能是有钱人，而穷人则只能出卖器官，却没有能力购买器官进行移植挽救生命，这是一种极大的不公平。而且金钱在整个交易过程中对出卖器官者是一种实质的诱惑，器官买卖无法达到真实的自愿同意。我国目前规定不得买卖人体器官。

6. 异种器官移植的伦理问题　异种移植是指将器官、组织或细胞从一个物种的体内取出并植入另一个物种体内的技术。目前该技术仍然处于研究状态，已经用于实验的动物种类有黑猩猩、佛佛、羊、牛、猪、鼠、兔等。异种器官作为有别于其他移植方式的一种新器官来源，与人体器官移植不同，异种动物之间的免疫排斥问题更为复杂，接受异种器官的人体风险更大。而且异种移植可能会把动物身上的疾病传递给人类，甚至诱发新的病毒。人类对动物病毒的感染没有免疫能力，一旦暴发，后果不堪设想。如果安全问题不能解决，作为一种风险大于受益的技术，异种器官移植带来的伦理问题更不可忽视。如患者在心理上能否接受动物的器官、社会对接受动物器官者可能会给予什么样的评价等问题，都存在异种器官移植的诸多不确定性和风险性。

（三）人体器官移植的伦理原则

器官移植术的发展受到许多道德伦理难题的束缚，要想解决这些难题，保障器官移植技术能够充分造福人类，需要建构适应性较广泛、具有针对性和合理性的伦理原则。

1. 健康利益至上原则　该原则要求开展人体器官移植技术时，应该把是否符合患者健康利益作为第一标准。当患者的健康利益与其他利益（包括患者的其他利益和患者之外的利益）发生冲突时，首先考虑患者的健康利益。患者健康利益至上是一切医学行为的基本道德原则。因为目前人体器官移植仍然是一种风险大、要求高的治疗方法，在实践中，为发展器官移植技术或追逐利益，医疗机构及其医务人员可能会实施不当的器官移植术。确立这一原则，可避免让患者承担不适当的风险或遭受不必要的损害。

2. 知情同意原则　作为器官移植遵守的首要伦理原则，包括对人体器官移植的接受者和器官捐献者的知情同意两个方面。对于供体来说，知情的内容至少应该包括自愿捐献、从尸体上摘取器官和组织，明确判定死亡的标准，一定要有生前自愿捐献的遗嘱。对于活体捐献者，知情同意的内容包括摘除器官的用途、摘取器官对健康的影响、器官摘除手术的风险、术后注意事项、可能发生的并发症及预防措施等。对于受者及家庭来说，知情的内容至少应包括患者患病的严重程度、器官移植在内的所有可能治疗方案、器官移植的必要性及程序、器官移植的费用（包括术后用于抗排斥反应的药物、定期检查的费用）及预后效果等。只有在严格且充分履行知情同意原则的前提下实施器官移植手术，才是对受（供）者自主权的尊重，才能最大限度地维护他们的利益。

3. 保密原则　器官移植无论对供者还是受者，都会带来身体、心理、社会上的压力。因此医务人员要充分尊重器官供者和受者的隐私。在器官移植中，医务人员应该对供者和受者与此手术相关的所有信息最大限度地予以保密。这种保密，一方面包括对社会和他人保密，包括摘除了供者的何种器官、受者姓名以及受者健康状况、接受了什么器官等；另一方面包括供者与受者之间保持互盲，以避免器官捐献者对受体施加额外压力，或受体对配型成功但不愿意捐献器官的潜在捐献者予以威逼利诱，迫使其做出有违其初始意愿的捐献决策等。

4. 公正原则　该原则主要是指在众多等待器官移植的患者中，在严格尊重医学标准的前提下，充分考虑患者的病情紧迫程度、等待时间和登记的先后顺序，尽量避免因经济、社会地位等个体差异造成的分配不公，有效保证等待者享有平等权利，公正合理地分配稀有的器官资源并最大限度地实现捐献器官的合理利用。由国家卫生健康委研发的人体器官分配与共享计算机系统将严格遵循器官分配政策，实行自动化器官匹配，以受体病情的紧急程度和供受体器官匹配程度等国际公认医学需要、指标进行排序，通过技术手段最大限度地监控和排除人为因素的干扰。

5. 自愿无偿非商业化原则　首先，任何组织或者个人不得强迫、欺骗或者利诱他人捐献人体器官。捐献人体器官的供体应该具有完全民事行为能力，并且应当有书面形式的捐献意愿。其次，任何组织或个人不得以任何形式买卖人体器官，不得从事与买卖人体器官有关的活动。从事器官移植的医生不得参与器官供者的治疗或宣判其死亡，除移植手术和术后维持费用外，医疗机构不得收取中介费用。

第二节　医学科研工作的基本道德原则

一、医学科研的特殊性

（一）医学科研的含义

医学科学研究旨在通过基础研究、动物实验、人体试验、尸体解剖等方法来揭示人体生命活动的本质和规律，探索人体疾病发生、发展的机理以及防治对策，以提高和维护人类的健康水平为目标的探索性实践活动。医学科研根据研究内容、目标和成果的不同分为医学基础性研究、医学应用性研究、医学发展性研究。

（二）医学科研的特点

医学科研除了具有一般科研的探索性、创造性、继承性、连续性的共同特征以外，还具有自身的特点。

1. 研究对象的特殊性　医学的科研对象是人，人的自然属性和社会属性决定了不能将人的生命现象等同于其他一般生命现象的本质和规律性，并且还应该强调人的生命现象的特殊机制和规律性。此外，在对人进行的生命、健康与疾病的研究中，由于人类个体在形态、生理、精神等方面差异较大，以及所处的环境和条件不同，导致机体变异程度也不相同，这样很难获取样本单位完全的一致性，那么医学科研的结果也必然存在着复杂、特殊的因果关系。因而研究中要求研究者关注整体的健康利益，确保医学科研的伦理价值。

2. 研究内容的广泛性　《健康中国 2030 规划纲要》指出，健康是促进人的全面发展的必然要求，"共享健康、全民健康"是建设健康中国的战略主题。"以人民健康为中心"、立足全人群和全生命周期两个着力点，对医学科研人员的职责范围、医学科研工作的内容和组织形式等方面提出全新要求。医学卫生领域的研究内容从宏观和微观双向延伸，既包括家庭、社区、医院、社会、人类行为等宏观层面，又包括系统、器官、组织、细胞、分子等微观层面。自然科学、社会科学、人文科学等学科体系之间的相互交叉和相互整合，极大地拓展了医学科学研究的内容和方向，并关注更深层次、更广泛内涵的系统研究。

3. 研究过程的复杂性　医学科研是要对人的生命过程、对健康与疾病发生发展及相互转化规律进行研究的活动。而具体到每个个体的生命过程及其健康与疾病情况是极其复杂的，会受到许多难以确定因素的影响，从而表现出不确定性的特点。这就导致了医学科研过程的复杂性，表现为在医学科研目的及方式的选择上、在科研设计的可控及不可控因素的确定上、在对科研过程风险的规避上、在对科研对象的生理与心理等方面的测定及定性与定量分析上、在对科研结果的验证与探究等方面都具有较大的难度和不可预测性。

4. 研究方法的多样性 医学科学研究不同于其他科学研究之处在于，对人的生命健康和疾病规律研究不能单纯应用生物医学模式的规律和方式，还需要运用心理学、社会学、伦理学等人文社会科学的知识加以综合分析，采用临床观察法、临床评估法、流行病学调查、医学统计分析、动物实验和人体试验等研究，才能得出正确结论。

二、医学科研道德的重要意义

（一）推动医学科研发展的重要精神力量

高尚的道德品格能激励人们树立把科学事业作为造福人类的崇高理想，确立正确的科研动机和目的，激励人们不怕困难、不怕挫折和勇于献身的精神。只有抱着对人民健康高度负责的态度，才能在新技术、新药物的研制和临床应用中，勇于探索，忠于客观事实，取得科学研究的成功。

（二）把握医学科研方向的重要思想保障

做什么研究、为什么做科研、科研成果服务于谁，这些都需要有正确的指导。医学科研道德在这些关键问题上会发挥重要的指导和把关作用。

（三）处理医学科研利益关系的重要指导规范

在现代医学迅速发展的背景下，人体试验和其他科学研究不可避免地涉及权力和利益关系。学科之间的交叉性和整体化日趋明显。在科研活动中，仅靠个人的力量是难以完成所研究的课题，必须依靠多学科、多专业人员的互相配合，共同努力。这就涉及人与人之间的复杂利益关系。为了实现利益最大化和避免潜在风险，医学科研需要多种行为规范加以调节。其中，主要是法律规范与伦理规范。而医学科研伦理规范的指导是最基本的不可替代的手段。

（四）进行医学科研评价的重要标准

医学科研过程及其结果是否合理？是否合乎人类的根本利益？这不仅需要科学尺度，还需要有伦理规范作为判断标准。只有如此，才能使医学科研评价更全面，保证其更符合人类的根本利益。

三、医学科研工作的基本道德准则

（一）动机纯正

医学科研的动机应是为了推进医学科学的发展，使其更好地维护和促进人类的健康。为此，医学人员在选择课题时，要从国家医疗卫生保健事业的发展和广大人民身心健康的实际需要出发，将常见病、多发病和严重危害人民生命健康的疾病作为研究的重点，使得自己的科研方向总是紧密联系实际，时刻维系着人民的健康利益。

（二）实事求是

医学科研人员应坚持实事求是，忠于客观事实。科学的目的是探索真理，通过表象寻找事物的本质规律。医学科学研究只有尊重事实、尊重科学，坚持实事求是，才能真正揭示医学的客观规律。因此，医学科研人员在课题申报、基金申请、实验设计、数据采集、统计分析以及科研结论和成果发布等方面，都要坚持实事求是，忠于客观事实，而不应掺杂半点虚假。"医乃至精至微之事"，医学科研人员应谨慎执业、诚信行事，尊重科学，并遵循规律，钻研技术，追求精益求精。同时，应克服功利思想，防范浮躁心态，反对不良学术风气，抵制不端学术行为，营造不断良好学术氛围。

（三）团结协作

现代医学研究已经进入群体创造的时代，孤军奋战的方式已不再适用。一项科研项目的产生、进展往往需要多人、多学科、多技术领域的合作，因此科研人员必须具有群体团结协作的意识。现代生物医学发展具有更广阔的范围和内涵，也意味着需要更广泛的群体合作。为此，医学科研人员要与同事、同行、相关领域研究者建立起沟通与交流、尊重与信任、支持与帮助的关系，并且坦诚、谦逊地面对别人的建议、批评和怀疑，不阻碍竞争者的科研工作，保持密切合作、和谐相处，使集体力量充分发挥，从而促进医学科研的进步。

（四）无私无畏

医学科研在于揭示生命的奥秘，是一种艰苦的探索性活动，需要付出巨大的努力。许多医学科研成果都要经过反复的实验及实践验证，才能获得社会的广泛认可。因此，真正的医学科研需要有无私无畏的献身精神，它是道德的至高境界。无私无畏的实质是献身精神，具体表现在：科学研究工作者为了国家和人民的利益，应该勇往直前地战胜一切艰难险阻，去攻克医学难题；不为外界的褒贬毁誉和威胁利诱所动摇，无私无畏地追求科学真理；不计个人得失，义无反顾地坚持和捍卫科学真理；抛弃一己之利，无私地用医学成果为人类健康而服务。

古往今来，医学科研工作者不顾及自己的名利甚至生命，为医学科研事业奉献毕生精力，这种献身医学事业的纯洁性，鼓舞和激励着一代又一代的医学科研工作者，为人类健康事业而坚持不懈地探索。

（五）勇于创新

科研创新是指科研主体运用创新思维、先进理念、革新性方法和技术手段，对现有理论体系、研究方法、技术应用等进行革新与优化的学术探索过程。它既包含原创性的科学发现，也涵盖对现有成果的深入改进与提升。党的二十大报告进一步强调了"创新驱动发展战略"的实施，明确指出创新是推动发展的核心竞争力，把握创新即是把握发展的关键，规划创新即是擘画未来的蓝图。这表明，科研创新不仅是科研工作的本质要求，也是实现科研突破和持续进步的核心动力。

第三节　人体试验的伦理道德

人体试验一般是指以人作为研究对象所进行的科学研究。人体试验的概念有广义与狭义之分。广义的人体试验包括所有以人为对象的科学研究。狭义的人体试验是指以人作为受试对象，以发展医学和生命科学为目的，以精心设计的实验方案为指导，有计划、有控制地进行研究的科学实践。

一、人体试验的道德责任

（一）人体试验是医学存在和发展的必要条件

人类早期医药活动是离不开人体试验的，如古书记载"以身试药""以身试针"，甚至"以身试病"，来体验和总结医药经验。特别是近代实验医学产生以后，科学的人体试验更成为医学科研的核心和医学发展的关键，大量的物理、化学、生物学技术在医学领域的应用更是以人体为实验对象，才促进了近现代医学的快速发展。如我国神农尝百草的故事、皇甫谧研究前人中医经验并在自身进行针灸体验，最终完成了《针灸甲乙经》专著等，都说明人体试验自古有之。又如古罗马医生盖伦在解剖学及生理学方面的成就、英国医生哈维关于血液循环理论的发现、法国医生贝尔纳在实验医学方面的重要贡献以及琴纳牛痘接种的发明，都证明人体试验是医学科学发展的必要条件。

（二）人体试验是医学科研成果转化不可或缺的重要环节

在医学研究中，人体试验是医学新技术、新药物在基础理论研究和动物实验之后、常规临床应用之前的中间研究环节。由于人与动物的差异性，决定了任何一种医学新技术、新药物经过动物实验等研究环节后，必须通过人体试验，方可在临床大面积推广使用。更为重要的是，人有不同于动物的心理活动和社会特征，人所特有的某些疾病和健康问题根本不能用动物复制出模型，这类研究则更需要进行人体试验。如果取消合理的人体试验，把经过动物实验研究的药品或技术直接、广泛地应用于临床和预防保健，那么就等于盲目地用更多的人做人体试验，这是对人的生命和健康极端不负责任的行为，是极其不道德的。

二、人体试验的道德规范

人体试验是医学科研的一种特殊表现形式，而医学科研又是生命研究中与人类关系最直接、最密切的领域。因此，人体试验可以说是生命科研中的伦理聚焦点。为避免滥用人体试验，医学科研工作者应遵守以下伦理原则。

（一）医学目的性原则

该原则要求实验研究的目的必须是研究人体的生理机制和疾病的原因、发病机制，通过促进医学科学的发展改善人类生存的环境，造福人类。只有符合医学目的的实验研究才是合乎伦理的，这是人体试验的最高宗旨和终极原则。医学目的原则是人体试验研究合乎伦理的必要条件，任何出于政治、军事、经济、个人成功等非医学目的的实验研究，要么已经被历史证明严重违背人类伦理，要么需要进行伦理评估，因为我们应当承认，医学科研人员追求自我价值的实现、医药企业追求经济利益也是合情合理的，但一定是建立在不忽视医学目的性原则、不损害受试者健康利益的基础之上，这可以得到伦理上的合理辩护。而那些单纯地追求个人自我价值实现和经济效益的行为是违背医学伦理学的。

（二）有利无伤害原则

鉴于人体试验的手段、措施以及操作者操作的失误或者不当，都有可能会对受试者生命与健康造成侵害与危险的事实。为了切实保护受试者的生命健康与安全，人体试验必须坚持对受试者的有利无伤害原则。这包括两层含义：一是解除或减轻受试者痛苦，减少经济上的支出；二是不给受试者带来可以避免的痛苦、损害、残疾和死亡。人体试验必须以维护受试者利益为前提，不能因为医学研究而损害受试者的个人利益。具体表现在以下几方面：人体试验进行之前必须先完成动物实验，确认实验的安全性后才能开展人体试验；研究设计要合理，并能充分预测实验过程中可能出现的风险，如果实验有可能对受试者造成严重伤害，无论实验意义如何重大，该项实验都不能进行；实验过程中要有充分的安全措施来确保将不良影响降低到最小；实验过程中收集的受试者的资料要保管好，保证他们在参与研究过程中所提供的信息不会被用于本研究目的以外的用途，避免患者的权益受到侵害，如个人隐私被泄露。此外，对于儿童、老年人等弱势群体人群要给予特殊保护。

（三）知情同意原则

受试者享有知情同意权。知情同意是人体试验进行的前提。凡是采取欺骗、强迫、经济诱惑等手段使受试者接受的人体试验，都是违背道德或法律的行为。这一准则的具体要求包括以下几点。首先，必须保证受试者充分知晓真实的信息，即实验者必须将实验的目的、方法、预期的好处、潜在的危险等信息如实告知受试者或其代理人，让其理解，并回答对方的质疑。在知情的基础上，受试者表示自愿同意参加并履行书面的承诺手续后，才能在其身体上进行人体试验。如果受试者缺乏或丧失知情同意能力，则由其家属、监护人或代理人代替行使知情同意权。其次，正在参与人体试验的受试者，尽管他已经知情同意，但仍享有不需要陈述任何理由而随时退出人体试验的权利；若退出的受试者是患者，则不能因此而影响其正常的治疗和护理。

（四）科学性原则

严谨是科研道德的基本准则，人体试验尤其需要强调严谨的科学态度和方法。这一具体要求包括以下几点。首先，人体试验的全过程都严格遵循医学科学原理，采用实验对照和双盲等方法，结论必须经过严密的思考和推理，以确保实验结果的科学性，经得起重复验证。其次，在人体试验结束后，撰写的实验报告必须真实、准确，科研成果的发表和宣传必须严肃、负责。反之，急功近利、学风浮躁会导致篡改数据、编造材料、虚假宣传等科研不端行为，会对受试者及医学事业造成极其严重的损害。

（五）公平公正原则

该原则要求人体试验应该公平合理地选择受试者，它是公正原则在涉及人的生物医学研究中的落实和体现。具体要求如下。首先，受试者的纳入和排除必须是公平合理的，依据明确的医学标准（即适应证和禁忌证）确定受试者，不允许用非医学标准来选择或排除受试者。其次，选择弱势群体作为受试者，研究人员要充分考虑他们的收益和风险。再次，受试者参与研究有权利得到公平、合理、适当的补偿和回报。最后，受试者参加研究受到损害时，应当得到及时、免费的治疗，并依据法律法规及双方约定得到赔偿。

（六）伦理审查原则

所有涉及人体试验的医学研究项目都必须经过伦理审查委员会的审查，伦理审查的目的是保护受试者的权利，规范学术行为。1996 年，美国公共保健服务机构首次发布声明："以人为研究对象的研究，必须经伦理委员会审查。"伦理审查委员会依据相关规定，从科学性和伦理性两个方面，对人体试验的设计、实施及其结果进行审核、评判、批准、指导和监控，从而保证研究对象的人权、安全和健康。伦理委员会包括至少 5 名具有不同文化、经济、教育、性别和种族等背景的成员，有的成员需要具有特殊领域的专长，有的成员来自伦理、法律等非科学领域，要求至少一人不是研究机构的成员。在我国，伦理审查委员会的成员要求从生物医学领域和管理学、伦理学、法学、社会学等社会科学领域的专家中推举产生，并且应当有不同性别的委员，少数民族应考虑少数民族委员。伦理委员会的职能包括审查研究方案以维护和保护受试者的尊严及权益、确保研究不会将受试者暴露于不合理的危险之中、对已批准的研究进行监督和检查，及时处理受试者的投诉和不良事件。

第四节　基因工程中的伦理道德

一、基因研究及诊疗概况

（一）基因研究概述

基因是具有遗传效应的脱氧核糖核酸（DNA）分子片段，基因通过复制把遗传信息传递给下一代并在下一代身上得以表达。人们将一个物种的全部遗传信息的总和称为基因组，而人类基因组是指人的 23 对染色体的全部 DNA，由大约 30 亿个核苷酸对组成。

19 世纪奥地利生物学家孟德尔（Gregor Johann Mendel）从豌豆试验中推导出存在着专门承担遗传作用的遗传因子。1901 年，丹麦植物学家和遗传学家威廉·路德维格·约翰逊（Wilhelm Ludwig Johannsen）开始用基因一词来指称孟德尔的"遗传因子"。1953 年，美国生物化学家詹姆斯·沃森

（James D. Watson）和英国分子生物学家弗朗西斯·克里克（Francis Crick）明确了遗传的物质基础主要是 DNA。

1973 年，美国斯坦福大学教授科恩（Stanley Norman Cohen）通过大肠埃希菌发现，杂合的基因物在细胞分裂时能自我复制，并且同时具有两种不同基因的特性。科恩的实验打破了不同物种在亿万年中形成的天然屏障，标志着不同种类的生物基因能通过人为的技术重组在一起，人类可以根据自己的意愿定向改造生物的遗传特性，甚至创造新的生命类型。由此，科学家们发展了基因切割、重组、转移和表达的技术，即基因工程。其中对细胞的基因进行修补或改造以达到治疗相关遗传疾病目的的方法称基因治疗，根据希望达到的目的可以将基因治疗分为两种类型：一是治疗明确的疾病，即体细胞基因治疗和生殖细胞基因治疗；二是实现某些性状的优化，即增强基因工程和优生基因工程。

1990 年 10 月，美国正式启动人类基因组计划（Human Genome Project, HGP），此后英、法、德、日、中等 5 国科学家先后加入，全球共有 16 个实验室，1100 名生物学家、计算机科学家和技术人员参与。2000 年 6 月，完成了人类基因组序列框架图。2001 年 2 月 15 日，公布了人类基因组的精确图。人类基因组图谱的破译，在分子水平上打开了人类认识自我的大门，对人类疾病的诊断、预防和治疗带来了革命性的变化。但是，基因研究和技术应用引发的伦理问题日益突出。

（二）基因诊疗中的伦理问题

基因诊断存在的伦理问题主要有：对于身患绝症的患者做基因诊断是否符合医学伦理要求；目前已经开始应用的基因诊断方法所测得的结果是否可靠；患者在诊断过程中出现的一系列心理问题，医院是否应负责任；基因诊断室规则是否确实严格遵守，并足以证明或确保其诊断结果不会因误差而造成；被诊断为基因缺陷阳性的人如何得到法律保障，使他们不受社会的歧视，等等。因此有人认为，尽管基因诊断有许多潜在的益处，但是目前推广使用基因诊断方法是否合适的确值得商榷，对于基因诊断中所存在的伦理问题则应该采取适当的办法加以解决。如从思想上正确认识基因诊断的意义；注重提高医务人员的素质，提高诊断方法的科学性与权威性；注意在基因诊断过程中配备法律和心理咨询人员并对被检阳性者提供必要的法律保护，避免因工作失误而导致被检者个人基因隐私的泄露。

基因治疗存在的伦理问题主要有：①基因治疗的必要性。反对者认为，基因治疗人为地改变了人类的遗传信息，从遗传学角度看，贸然改变经亿万年进化所形成的遗传组成，可能会产生遗传上的不平衡，对人类的进化产生不利的影响。长此以往，人类适应环境的能力将会大大下降，一旦人类的多样性降低到危险境地，那么人类这个物种本身的生存就有很大的不确定性。②基因治疗的公平性。目前基因治疗的费用是一般公众根本无法承受的。有限的医疗资源应该如何分配则成为十分敏感的社会伦理学问题。医学服务的最根本特点就在于它是一种社会公益性的福利事业，其基本目的是治病救人，增进人类健康。可就实际情况来看，只有少数人能享受昂贵的基因治疗，这给国家公正分配医疗资源提出了难题。③基因治疗的安全性。基因治疗不安全因素主要来源于技术方面。在基因治疗的过程中最终按人们的需要表达的基因成功率还很低，并且基因治疗获得性疾病时还有产生新病毒的可能，被处理过的病毒与未经确定的病毒发生重组而具有感染力，如果没能很好地控制，有可能会威胁人类社会。④维护人类尊严的问题。生殖性的基因治疗有根除疾病的垂直传播或遗传的可能，但也会改变人类生命的多样性，甚至会导致非人类的性状特征出现，这是我们所不能接受的。基因治疗的开展除了医学目的之外，还有可能会导致非医学目的的出现，导致遗传决定论或反人类的优生学。

二、基因诊疗的伦理原则

（一）尊重患者原则

在人类基因重组的计划完成之后，我们可以根据个人基因谱检测出每个人的基因状况，这意味着人们一出生就可以预测将来的疾病倾向、发育状况。面对有缺陷基因或疾病基因的人，人们该如何对待，基因诊断带来了伦理的思考。通过基因诊断发现有基因缺陷的患者，医务人员应该从患者生命健康的角度出发，更好地维护患者的利益，尊重其人格和权利，不得歧视患者。未经本人同意不得将检测结果披露给第三方，更不能在某种利益或压力的驱动下损害患者的利益。

（二）知情同意原则

基因诊断是一项全新的科学技术，目前还处于试验阶段。在探索的过程中临床应用前，应详细告知受试者、患者或其家属其应用的利弊、风险、效益等信息，使其认识到即将进行的方案对本人有何影响，然后做出是否接受基因诊断的决定。如果在患者或其家属不知情、未同意的情况下进行，是不合乎伦理要求的。

（三）保密原则

基因信息作为一个人的遗传信息，是其生命的全部秘密，当属个人隐私范畴，每个人都有对自己的基因信息保密的权利，有为防止因基因特征而受到歧视或其他不公平待遇而自我保护的权利。为接受基因诊断的患者保守秘密，是医务人员的道德义务。基因诊断时如发现基因缺陷，应早期预防以获得最大限度的康复。为研究或其他任何目的而获得的个人基因信息，未经当事人许可，不得擅自公开。

（四）有益于患者原则

基因治疗时必须保证患者不会受到伤害并对其有利，方可进行基因治疗。基因治疗虽具有独特的优势，但技术上的难度、复杂性与不确定性是普遍的。因此，基因治疗应坚持最后选择，即对某种疾病在所有疗法都无效时，才考虑使用基因治疗。目前基因治疗的主要病种有恶性肿瘤、神经系统疾病、遗传病、感染性疾病（如艾滋病）和心血管疾病。

···· 目标检测

答案解析

一、最佳选择题

1. 关于人体试验的道德原则，下列哪项不正确（　　）

    A. 符合患者健康高于医学目的原则

    B. 符合医学目的的原则

    C. 符合知情同意的原则

    D. 符合医学发展第一的原则

2. 不是人体器官移植伦理原则的是（　　）

    A. 知情同意原则　　　　　　　　　　B. 保密原则

    C. 商业化原则　　　　　　　　　　　D. 尊重和保护供体原则

3. 人类胚胎干细胞的研究和应用不合乎医学伦理的是（　　）

    A. 由于胚胎是人类的生物学生命，没必要尊重如人

    B. 人类胚胎干细胞的研究和应用必须考虑安全性

    C. 人类胚胎干细胞的研究和应用必须考虑有效性

    D. 人类胚胎干细胞的研究和应用必须防止商品化

4. 下列不属于基因诊断、治疗的伦理原则的是（　　）

    A. 知情同意的原则

B. 充分为患者保守秘密的原则

C. 充分尊重患者的原则

D. 有益于科研的原则

5. 某市医院有一项新药试验需要招募受试者，根据医学科研伦理的要求，该试验研究员必须遵守的原则不包括（　　）

A. 尊重受试者原则 　　　　　　　　　B. 接受监督原则

C. 完全公开原则 　　　　　　　　　　D. 保护受试者原则

二、思考题

1. 试述人类胚胎干细胞研究和应用的伦理原则。

2. 试述人体器官移植的伦理原则。

3. 试述医学科研工作的基本道德准则。

4. 试述基因诊疗的伦理原则。

书网融合……

　　重点小结　　　　　　习题

第六章 公共卫生伦理

PPT

学习目标

知识目标：通过本章的学习，掌握公共卫生的伦理原则，公共卫生突发事件处置的伦理原则；熟悉医务人员行为规范的要求，疾病预防和伦理的基本要求，食品卫生工作的伦理要求；了解公共卫生工作的特点及道德特点。

能力目标：能运用公共卫生的伦理原则，分析、解决公共卫生工作中的实际问题。

素质目标：强化公共卫生工作者的法治观和道德观，树立有利于人民健康的基本公共卫生服务意识。

情境导入

情境：2008 年发生的震惊全国的婴幼儿奶粉污染事件，暴露了食品生产和监管中的严重问题，引发了公众对食品安全和企业伦理的高度关注。事件起因于不法奶农为提高原料奶的蛋白含量检测指标，非法添加了三聚氰胺。涉事企业未能履行食品安全和质量控制的基本责任，监管部门也未能及时发现和制止这一违法行为。事件发生后，我国政府迅速采取行动，对问题奶粉进行了大规模召回，对相关责任人进行了严厉查处，并加强了食品安全监管体系。同时，这一事件也引发了对企业社会责任和职业道德的深刻反思。

思考：1. 该事件反映了哪些公共卫生伦理问题？

2. 如何从伦理角度评价涉事企业和监管部门的行为？

公共卫生不仅关乎个体的健康，更涉及整个社群的福祉。它要求我们从群体的角度出发，审视和应对健康问题，从而实现更广泛的社会利益。公共卫生伦理的核心在于维护和促进人群健康，预防疾病，延长寿命，并在此过程中确保公平、正义和效率。它要求我们在制定和实施公共卫生政策时，必须考虑到所有社会成员的利益，特别是那些处于不利地位的群体。此外，公共卫生伦理还涉及如何在紧急情况下平衡个体权利与公共利益，如何在疾病预防和控制中尊重个体的自主性，以及如何在职业病防治中保障劳动者的健康权益。

第一节 公共卫生伦理价值

一、概述

公共卫生伦理（public health ethics）存在的前提是人类面临公共卫生问题，公共卫生问题源于人类的共同社会生活因素：包括共同的自然生活环境、共同的社会生活方式以及成员之间因共同生活而存在着密切的行为联系，这种联系会相互影响身心健康。

（一）公共卫生工作的特点

与传统疾病治疗医学相对照，公共卫生工作有自身独特的特点。

1. 工作对象的群体性 医学的传统是关注已经出现各种病态现象的患者。虽然历史上有过经典的预防思想，如《黄帝内经》提出"不治已病治未病"的观念，但受限于当时的知识与技术水平，医生还无法明确具体地指出"未病"在哪里，如何保持"未病"状态，以及如何具体的预防身心从"未病"到"已病"。在现代公共卫生知识和技术成熟之前，总体来看，临床医学只能将出现问题的个体作为工作的对象。而公共卫生工作真正实现了"不治已病治未病"的理想，将具体有效地防止疾病发生、促进健康的理论与方法，以具体的措施在社会层面实施，以提高全体成员的整体健康水平。公共卫生关注的核心是群体与群体的健康水平。

2. 工作结果的统计性 当针对个体实施疾病治疗时，效果只在个体层面显现。公共卫生针对群体实施干预，其结果虽然只能显示在群体层面，但是最终对提高大部分个体的身心健康都有意义。如采用预防接种的方式预防传染病，可以有效地预防传染病在群体内流行，以前后统计结果的对照变化来证明其效果。

3. 工作过程的公众性 在疾病治疗过程中，患者与医务人员之间存在着医学知识和技术的不对等性，医务人员在医疗活动过程中处于相对主动的位置，患者则多需要主动配合医务人员的治疗活动。但是公共卫生工作如果要产生实际的效果，则需要参与的公众按照专业指引主动地参与并保持相应的行为模式持续一段时间，才能促成相应的结果发生。

（二）公共卫生工作的道德特点

1. 道德目标的超前性 医学从产生时开始，重点是关注已经出现在个体身上的身心苦痛。即问题已经发生，如何将问题的不利影响消除或减轻。公共卫生工作的目标与此不同之处在于，它是以将来为工作导向。其目的是减少将来极有可能发生的疾病的发生率，从整体上改善群体的健康状况。

从道德的产生基础看，临床医学和公共卫生并无本质的不同，皆源于人类对他人和自身痛楚的深切关怀，是人类情怀的体现。但是公共卫生工作的目标又体现了其道德关怀的超越性，关注的是尚未发生的未来的人类痛楚。这一超越的前提是人类对健康和疾病发生与发展规律知识及控制技术的进步，从而真切地实现了人类对群体和他人将来身心健康的实际关切与改善。

2. 道德目标的社会性 公共卫生的最终价值体现在社会层面。首先，公共卫生目标的实现，虽然存在主要的组织者与实施者，如卫生主管部门、卫生机构等，但如果没有多数社会成员的积极参与，没有全社会的共识与支持，目标的实现将面临不可克服的障碍。其次，公共卫生工作的受益者是相对多数的社会成员，不确保每一个社会成员都避免受疾病的影响。从总体看，有效的公共卫生工作确实能减少疾病的发生率，提高社会成员的健康水平。最后，开展公共卫生工作可能影响部分成员的生活，甚至带来不便。如戒烟运动，目前的研究结果显示能降低相关疾病发生率，促进社会健康水平，但是对于有吸烟习惯的社会成员，其生活在社会压力下将受到一定的影响。

3. 道德目标评估的滞后性 从工作目标的实现时间点看，公共卫生工作的效果评价具有滞后性。从已经产生的结果看，公共卫生工作具有巨大的社会、经济等效益，但是并不具有立竿见影的效果。天花曾经是世界上最严重的传染性疾病之一。公元1796年，英国人贞纳（E. Jenner）试种牛痘成功，最终发现是有效预防天花的牛痘疫苗。直至1979年10月26日，联合国世界卫生组织在肯尼亚首都内罗毕宣布，全世界已经消灭了天花病，并且为此举行了庆祝仪式。天花是第一个被人类完全控制的烈性传染病，其科学价值、社会影响和经济利益等，是无法估计的。道德价值的完全显现与肯定体现出滞后性。

公共卫生价值评估滞后性特点，在一定程度上影响某些公共卫生工作的展开，需要通过提高全民的知识水平以及建立相对完善的公共卫生制度，以确保公共卫生的有效展开。

二、公共卫生的伦理价值

（一）维护健康环境

1988 年，美国医学研究所在其研究报告《公共卫生的未来》中提出公共卫生（public health）的定义，即"通过保障人人健康的环境来满足社会的利益"。公共卫生的诞生源于对健康环境的关注。1853 年，英国 3 个城市死于霍乱的高达 10675 人。在公共卫生产业出现之前，人们对此只能消极地躲避和无奈地接受。直到公共卫生及其传染病控制、检疫、免疫接种、安全用水和污物处理等技术出现后，城市才首次在历史上成为比农村更健康的居住地，发达国家工业革命后的人口城市化才得以变成现实。今天，在经济全球化的背景下，人员交流频繁，使传染病的快速流行成为可能。维护全球健康环境更是公共卫生事业刻不容缓的责任。

（二）保障全民健康

2001 年出版的《哥伦比亚百科全书》将公共卫生界定为："公共卫生是由政府机构提供的，旨在预防疾病，提高公民身体健康的医药保健领域的公共服务。"从对公共卫生的定义中可以归纳出，公共卫生服务的最终目标是保障全体公民的健康，特别是延长期望寿命。相关研究证明，公共卫生在20 世纪为各国人民的延年益寿做出了举足轻重的贡献。以美国为例，1900 年以来，美国人的平均寿命增加了 30 年。这 30 年中，25 年归功于公共卫生，5 年是医疗卫生服务的功劳。而医疗卫生增加的5 年寿命，3.7 年是治疗改善的结果，1.5 年是临床预防服务（如预防接种和筛选检查）的功劳。归功于公共卫生的 25 年是通过社会政策、社区努力、个人选择的预防活动（减少婴幼儿的传染病和成人的慢性病）来达到的。

（三）促进健康公平

根据公共产品理论，公共卫生属于公共产品范畴。公共卫生的实质在于它的"公共性"，由此决定了居民享有公共卫生服务的"公平性"是其重要的核心价值。2008 年，世界卫生组织发布报告《用一代人时间弥合差距：针对健康的社会决定因素采取行动以实现健康公平》，指出健康不公平深受政治、社会和经济因素影响。比如，人均期望寿命在不同国家之间存在较大差异。在一国之内，不同的社会地位也会在很大程度上影响人们的健康状况。这些健康不公平现象与人们所处的社会环境和医疗制度密不可分，社会环境又深受政治、经济等因素影响。由此，报告结尾明确声明"缓解健康不公平现象是当务之急和一项道德义务"。具体而言，是要通过制定和实施有利于人民健康的基本公共卫生服务政策，使有限的卫生资源得到充分利用，促进人类健康发展，保障人类健康安全，缩小健康差距，消除健康贫困。

第二节　公共卫生伦理原则

一、公正原则

为了约束效用原则的负面效应，需坚持公正原则，以纠正追求效用最大化行动所导致的不公正现象。公正原则要求：在同一社会中，所有成员都有均等的机会获得相同的公共卫生资源，或者是按照某种相对公平次序分配资源。该原则主要是针对因经济、阶层、种族、文化、宗教信仰等社会因素，所造成的资源、风险、负担、收益等分配不公正的社会现实。

公正原则一般包括以下几个方面的内容。

（一）分配公正

即在所有社会成员之间公平公正地分配资源、收益和负担。包括形式公正和实质公正两个方面。形式公正即一视同仁，是一种形式上的平等。例如，当甲流疫苗生产上市后，所有社会成员均应有机会接种。疫苗的生产者、分配者、销售者不应因有直接接触机会而获得优先接种的权利。实质公正则规定了可用来作为分配资源、收益和负担所依据的标准。例如，为使整个社会在甲流流行期能获得良好的医疗服务，医务人员在疫苗有限时应优先接种；当疫苗充足时，医务人员接种时间应优先。

（二）程序公正

为确保所实施的公共卫生行动过程的公正性，实现程序公正的基本要求主要有：公共卫生信息保持公开与透明，公共卫生行动政策与决策公开，每一个利益攸关方与公众有机会参与等。程序公正可以保证公共卫生行动代表不同群体的利益，而且能够反映少数人的观点和利益诉求。

（三）回报公正

即对于在公共卫生行动中做出了贡献的人，社会应予以适当的回报；反之，导致公众健康严重损害者，则应受到相应的处罚。回报公正是社会有效运转的控制机制。其方式有经济、精神或两者共用等。

二、公益原则

公共卫生事业的公益性是指国家的公共卫生制度和政策是为了谋求大多数人的健康利益。公益原则是由公共卫生事业发展的基本宗旨决定的，是公共卫生工作区别于其他卫生医疗工作的特殊性原则。"人人受益、人人共享"的公共卫生事业宗旨，要求公共卫生的制度设计和政策制定必须紧紧围绕为绝大多数人谋求健康利益这一基本要求。

公共卫生制度和政策是否坚持以人为本，是否体现人人享有卫生保健权利，是否符合社会中大多数人的利益，是否与经济社会发展总目标相一致，是检验公共卫生的制度设计与政策制定是否体现公益性的标准。我国卫生政策坚持"预防为主"的方针，就是公益原则的具体体现。

《阿拉木图宣言》曾明确指出："健康是一项基本的人权。就国家而言，实施初级卫生保健是政府的职责。就人民群众而言，人人都有权享受初级卫生保健服务，人人都有义务参与初级卫生保健工作并为之做贡献。就卫生工作而言，实施初级卫生保健是为全体居民提供最基本的卫生保健服务，以保障全体居民享有健康的权利。"

公益原则要求政府主导公共卫生工作，由政府主办或购买公共卫生服务，向全体社会成员提供。公共卫生方针政策和制度必须从坚持维护社会整体的健康利益出发，公共卫生资源配置必须符合大多数人的健康利益。公益原则同时也要求全体社会成员共同参与公共卫生工作，加强体育锻炼，形成良好生活方式，为最大限度地维护公共健康而努力。

三、效用原则

效用又称效果，是指人的一个特定行动带给人类的后果，包括"正效用"和"负效用"两方面。采取某种公共卫生政策，其效用的判断是衡量该政策给目标人群或全社会成员带来促进健康、预防疾病和伤害的好处，以及可能给相关人员带来的风险、负担及其他权利和利益方面的负面影响。因此，效用原则是指全面评价行动的正面与负面后果，分析所谓的风险－受益比，以其比值的高低评价某个公共卫生行动的效用。这种分析对于是否实施某个方案或有可供选择的多种方案时尤其重要。

一项公共卫生行动，有时候不可避免地会牺牲某些个体的某些权益。恰当的公共卫生行动，一定是社会净收益的最大化。此时并不是简单地对个人利益和负担进行加减。例如对传染病患者的隔离，肯定会使当事人的某些权益受限制甚至受到损害，但社会整体却从中受益。不过效用原则也要求在能够得到最大可能的收益的同时，实现最小可能的伤害，从另一方面扩大行动的净受益。换言之，不应为获得最大的健康收益的结果而任意、没有必要地损害特定个体的利益。只有在损害特定对象利益不可避免时，同时采取措施使必要的损害最小化、整个人群的受益最大化，此时效用原则才能获得伦理学辩护。例如被隔离的传染病患者应得到充分的生活方便和医学照顾，有时还必须给予经济补偿。

在有多种公共卫生行动选项时，效用原则是左右决定的关键性准则。如果某个行动选项符合所有其他伦理原则，但效用较差，就应该放弃。效用原则第一位是公共卫生伦理学的一个特点。

四、尊重原则

尊重原则实际上是医学伦理最基本和最重要的伦理原则，同样适用于公共卫生伦理。其核心是要求尊重每一个人的自主性、自我决定权和隐私权。其要点有两个方面：一是以人为本，人本身是公共卫生活动的目的，而不能成为实现公共卫生目的的工具。二是成年人拥有自我决定和处理个人事务的权力，个人选择不应受他人操控；若遇到未成年人或其他特殊情况，应由法律规定的代理人代为处理。

在公共卫生伦理规范中，尊重原则是另一约束效用原则负面效应的机制。追求公共卫生行动效用最大化，有可能导致对少数人的不尊重，甚至侵犯部分个体权益。其逻辑前提是，公共卫生致力于保护公众的健康，而公众虽然是个体的集合，但公众与个体间的权益有时会有冲突。例如，某些公共卫生行动，甚至不可避免地会限制个体自由或侵犯个体隐私权。此时，尊重原则就起"刹车"的作用，在保护个人权益与保护公众权益之间寻求一个恰当的平衡点。

总之，每一个公共卫生行动都必须在涉及的个体权益和公众权益之间进行权衡取舍。在伦理上，允许为了公众利益在一定程度上侵犯个体权益，其前提是必须采取的公共卫生行动有效且侵犯不可避免，同时应确保侵犯的性质最轻、程度最小、时间最短。

五、互助原则

互助原则与尊重原则相对应，是对公共卫生行动涉及的社会成员的原则要求。在实施公共卫生行动时，公共卫生机构和工作人员可能会影响或侵犯个体权益。但作为社会成员的个体，应理解公共卫生行动对个体、群体及全社会健康的重要性，以积极合作的态度参与公共卫生行动的实施。另外，当个体行为影响他人或群体健康时，应依据公共卫生知识，主动自我约束，并采取有效的预防措施，控制带给他人和社会的负面后果。互助原则强调社会成员在公共卫生工作中的主动性以及应承担的社会义务。

互助原则是个人与社会复杂关系的体现。互助原则强调个人权益的保障不能离开他所在的社会自发地实现。人不是孤立的存在，而是在一种人与人之间权利与义务的关系网络中的存在。人类社会就是在人与人之间互助合作的方式中逐渐发展成熟起来的。因此，没有相互帮助，就没有公共卫生事业。所以，人不仅要追求自己的公共卫生权益，还应该维护他人同样的权益。

从公共卫生活动的目的看，个人乃至群体是否健康，在一定程度上取决于社会环境，包括其他人的行为等复杂因素。现代社会的重要特点是个体、民族、国家之间的联系已经变得日益紧密。公共卫生问题的解决，必须由政府、民族、地区、社群、个体密切合作，才能真正实现。可见，公共卫生与每个人密切相关，互助原则强调了所有社会成员促进公共健康的共同责任。

第三节　公共卫生工作伦理要求

一、疾病预防和伦理的基本要求

（一）慢性非传染病预防和伦理要求

"慢性病"全称是慢性非传染性疾病，不是特指某种疾病，而是对一类起病隐匿、病程长且病情迁延不愈、缺乏确切传染性生物病因证据、病因复杂且有些尚未完全被确认的疾病的概括性总称。在临床实践中，具有代表性的慢性病主要指心脑血管疾病、糖尿病、恶性肿瘤、慢性阻塞性肺疾病、精神异常和精神病等慢性病，其病程长，严重影响患者的生命质量，造成严重的社会经济负担，严重损害社会劳动能力，是导致死亡的主要原因，因此其预防与控制十分重要。

1. 全面贯彻实行三级预防理念与措施　三级预防是在社会层面预防控制慢性病的最有针对性的方法。

（1）第一级预防　亦称病因预防，是预防慢性病发生的第一道防线。包括三个方面：一是针对个体的预防措施，二是针对环境的预防措施，三是对社会致病因素的预防。

公共卫生应特别关注健康的社会决定因素，即除直接导致疾病的因素外，由于社会分层和条件的差异，导致在居住、饮食、卫生和工作环境等方面存在差异，而间接决定疾病在不同个体间发生的概率存在差异。社会决定因素是导致疾病发生的原因，社会的不公平导致健康的不公平。公共卫生应致力于消除健康社会决定因素在个体间的不公平现象，努力构建健康公平的社会。

（2）第二级预防　亦称"三早"预防，即早期发现、早期诊断、早期治疗。在疾病初期采取预防措施，可有效延缓慢性病进程，提高患者生活质量，减少社会损失这一阶段的公共卫生，应加强慢性病"三早"预防的知识和技术宣传普及，并通过普查、筛检和定期健康检查，及时教育公众进行自我监测，及早发现疾病初期患者，并提供及时治疗。

（3）第三级预防　亦称康复治疗，即对疾病进入后期阶段的预防措施。由于机体对疾病已失去调节代偿能力，将出现伤残或死亡的结局。此时应采取对症治疗，并辅以各种康复治疗，减少痛苦，延长生命，力求病而不残、残而不废，促进康复。此阶段，公共卫生应通过建立公平的医疗费用负担机制和医疗服务获取机制，实现慢性病预防与控制目的。

2. 强化对患者和家属的知识教育与行为指导　慢性病患者往往要长期带着疾病生活。因此，加强对患者和家属的相关知识教育和健康行为指导，是公共卫生和医务人员的基本职责。在生活中，慢性病患者寻求医学帮助的基本模式是"症状驱动式"，即患者已经不能承受疾病症状之苦才寻求治疗。实际上，很多慢性病可以通过采取恰当的行为与生活方式，控制症状表现程度或完全控制症状。但是患者与家属因为知识和方法的缺失，不能实现上述目标。解决办法是通过知识普及工作，提高全民关于慢性病的知识，并针对特定的慢性病人群进行专门的辅导训练。

3. 关注慢性病患者的心理健康，提供足够的社会支持　慢性病患者长期承受疾病的苦痛及生病带来的多种压力，如担心失去工作能力与机会、个人被家庭和社会抛弃、带给家庭负担、缺少医疗费用而失去治疗机会等。这类担心与压力本身就是一种值得关注的不良心理症状，也是影响慢性病发展变化的新致病因素。所以，应给予慢性病患者充分的心理和社会支持，改善其心理感受，促进其对待疾病的积极态度，提高其战胜疾病的勇气，并提供足够的社会资源以分担个人与家庭的生活压力。对慢性病患者及其家庭心理和社会状态的关注，可以较明显地改善慢性病患者的生活质量。

（二）传染性疾病预防和伦理要求

传染性疾病，包括性病和艾滋病在内，具有传染性，能迅速在人群中散播，影响公众健康，社会危害性大。随着检测技术、药物及公共卫生等医学知识的进步，传染病的防治工作取得较大进展。为了避免传染病在人群中传播，传染病防治也有其异于一般疾病防控的伦理要求。

1. 严格执行隔离消毒措施和各项操作规程　传染病的危害性，除了损害患者本人的身心健康之外，还在于能传染他人，形成群体感染。

（1）隔离　是传染病管理与防治工作中最重要的环节，也是公共卫生工作者与传染病作斗争的重要内容。隔离是通过物理阻断的方式防止传染病的扩散。隔离对象包括：①传染病患者和被传染的动物，即将已经确诊的具有传染性的患者、动物隔离，确保传染源不再导致更多的个体感染；②疑似患者和疑似动物，即在传染病流行期间，将可疑的、类似传染病的患者或动物隔离，以防止传染源扩散；③医务人员隔离，即与传染病患者、疑似患者、传染病动物、疑似动物接触的医务人员，也必须采取隔离措施。

（2）消毒　主要是采取有效措施杀灭传染病患者可能散播的细菌、病毒或其他传染源，对象包括居住的场所、日常用品、排泄物、分泌物、接触使用过的医疗器械等。与传染病接触的医务人员，在离开病区时，必须采取消毒措施，避免将传染源带出病区。

公共卫生和医务人员必须以高度的道德责任感，切实按照科学方法做好各种预防措施，绝不能因自己的疏忽，给公众的健康带来威胁。

2. 坚持预防为主的积极防疫思想　与一般疾病相比，传染病患者的治疗十分重要，同等重要的还有易感人群保护以及控制其流行范围，避免社会灾难。从实际情况看，人类消灭天花是主动预防观念的胜利。通过预防接种，部分烈性传染病，尤其是好发于儿童的烈性传染病得到有效的控制，明显降低了传染病的发病率。

3. 尊重传染病患者的人格和权利　在世俗观念中，传染病患者往往被视为灾星，受到不应有的歧视、排挤，有时甚至发生惨剧。医务人员应该认识到传染病患者是传染性疾病的受害者，并不能为疾病、疾病传染负责，指责、歧视、排挤是错误的做法。在工作中，公共卫生工作者应尊重传染性疾病及疑似患者的各项正当权益。

4. 遵守国家法律规定，及时收集与上报疫情　现代社会已经建立了相对完善的传染病防治体系，及时发现、隔离、治疗各种传染病。相关的医务人员应按照国家法律规定，主动关注、通报疫情。这既是法定义务，又是最基本的公共卫生道德要求。

（三）职业病预防和伦理要求

职业病是指特定职业的劳动者，因工作原因接触到粉尘、放射性物质或其他有毒、有害物质，但因防护措施不力等而引起的疾病。根据《中华人民共和国职业病防治法》规定，职业病的构成必须具备四个条件：①患病主体是企业、事业单位或个体经济组织的劳动者；②必须是在从事职业活动的过程中产生的；③必须是因接触粉尘、放射性物质和其他有毒、有害物质等职业危害因素引起的；④必须是国家公布的职业病分类和目录所列的职业病。卫生部1972年首次公布职业病14种，至1987年公布的规定职业病共计99种。随着社会的发展，职业性疾病越来越多。这与人类对自然的控制和改变程度（如大工业生产中有毒有害因素增多，以及精细的职业分工）密切相关。上述法定职业病是严格意义上的职业病。

从广义角度看，凡是因特定职业活动引起的特定疾病，如长期强迫体位操作，局部组织器官持续受压等，典型诊断如网球肘、鼠标手等，也应纳入公共卫生关注的范畴广义的职业病，既是公共卫生问题，也可以通过恰当的公共卫生的工作预防和控制。

职业病的预防与伦理要求包括两点。

1. 始终坚持"预防为主，防治结合"的工作态度 职业病预防重于治疗。随着知识和技术的进步，相当一部分职业病已经有了成熟的预防方法。公共卫生工作者应以《中华人民共和国职业病防治法》为指导，贯彻"预防为主，防治结合"的职业病防治方针，积极主动地宣传职业卫生知识和技术，加强对特定职业劳动者的健康保护力度。

2. 始终坚持"深入一线，监督指导"的工作方式 在职业病预防与控制工作中，公共卫生工作者只有始终坚持"深入一线，监督指导"的工作方式，才能取得真实的效果。从相关劳动场所的设计审查、竣工验收，到开工后的经常性监督检查；从对相关劳动者进行培训与职业病预防行为指导，及时开展体检，到发现职业病问题后及时报告与进行治疗，都需要第一手工作与资料。监督指导包括两个方面：一方面是对生产单位的监督指导，另一方面是对劳动者的监督指导。

在工作中，公共卫生工作者还应对社会发展中新出现的职业病问题，开展科学研究工作，以提高对职业病未知领域的认识，促进职业病预防与控制工作与时俱进。

知识链接

职业健康检查

职业人群是人类社会最富有生命力、创造力和生产力的宝贵社会资源，劳动者的健康福祉与我国经济发展和社会大局稳定息息相关。如何加强保护劳动者全人群、全周期的健康，受到社会各界广泛关注。

职业健康检查是预防职业病的重要手段，能够帮助早期发现职业病、职业禁忌证和可能的其他疾病与健康损害，对接触职业病危害因素的劳动者具有重要作用。

职业健康检查是指医疗卫生机构按照国家有关规定，对从事接触职业病危害作业的劳动者进行的上岗前、在岗期间、离岗时的健康检查。注意，普通体检不能代替职业健康检查。

二、医疗卫生与健康促进的伦理要求

（一）坚持以人为本

人民群众的健康是我国一切公共卫生活动的出发点和归宿，健康教育和健康促进也必须坚持以人为本，始终保持为人民群众健康服务的宗旨。

（二）坚持高度自觉

健康教育和健康促进是我国卫生法律法规和政策制定的重要内容。公共卫生工作人员自觉担负起健康教育和健康促进的道德责任和法律责任。高度自觉的推进人人享有卫生保健的国家策略。

（三）积极主动，耐心细致

健康教育和健康促进的目的是宣传健康知识，促进良好的健康意识，养成健康行为方式和生活方式。要纠正人们已形成多年的生活方式，不是一朝一夕的事情，必须持之以恒。为此，公共卫生工作者必须积极主动深入人民群众，耐心细致的做好健康教育和健康促进工作，才能水到渠成的实现公共卫生工作的目标。

（四）身先士卒，言传身教。

言传固然重要，身教的力量更是无穷。健康目标不能仅停留在口头上，更应体现在实际健康行动中。公共卫生工作者不仅要通过言传，即开展各种形式的活动来传播健康知识，更应该通过身教，即通过教育者自身的示范行为和榜样展示，引导人们懂得哪种生活方式是好的、是对健康生活有益的。公共卫生工作者应带头做健康生活方式的践行者，不吸烟，不喝酒，平衡膳食结构，积极锻炼身体，热爱环境，坚持榜样示范作用，才能真正引领公众向往健康生活方式，使健康教育和健康促进更加具有吸引力，感染力和说服力，提高公共卫生工作的实效。

三、食品卫生与安全工作的伦理要求

（一）以分类指导为原则主动宣传普及食品卫生知识

虽然目前世界上仍有部分地区和人口存在饥荒问题，但多数社会食物充足。然而，并不是每一位公众都了解相应的食品卫生知识。加强食品卫生工作的首要任务就是积极主动地普及食品卫生知识。分类指导是根据年龄、性别、环境、工作性质、不同疾病患者及其他特殊情况，开展有针对性地食品卫生宣传教育，促进全民吃得科学、营养、卫生，吃出健康。

（二）根据食品卫生标准加强食物卫生监督管理工作

在传统农业社会，食物运转模式是从产地到餐桌。而在现代社会，食物从产地到餐桌，要经过诸多的工业环节与过程。这一变化增加了食物卫生的风险。为了确保食品卫生安全，公共卫生界已经制定了相应的食品卫生标准。食品从业人员应严格执行标准，食品卫生监督与管理者应严格按照标准实施监督管理。只有相关人员各负其责，工作行为符合食品卫生道德规范要求，才能真正实现食品卫生与安全目标。

（三）强化食物卫生法制管理，确保食物卫生道德

《中华人民共和国食品安全法》于 2009 年 2 月 28 日第十一届全国人民代表大会常务委员会第七次会议通过，并于 2009 年 6 月 1 日起施行，原《中华人民共和国食品卫生法》同时废止。该法的颁布与实施，进一步强化了食品卫生与安全法制建设，将食品卫生与安全纳入严格的法制管理轨道。

四、突发公共卫生事件的伦理要求

（一）预防第一、防治结合原则

当公共卫生事件发生之后，给予受害者及时有效的治疗是最基本的伦理要求。从性质看，由于突发公共卫生事件不可能完全避免，且发生之后将带来更多的问题，所以建立相对完备的机制，预防其发生，或发生后及时控制其影响范围与程度，是更为重要的伦理要求。因此，"预防第一、防治结合"是处置突发公共卫生事件的首要伦理原则。只有积极预防、常备不懈、有备无患，才能从真正意义上减少突发公共卫生事件的负面社会影响。

（二）政府责任第一、政府责任和个人责任相结合原则

突发公共卫生事件是受害者的个人事件，但更主要是公共事件。在现代社会中，公共卫生事件应对的主要责任者是相关的行政部门。政府负有领导、制定预案、监测和预警、决策、指挥、信息通报、资源储备与调配、经费筹措、急救医疗网络建设等一系列责任。政府相关部门应通力协作，并引导公众行为。在事件中被涉及的个体也有责任，应承担对自己和他人的健康义务。如传染病感染者和疑似患者、密切接触者，应当配合进行相应的医学隔离与治疗措施，并主动采取减少传染的卫生措施。

（三）患者利益第一、医患利益兼顾原则

突发公共卫生事件发生后，医务人员必须根据预案或安排，在严重威胁自身健康的突发事件面

前，冲锋在前，切实负起对患者和公众的责任，给予受害者以最佳的救治，最大限度地保障受害者的健康和生命安全。在保障患者利益的同时，应最大限度地保障医务人员不因本职工作而导致身心体健康问题，或者出现其他方面的损失。首先，确保医务人员有足够的卫生防护措施。因为医务人员是公共卫生突发事件应急处理的主力军，在应对过程中承担着极大的风险；这也是对全社会的保护。如果医务人员因其职务行为而受损，全社会将失去有效的防护机制。其次，对确实遭遇不幸的医务人员，政府应给予本人、家属格外的照顾与补偿。

（四）集体利益第一、个人和集体兼顾原则

社会主义集体主义原则认为集体利益与个人利益是辩证统一关系，而且集体利益高于个人利益，必要时个人应为集体利益做出程度不同的牺牲。在突发公共卫生事件中，有时为了保全公众的最大利益，个人应放弃或牺牲自己的部分利益，尽自己努力防止突发事件负面影响的扩散。在处理突发事件时，个人有义务和责任，自觉地接受和配合有关部门采取的必要紧急措施。在这一过程中，个人的基本权利应该得到尊重与保护。如对受感染者、疑似感染者、密切接触者、采取隔离、观察、治疗等措施时，应提供足够的生活便利，采取有利于其及早治愈和恢复。

●●●● **目标检测**

答案解析

一、最佳选择题

1. 下列不属于公共卫生的伦理原则的是（   ）
   A. 效用原则　　　　　　　　　B. 公正原则
   C. 互助原则　　　　　　　　　D. 经济原则

2. 对疑似甲类传染病患者予以隔离所体现的公共卫生伦理原则是（   ）
   A. 公益原则　　　　　　　　　B. 社会公正
   C. 信息公开　　　　　　　　　D. 全社会参与

3. 下列不属于公共卫生工作的特点的是（   ）
   A. 群体性　　　　　　　　　　B. 统计性
   C. 公众性　　　　　　　　　　D. 超前性

4. 在公共卫生的伦理原则中，（   ）强调社会成员在公共卫生工作中的主动性和社会责任，以及应承担的社会义务
   A. 尊重原则　　　　　　　　　B. 互助原则
   C. 效用原则　　　　　　　　　D. 文明原则

5. 在公共卫生工作目标的实现过程中，若涉及稀缺社会资源的利用，必须坚持和强调的伦理原则是（   ）
   A. 公正原则　　　　　　　　　B. 尊重原则
   C. 效用原则　　　　　　　　　D. 互助原则

二、思考题

1. 简述公共卫生事业的伦理原则。

2. 简述突发公共卫生事件处置的伦理原则。

3. 简述传染性疾病预防的伦理要求。

4. 简述职业病预防和控制的伦理原则。

书网融合……

重点小结　　　习题

第七章 安宁疗护与死亡的伦理

PPT

学习目标

知识目标：通过本章的学习，掌握安宁疗护的伦理要求，脑死亡判定标准的伦理意义，安乐死的伦理争议；熟悉安宁疗护的特点，死亡判定标准；了解安宁疗护的历史起源。

能力目标：能理性认识安宁疗护、脑死亡及安乐死问题，能辩证分析脑死亡和安乐死的伦理意义，具备对安宁疗护、死亡问题的临床伦理决策能力。

素质目标：培养树立尊重生命权力和尊严、科学死亡观、敬畏生命的意识；具备加强医学职业精神和医学人文素养的意识。

情境导入

情境：某胰腺癌晚期患者，在与病魔抗争的一年当中，其生理和心理都备受折磨，最后在确认已经没有手术及放化疗机会后入住某医院安宁疗护病房。安宁疗护病房的医护团队为其制定了医疗方案，以缓解疼痛、缓和情绪。

思考：1. 安宁疗护有哪些临床意义？

　　　2. 如何理解安宁疗护是人类文明进步的标志？

在医学的发展历程中，我们一直致力于挽救生命、缓解病痛。然而，面对临终患者，特别是那些身患绝症、痛苦不堪的个体，我们不得不深思：如何以最人性化的方式陪伴他们走过生命的最后旅程。这不仅是医疗技术的挑战，更是医学伦理的重要议题。

安宁疗护与死亡的伦理，是医学伦理学中一个极其敏感而又充满情感的领域。它要求我们重新审视生命的尊严、死亡的意义以及医疗干预的边界。在这一章中，我们将探讨如何以伦理为导向，为临终患者提供尊重、舒适和有尊严的关怀，同时处理与死亡相关的复杂伦理问题。

第一节　安宁疗护伦理

一、安宁疗护的历史起源及发展

（一）安宁疗护概述

安宁疗护是指为疾病终末期患者在临终期前提供身体、心理、社会、精神等方面的照料和人文关怀等服务，控制痛苦和不适症状，提高生命质量，帮助患者舒适、安详、有尊严地离世，照护对象也包括家属在内。安宁疗护作为一门新兴学科，由医师、护士、临床心理学家、营养学专家、社会工作者、宗教人士、志愿人员以及政府和慈善团体等人员组成，通过团队协作，为患者提供全方位的关怀，缓解患者的身体痛苦，满足其心理需求和情感需求。安宁疗护不以延长临终患者生存时间为目的，而以提高患者生命质量为宗旨；安宁疗护既不加快患者死亡来临的步伐，也不采取无谓的措施延缓死亡的到来，而是视死亡为生命周期必不可少的一部分，同时珍视死亡，使临终的过程成为实现生命圆满和个人成长的机会；它不以治疗为主，而以为患者减轻痛苦为核心，通过各种方式和支持手段，能够帮助患者无痛苦、舒适地、有尊严地走完人生的最后旅途，并使临终患者家属在居丧期内得到生理、心理的全方位、高质量的关怀与照护。

（二）安宁疗护的历史起源

安宁疗护一词源于中世纪，又称临终关怀、舒缓医疗、姑息治疗。最早用于指给需要帮助的旅行者提供食宿以及医疗服务的一个驿站，现延伸为医疗团队或组织制订的一系列系统科学的方案，为停留在人生旅途最后一站的需要帮助的群体提供休养场所与精心的照料和服务。

具有安宁疗护意义的社会实践历史久远。中国在 2000 多年前就成立"庇护所"，关怀临终患者；唐代的"悲田院"专门收养贫穷、没有依靠的老年乞丐；北宋设立"福田院"，专门供养孤独有病的老年乞丐；元代设立"济众院"，专门收留孤寡、残疾、不能自养的老人；清代设立"普济堂"，收养老年贫民。这些机构都具有照护患者和老人的慈善性质。西方的安宁疗护实践始于中世纪欧洲，最初是教会为患病的朝圣者修建的"庇护所"，是宗教意义上的慈善事业。

现代意义上安宁疗护的倡导者和奠基人是英国护士西希里·桑德斯博士。1967 年，她在英国创办了世界上第一个以照护临终患者为主要宗旨的安宁疗护医院——圣克里斯多弗安宁院（St. Christopher Hospice），被誉为"点燃了临终关怀运动的灯塔"。目前世界上已经有许多国家和地区建立了安宁疗护机构。

世界卫生组织于 1990 年提出安宁疗护的原则：维护生命，把濒死认作正常过程；不加速也不拖延死亡；减轻疼痛和其他痛苦症状；为患者提供身体上、心理上、社会上和精神上（即身、心、社、灵）的支持，直到他们去世；在患者重病及去世期间为家属提供哀伤抚慰和其他帮助。

2005 年起，国际社会将每年 10 月份第 2 个星期六定为"世界安宁疗护日"（World Hospice and Palliative Care Day）。目前，安宁疗护在世界范围已发展成为一个新的相对独立的学科。

（三）中国安宁疗护事业的发展

中国真正意义上的安宁疗护起步较晚。20 世纪 80 年代，安宁疗护被引入中国。北京松堂关怀医院被称为中国第一家安宁疗护医院，该医院于 1987 年筹备，1990 年正式接待患者。1988 年 7 月，美籍华人黄天中博士与天津医学院崔以泰教授合作，在当时的天津医学院创立了我国第一个安宁疗护研究机构——天津医学院临终关怀研究中心。1991 年 3 月，临终关怀研究中心召开了"首次全国临终关怀学术研讨会暨讲习班"。1992 年 5 月，经国家科学技术委员会批准，天津医学院与美国东西方死亡教育研究学会联合在天津举办"首届东方临终关怀国际研讨会"。国际研讨会之后，临终关怀机构如雨后春笋在全国多省市建立，中国临终关怀事业开始进入全面发展时期。1996 年 3 月，"全国死亡教育与临终关怀学术研讨会"在昆明召开，并创刊《临终关怀杂志》，以推动临终关怀事业的进一步发展。2005 年，中国老龄事业发展基金会在全国实施"爱心护理工程"，在 300 个大中城市建立"爱心护理院"，专门为老龄重病的老人们提供临终关怀服务。2016 年，《"健康中国 2030"规划纲要》明确提出，实现从胎儿到生命终点的全程健康服务和健康保障，加强安宁疗护等医疗机构建设。2017 年，国家卫生健康委员会正式颁布《安宁疗护实践指南（试行）》，规范了以指导各地加强安宁疗护中心的建设和管理，规范安宁疗护服务行为，为今后安宁疗护的发展奠定了坚实的基础。同年，第一批全国安宁疗护试点在北京市海淀区等 5 个市（区）启动。2019 年，在上海市和北京市西城区等 71 个市（区），又启动了第二批试点工作。

2022 年 2 月，国家卫生健康委员会发布对十三届全国人大四次会议第 6956 号《关于加快推进尊严死立法进程的建议》的答复，今后将进一步开展死亡教育科学讲座；进一步扩大国家安宁疗护试点，加强安宁疗护宣传倡导，加强对全社会的生命教育，树立科学理性的生死观，为推动安宁疗护服务发展创造良好的社会氛围。2022 年 3 月，国家卫生健康委员会等 15 部门联合印发的《"十四五"健康老龄化规划》明确提出要发展安宁疗护服务，稳步扩大安宁疗护试点，完善安宁疗护多学科服务模式，提高老年人和疾病终末期患者生命质量。2020 年 6 月 1 日起施行的《基本医疗卫生与健康促进法》第三十六条规定，"各级各类医疗卫生机构应当分工合作，为公民提供预防、保健、治疗、护理、康复、安宁疗护等全方位全周期的医疗卫生服务"。这为安宁疗护提供了法律保障和依据，也为将生前预嘱纳入到基本医疗卫生与健康促进法中奠定了基础。2022 年 7 月，深圳市七届人大常委会第十次会议表决通过了《深圳经济特区医疗条例》修订稿。其中，第七十八条在"临终决定权"上做出了大胆突破，规定如果患者立了预嘱"不要做无谓抢救"，医院要尊重其意愿，让患者平静走完最后时光。深圳也因此成为全国第一个实现生前预嘱立法的地区。

二、安宁疗护的特点及意义

（一）临终患者的心理特点

关于临终患者的心理特点，相关研究人员提出很多说法或理论模型，其中被人们广为接受的为美国医学博士伊丽莎白·库伯勒·罗斯（Elisabeth Kubler – Ross）所提出的理论。她在《死亡与临终》一书中指出，人临终时的心理特点大体分为五个阶段，即否认、愤怒、协议、忧郁和接受。

1. 第一阶段：否认（denial）　对生的眷恋与对死的恐惧会让人很难接受即将辞世的事实，典型的反应即为否认与震惊。很少有人能做到真正地看淡生死，当得知自己将离去时，他们会想尽办法来驳斥，如要求复查、会诊甚至转院等。其实这种反应是一种很好的保护性心理防御机制，它可以减缓这种超出个体承受范围的刺激信息对人体的伤害。患者及家属在这一时期逐渐意识到病情的严重性，并开始有相关的心理准备。

2. 第二阶段：愤怒（anger）　当患者意识到"生不久矣"已成事实，他们往往会首先表现出不甘与愤怒，开始怨天尤人，甚至把这些负面情绪转移到身边的人，如医护人员和家属。拒绝配合治疗、不进食、破坏身边的物品或谩骂他人，一系列的行为都显示出患者内心的痛苦与怨恨，是一种对生命的眷恋而又无能为力的情感宣泄。了解临终患者这一时期的心理特征，无论对于患者、家属还是医护人员，都有着重要意义。

3. 第三阶段：协议（bargaining）　患者的情绪渐渐平复，开始意识到内心的不愿接受并不能解决问题。他们开始试图寻找一种方法能够延续自己的生命。此时，他们的内心很茫然也很无助，将生的希望寄托于医生、命运、神灵甚至是一些所谓的偏方。这个时期的患者开始反思自己的人生有哪些过错，开始用一些行为试图弥补过错，即所谓的积德行善。他们用妥协的态度和良好的表现积极配合医护人员，并十分关注自己的病情变化，希望能够得到良好的救治以延续生命。此时，患者对亲属和身边的人很和善，可以在这一时期对患者进行正确的引导，让他们能够理性地对待死亡，活出人生最后的精彩。

4. 第四阶段：忧郁（depression）　当生的希望越来越渺茫，一味地妥协后并没有达到预期的期望时，患者开始表现出淡漠和忧郁。他们喜欢安静的环境，经常一个人发呆，不愿意与他人有过多的交流，甚至对身边的事物不再感兴趣。在疾病的影响下，他们常表现出精神萎靡、目光呆滞、呼吸微弱、寡言少语。有些患者开始回忆自己的人生，开始担心亲人的日后生活，开始亲自交代自己的后事料理事宜。此时期，医护人员及家属应尽量配合患者的合理要求，帮他达成最后的心愿。

5. 第五阶段：接受（acceptance）　患者表现出从未有过的安详与平静。他们不再避讳死亡这一刺耳的字眼，可以像讲述他人的故事一般评论自己的人生。同时，此期患者渴望家人能够时刻守候在自己的身边，十分享受和珍惜与亲朋好友共度的最后时光。此期患者身体虚弱、精神欠佳、嗜睡，医护人员及家属应该尽量避免打扰，安静的陪伴，满足患者生理及心理需求，使患者舒适地走完人生的最后旅程。

需要指出的是，并非所有的临终患者都会按照此顺序依次走过这五个阶段，也并不是每个阶段都一定会经历，可能提前、推后也可能停留在某一阶段。每个人在临终前的心理过程都是极其复杂的，医护人员及家属要根据实际情况懂得变通，并适时采取相应的措施，共同帮助患者减少痛苦，理性面对死亡。

（二）安宁疗护的特点

安宁疗护不等同于临床治疗，它与临床医疗相比较有以下特点。

1. 收治的对象主要是临终患者，特别是癌症晚期患者或患有类似疾病身心正遭受痛苦煎熬的患者。

2. 工作方法不是以治疗疾病为主，而是以缓解症状、支持疗法和全面照护为主。

3. 工作目标不是为了延长患者的生命，而是提高生命质量，维护患者的生命尊严和价值。

4. 工作内容不仅包括缓解患者的躯体痛苦，更包括心理关怀、社会支持和精神（灵性）抚慰。

5. 工作范围不但涉及照顾、关怀临终患者，而且涉及对患者亲属给予慰藉、关怀和帮助。

知识链接

安宁疗护分类

根据地点不同，安宁疗护通常可分为住院照护和居家照护两种模式。

1. **住院照护模式** 指终末期患者住在医疗机构，如医院的姑息治疗病房、临终关怀院、护理之家、康复院等接受安宁疗护。目前，我国以安宁疗护病房的形式居多，也得到国家政策的大力扶持。

2. **居家照护模式** 指终末期患者住在家里，由家属提供基本生活照顾，由医疗机构工作人员定期巡诊，提供帮助。巡诊小组由经过专业培训的医生、护士、药剂师、营养师、理疗师、心理咨询师等多学科人员组成，为患者提供注射药物、伤口换药、疼痛控制、生活护理、心理支持等，志愿者可参与陪伴和提供支持。居家照护模式满足了一部分患者希望生命最后阶段能和家属在一起的愿望，且费用低，又能够缓解医院床位紧张的状况。

三、安宁疗护的伦理要求

（一）安宁疗护的伦理意义

1. **体现了医学人道主义精神** 安宁疗护致力于帮助临终患者解除肉体和精神上的痛苦，满足患者生理、心理、伦理和社会全方位需要，使其在舒适的环境中尊严地离世。同时，为患者家属和亲人提供心理的支持和慰藉，减轻心理负担和精神压力。此时，安定疗护还能同时调动社会爱心力量，关爱临终患者，使人道精神得到深化和升华。

2. **体现了人的生命神圣、质量和价值的统一** 每个人的一生都曾为自身、他人、社会及后代创造过价值，即使在临终时期，其生命理应得到尊重。安宁疗护善待患者生命，尽可能提高其生存质量，减轻其痛苦，努力帮助实现其最后的愿望。安宁疗护所创造的有价值、有质量的生存状态，真正彰显了生命的神圣。

3. **人类文明进步的标志** 安宁疗护思想感召着社会上越来越多的个人和团体关心并参与这项事业，关怀临终患者及其家属。随着老龄化社会的到来，尊重老人，善待临终患者，将成为全社会关注的一个重要课题。安宁疗护充分体现了人类的大爱、真诚和温暖，促使人性展现出最真实而善良的一面，这不仅是社会发展的需要，也是人类文明进步的表现。

4. 有利于卫生资源的公平分配 安宁疗护在医疗方面一般提供姑息性、支持性的安宁照料，不使用贵重药品，不做过度治疗，避免卫生资源的浪费。另一方面，将节省的卫生资源投入有利于社会和人类健康的卫生领域，可提高卫生资源的使用效率和价值。

（二）安宁疗护的伦理要求

1. 满足患者的生理需求 对于临终患者来说，死亡随时会降临在身边，但在人生的最后阶段，他们依旧渴望正常人的生活。满足患者的生理需求是安宁疗护的一项重要任务。对于已经进入安宁疗护阶段的患者，护士在日常诊疗护理中积极主动从患者本人和家属、朋友了解其对安宁疗护的认识和需求。在提供安静舒适的诊疗环境同时，对患者提出的客观需求和愿望，应尽可能协助并满足。

2. 满足患者的安全需要 临终患者面对日益临近的死亡，难免会迷茫和恐惧，他们不知死亡将经历怎样的苦痛，甚至对于死后的世界充满着幻想。医务人员应帮助患者及家属建立积极的生死观，克服对死亡的恐惧，认识到生、老、病、死是人生必然规律，坦然直面和接受死亡。同时，患者经常会问及常人无法理解的问题，也会对自己的病情过分关注。医务人员应耐心对待患者的每一个问题，通过积极沟通引导，安抚患者的情绪，满足其安全需要。

3. 理解患者的心理行为 安宁疗护阶段的患者，在情绪心理层面会发生巨大的变化，患者的家属亦是如此。一部分患者会经历焦虑、恐慌、绝望、遗憾和不舍等交织复杂的负性心理过程。负性心理过程会促进患者病情恶化，甚至加速临终患者的死亡，而积极、平和、坦然的情绪心态可使患者宁静、安详地度过临终期。作为医务人员，要有忍让的态度和宽容的胸襟，努力做好本职工作，用行动感化患者，满足其爱与归属的需要。

4. 尊重临终患者的权利 保护和尊重患者权利和人格是医务人员的责任和义务。医务人员在治疗中，要时刻注意保护患者的隐私、维护其尊严和人格，让患者感受到对生命的敬畏之心。一方面，在不违背法律法规、医学伦理和诊疗规章制度的前提下，在患者仍有独立意识和思维的时候，应当尊重患者知情权和选择权。他们有权利对医疗、护理措施提出建议和要求，安排自己逝去后的相关事宜，甚至有权利选择以怎样的方式结束自己的生命。另一方面，应根据性别、年龄、文化水平、宗教信仰、情感倾向及生活习惯等的不同，满足其自尊心、情感、隐私及精神相关方面的需求。医务人员根据自己的理性判断，尽量满足其合理的意愿。经过与家属的沟通，满足其被尊重的需要，帮助临终患者做到"安宁的生，静美的死"。

5. 安抚临终患者家属 安宁疗护的对象不仅仅是患者，还包括患者的家属。面对亲人即将离去，对于家属是一种沉痛的打击。医务人员应帮助患者家属适应患者病情的变化和死亡，给予充分的表达。同时，要关注家属的情绪变化，适时对家属进行心理疏导与安慰，帮助家属早日走出丧亲阴影，缩短悲伤过程，减轻悲痛；协助处理后事，引导其接受死亡的现实，让其尽快回归到日常的学习、生活中。

第二节 死亡伦理

一、概述

死亡是人体器官、组织、细胞等的整体衰亡，是生物学生命新陈代谢的停止，是人类个体自我存在的结束。死亡是生命的存在方式，是人类不可逃避的自然规律；死亡促使人类反思"生"的价值，彰显生命意义；死亡解决了有限的资源与可能的无限的人口之间的冲突，推动了人类的发展和进步，彰显生命的物质价值；死亡蕴含着对亡者深厚而复杂的情感、态度和伦理评价，彰显生命的文化价值。

在走向死亡的过程中，我们都将会面对死亡以及死亡带来的各种伦理问题，关键是以什么标准来界定死亡。人们对这个问题的认识是随着医学科学的发展，以及人们对生命本质特征不断深化的认识而逐步深入的。

（一）死亡标准

1. 传统心肺死亡标准 传统心肺死亡标准是心肺功能的停止，简称"心肺标准"。生命的结束，死亡来临时刻就是心脏停止搏动，呼吸终止。多年来，医学一直把心肺功能作为生命最本质的特征。早在《黄帝内经》中就有记载："脉断，气绝，死。"传统中医理论也认为"心为君主之官、肺为华盖"，心肺功能丧失死亡标准在人们心目中占据极高的地位。古希腊亚里士多德也曾提出"心脏灵魂器官学说"。心脏停搏、呼吸消失一度成为死亡的代名词。1628年，英国学者哈维发表《心血运动论》，在人类历史上第一次科学地揭了心脏在血液循环中的功能和作用，更稳固了心、肺死亡标准的权威地位。此外，这一标准逐渐得到法律的认可。1951年，美国的布莱克在《Black法律字典》中将死亡定义为：血液循环完全停止，呼吸、脉搏消失。我国《辞海》中，将心搏、呼吸停止作为诊断死亡的标准。传统死亡标准虽有许多弊端，但这种死亡观念在人们心中已根深蒂固。时至今日，在一些国家心肺功能丧失仍是判断死亡的最终标准。

2. 脑死亡标准 1959年，法国学者Mollaret和Goulon首次提出脑死亡的概念。1967年12月，南非医生巴纳德成功为患者布雷格进行了心脏移植。心脏移植必须在供体的器官尚可维持循环功能的条件下进行，而受体手术中需借助医疗设备进行体循环，这与传统心肺死亡标准相悖，人们不禁思考，心搏停止真的能用来判定死亡吗？由此，医学界对死亡标准开展了激烈的争论。如今，现代医学证明，以脑死亡来判定死亡更加科学。

脑死亡是指某种病理原因引起脑组织缺血、缺氧而坏死，致使脑组织功能和呼吸中枢功能达到不可逆转的消失阶段，最终必然导致的病理死亡，即脑的功能停止先于呼吸和循环功能停止而引起的死亡。1968年，美国哈佛大学医学院死亡定义特别委员会提出"脑功能不可逆性丧失"作为新的死亡标准，制定了脑死亡的四条确定标准，并逐渐得到了医学界的普遍认可。此标准具体内容是：①对外部的刺激和内部的需要无接受性、无反应性；②自主的肌肉运动和自主呼吸消失；③诱导反射消失；④脑电波平直或等电位。同时规定，凡符合以上4条标准，持续24小时测定，每次不少于10分钟，反复检查多次结果一致者，并排除体温过低（低于32.2℃）或刚服用过巴比妥类及其他中枢神经系统抑制剂的情况，即可宣布死亡。同年，由世界卫生组织建立的国际医学科学组织委员会规定脑死亡标准为：①对环境失去一切反应；②完全没有反射和肌张力；③停止自主呼吸；④动脉压陡降；⑤脑电图平直。其基本内容与"哈佛标准"基本相同。

我国在20世纪80年代就开始讨论制定脑死亡判定标准的问题。1986年6月，在南京召开的心肺脑复苏专题座谈会上，与会的医学专家学者们倡议并草拟了我国第一个《脑死亡诊断标准》（草案），即南京标准，此标准与哈佛标准近似。中华医学会在1999年制定了《武汉诊断标准》。2002年原卫生部推出成人《中国脑死亡诊断标准》（草案）。2009年4月，由原卫生部脑死亡标准起草小组完成作为修订稿的《脑死亡判定标准及技术规范（成人）》。2020年国家卫健康委员会脑损伤质控评价中心发布了中国成人《脑死亡判定标准与操作规范（第二版）》，期望中国脑死亡评估工作的发展更加规范、有序。目前，在我国尚未对脑死亡标准给出明确法律规定下，医学界判定死亡的公认标准仍然是心肺死亡标准。

二、死亡标准的伦理争议

（一）传统心肺死亡标准的伦理争议

1. 判定死亡不够准确 人们在实践中发现，依照心脏停搏和呼吸停止来判定死亡，偶尔会出现"死而复生"的案例，这是心肺死亡标准在判断死亡上的失误。在西南非洲卡拉哈里的沙漠里，布须曼人把心脏停搏的死人，埋葬在浅墓中，但是多次出现"死人"从坟墓中爬出来等事情。由此可见，依据呼吸停止和心脏停搏判断死亡是不够准确的，有一定的局限性和缺陷。

2. 新兴生命支持技术挑战了心肺死亡标准 在医学高新技术出现之前，患者的心肺功能衰竭后，他们的大脑功能会很快衰竭。而当他们的大脑功能衰竭之后，心肺功能也会很快衰竭。但有了这些技术后，如心肺复苏技术、仪器（如呼吸机）、药物的应用等，使原本密不可分的脑功能和心肺功能发生了分离，患者可以不经大脑借助呼吸机或心脏器械维持呼吸和心搏，心脏在生命活动中的权威性地位日趋动摇。同时，植物状态生命带来许多经济负担和道德质疑，这也动摇了人们对心肺死亡标准的信念。

3. 器官移植技术的开展挑战了心肺死亡标准 心肺死亡标准不利于器官的采集，器官移植需要新鲜的器官，但按照心肺死亡标准，心肺功能停止后才可摘取有用器官，心脏停搏，血液循环即停止，器官因缺乏血供失去新鲜度，会影响到被移植器官的成活。

（二）脑死亡标准的伦理争议

1. 脑死亡标准与传统文化的冲突 中国有源远流长的"孝"文化，孝道要求家属对于病危的亲人要尽心尽力、尽职尽责地陪伴并为其送终，而脑死亡观念同儒家的"孝"文化是相冲突的。一个脑死亡的人仍存在心搏、呼吸和体温，在这种情况下判定亲人死亡，在感情上让人难以接受，会带来内心极度不安和自我谴责。与传统文化的冲突是脑死亡观念在中国社会推广和实施的一大障碍，因此，推广工作要充分考虑社会民众的民族文化心理。

2. 脑死亡标准的社会功利权衡 在脑死亡标准合理性的论证过程中，经常会考虑到脑死亡标准的社会价值和医疗意义。脑死亡标准的判定结束了对脑死亡患者痛苦的无意义的治疗，最终节约了国家和社会有限的医疗资源，缓解了家庭的经济和精神负担，有助于器官移植事业发展。然而，这些都是基于考虑他人和社会利益而判定脑死亡患者死亡的，社会功利的权衡是脑死亡标准在现实中面临的另一个重要伦理问题。

3. 脑死亡判定的信任危机 医患双方之间存在信息不对称，一旦脑死亡标准确立，公众担忧医生是否会过早使用权利，使患者得不到应有的抢救和治疗；或者在判定过程中存在失误或差错。同时，也担忧这一标准被滥用进行违法活动，如器官买卖等。公众担忧的核心问题即是脑死亡判定会受到某些特殊利益影响，尤其涉及到器官捐献和移植的问题，因此，在脑死亡标准实施的进程中需要必要的制约、监督和透明度。

（三）脑死亡标准的伦理意义

1. 有利于正确、科学地判断死亡 脑死亡概念的提出是人类死亡观的新发展，脑死亡作为死亡标准在临床中的应用有重要的医学、伦理学、法学和社会学意义。脑死亡在客观上提供了一个更为科学、可靠的判定依据，改变了传统上将心搏和呼吸停止作为死亡标准的看法。现代医学科学技术的发展以及不断发生的临床案例都证明，心搏和呼吸停止并不是判断死亡的可靠依据，脑干功能所发生的"不可逆转性的脑功能彻底丧失"才是死亡更为科学、合理的判断标准。

2. 有利于合理、有效地利用卫生资源 完全依赖生命支持技术维持大脑不可逆转的无意识的植物状态生命，可能导致医疗卫生资源的过度使用，引发有限卫生资源不合理、不公正分配。脑死亡标准的确定，可使医务人员在科学判断后不再拖延死亡的过程，有利于卫生资源的合理有效应用。

3. **有利于器官移植的顺利开展**　脑组织对缺血、缺氧最敏感。当缺氧尚未引起其他组织、器官损害或坏死时，脑组织便出现死亡。所以，依照脑死亡标准对供体做出死亡诊断，将提高器官移植成功率，有利于需要植入器官的患者。这既对器官受体有益，又对器官供体有益，符合社会功利主义伦理原则。先进的医学技术的应用需要有供体的支持，用脑死亡标准判定死亡从某种程度上将会增加有效供体，有利于器官移植的顺利开展，也将给越来越多的患者带来福音。

4. **有利于法律的实施和精神文明建设**　目前，现行法律以心肺功能停止作为死亡判断标准。脑死亡标准的确立，将为法律处理此类问题提供科学依据，有助于防止和处理此类医疗纠纷。同时，脑死亡标准的确立，有利于转变守旧的伦理观念，树立科学的死亡观念，从而有利于社会主义精神文明建设。

第三节　安乐死的伦理争议

一、概述

身患不治之症或重度难治之症，处于极度痛苦、生活质量低下、濒临死亡的患者，是不惜一切代价地治疗和维持他的生命呢，还是使其少受折磨，安详地提前结束生命——安乐死。这一问题不仅是医学问题，也是现代医学伦理学、社会学、法学等领域深入研究和激烈争论的问题。

（一）安乐死的定义

"安乐死"一词源于希腊文 euthanasia，原意是指"快乐的死亡"或"无痛苦的死亡"。安乐死的定义是：患不治之症的患者，在危重濒死状态时，由于精神和躯体的极端痛苦，在患者或家属的合理要求下，经医师鉴定认可，用人为的医学方法使患者在无痛苦状态下度过死亡阶段而结生命的全过程。

安乐死是死亡过程中的一种良好状态及达到这种状态的方法，而不是死亡的原因。安乐的本质不是决定生与死，而是决定死亡时是痛苦还是安乐。

安乐死的目的是通过人工调节和控制，使死亡过程呈现一种理想状态，避免肉体和精神的双重折磨，使濒死患者获得舒适和幸福的感受。

（二）安乐死的分类

1. **按采取的方式划分**　可分为主动安乐死和被动安乐死。

（1）**主动安乐死**　亦称积极安乐死，指患者在治愈无望且痛苦难耐的情况下，应患者或家属的请求，医务人员采用药物或其他主动的手段促使患者生命的结束，使其安然死去。在西方国家，对此有"仁慈助死"的说法。

（2）**被动安乐死**　亦称消极安乐死，指医务人员应患者或家属请求，不再进行积极治疗，撤出患者赖以维持生命的体外循环装置、人工呼吸装置及其他辅助设施，仅给予减轻痛苦的适当维持治疗，任其等待死亡的降临，自然逝去。在西方国家，对此有"听任死亡"的说法。

2. **以患者同意的方式划分**　可分为自愿安乐死和非自愿安乐死。

（1）**自愿安乐死**　指患者有行为能力或意识清楚时，由患者本人提出或表达过安乐死的愿望，并签订过相关的医疗文书。

（2）**非自愿安乐死**　指患者没有表达同意安乐死或是没有行为能力，根据患者家属或监护人、代理人的请求，由医生依据实际情况决定给予安乐死，这种情况常是针对无行为能力的患者，如婴儿、昏迷不醒的患者、精神病患者和认知能力严重低下者。

综合以上两种主要分类，安乐死共可分为四种类型：自愿主动安乐死、自愿被动安乐死、非自愿主动安乐死、非自愿被动安乐死。

（三）安乐死的历史发展

自20世纪30年代开始，西方一些国家便对安乐死问题进行了讨论。1935年，全世界第一个提倡自愿安乐死的团体在英国正式成立。自1936年起，英国、美国等国家和地区立法机关先后收到安乐死合法化的立法建议。这些建议虽均遭否决，但安乐死的观念却已逐步深入人心。

第二次世界大战前后，纳粹德国开始推行"种族卫生"运动。他们认为，生命是否值得活下去，不仅取决于该生命对个人的价值，而且还取决于该生命对社会的价值。对那些活得无价值的人、不值得生存的人实施安乐死是合理的，而且杀死这些有缺陷的人还可以带来更多的研究机会，尤其是对大脑的研究。于是，在"安乐死"的旗号下，纳粹德国大规模屠杀吉卜赛人和犹太人达600多万人。在其后的很长一段时间里，安乐死成为世界各国谈之色变的话题，被蒙上了浓重的阴影。

为使安乐死真正造福人类，自20世纪50年代起，一些国家开始尝试安乐死立法。1950年4月14日，东京地方法院的一个安乐死案件判决指出，为了解除患者躯体上的剧烈痛苦不得已侵害其生命的行为，属于刑法中的紧急避险行为，不应受到惩罚。这样，在日本通过了法院对刑法所规定的"正当行为和紧急避难行为"的司法解释，给安乐死以有条件的法律认可。之后，不同法院对类似案件的判决逐步形成了日本的安乐死判例法，成为亚洲第一个在法律上有条件地承认安乐死的国家。1973年，荷兰一名医师对其患者实施了安乐死。由此，医师被法院认定谋杀，但宣判监禁一周缓刑一年。就此判决，法官作了特别的情况说明：必须在规定的条件下实施安乐死。1993年，荷兰议会通过的一项法律议案明确规定：如果医师遵循可证明安乐死合理的三个条件，并且通知了验尸官，那么他可被免予起诉。此后，荷兰一再放宽安乐死的尺度，并于1999年8月10日通过的法律修正案规定，凡16岁以上的人，若患绝症到生命末期，均可自行决定是否接受安乐死，12~15岁的青少年则必须经其父母同意。2001年4月，荷兰议会上议院以46票赞成28票反对通过了安乐死法案。2002年4月1日，该法案正式生效，荷兰成为世界上第一个正式批准并允许由医师执行自愿主动安乐死的国家。

知识链接

我国安乐死现状

在我国，第一例"安乐死"事件发生在1986年。患者夏素文因为身患绝症，痛苦不堪，其子女不忍心让母亲再受病痛折磨，请求医生为其实施"安乐死"。医生不同意，后因家属一再要求，医生为夏素文开了100mg复方氯丙嗪，由值班护士做了注射，致夏素文死亡。此事件一石激起千层浪，引发了全社会关于安乐死的讨论及学界的研究。在夏素文去世两年后的1988年，在七届人大会议上，著名医学专家、人大代表严仁英教授提出有关安乐死议案："生老病死是自然规律，但与其让一些绝症患者痛苦地受折磨，还不如让他们合法地安宁地结束他们的生命。"此后，在全国人大和政协会议上都有关于安乐死立法的提案，呼吁进行安乐死的立法尝试。但到目前为止，我国尚无安乐死合法化的法律出台。

二、安乐死的伦理争议

（一）赞成安乐死的伦理理由

1. 安乐死体现了尊重自主原则 个人的生命属于个人，个人有权处理自己，人有生的权利，也有死的权利，包括选择死亡方式的权利，安乐死正体现这种权利，对于死亡不可避免而又遭受极大痛苦的患者来说，满足他们人生最后一个愿望是人道的，是合乎医学伦理的，他们有权去选择体面、舒适的死亡方式。

2. 安乐死体现生命质量和生命价值原则 对于安乐死的对象来说，其生命的社会存在已经丧失，生命价值失去了意义。延长这些毫无治愈希望的患者生命，实际上是在延长痛苦的死亡过程。安乐死有利于减少患者在肉体和精神上极端痛苦的折磨，符合生命质量和生命价值原则。它既是对患者家属也是对患者本人的尊重和满足，符合患者及家属的共同利益。

3. 安乐死节约医疗卫生资源，减轻家庭社会负担，符合公正、有利原则 安乐死可减轻患者及家属心理上和经济上持续性的压力，有利于减轻家庭和社会负担，也有利于医疗卫生资源更充分、更合理地使用和分配。

4. 安乐死符合现代医学目的和发展目标的价值取向 现代医学的目的不仅仅是维持生命，更重要的是要提高个体和群体的生命质量和生存质量。提倡安乐死，对临终患者不再局限于维持生命，而是着眼于提高临终患者的生命质量和生存质量，采取一些姑息疗法来减轻患者的痛苦，使临终患者在临终之前能受到身心等方面的全面照顾，保持一种自然完好的生存状态，以安乐的心境度过生命的最后时光，充分感受人生的美好，以尽可能改善和提高患者的生命质量和生存质量。

（二）反对安乐死的伦理理由

1. 救死扶伤是医师的职责，放任患者死亡与医师的职责不相容 此观点认为，医务人员对患者施以死亡术，实际上是变相杀人、慈善杀人，因此，安乐死是不人道的，有背于传统医学神圣的治病救人的使命。

2. 不可救治就不治，不利于医学科学的进步 只要有生命现象，就有被救活的可能。医学的发展会治愈一些顽症，现在的不治之症，可能成为将来的可治之症。认为不可救活就不去救治，无益于医学科学的发展和进步。

3. 安乐死是对人的生存权利的剥夺 生命是神圣的，任何情况下都不能主动促使其死亡，否则是不人道的。

4. 安乐死不一定是患者的真实意愿 当患者处于难以忍受的病痛之时，他是很脆弱的，对未来充满恐惧和焦虑。事实上，如果对疼痛加以控制，患者很可能会放弃安乐死的想法。

对于安乐死的问题，我们不能持绝对肯定或绝对否定的态度，必须用科学的立场，以人道主义的道德观，按医学伦理学的原则来研究和探讨。目前，由于我国深厚的传统文化、伦理道德及社会习俗等原因，安乐死的实施时机尚不成熟。安乐死的实施，除了需要有必要的伦理学依据和医学技术保障外，还有赖于社会大众死亡观念的转变，尤其是相关法律制度的建立。

目标检测

答案解析

一、最佳选择题

1. 下列关于安宁疗护的说法正确的是（ ）

    A. 以所有患者为服务对象

    B. 以治疗疾病为主要服务内容

    C. 以延长患者的生存时间为目的

    D. 面向的仅仅是临终患者个体

2. 下列不符合安宁疗护道德要求的是（　　）

A. 认识和理解临终患者

B. 保护临终患者的权益

C. 尊重临终患者的生活

D. 不惜代价延长临终患者的生存时限

3. 在医学伦理学中，对患有不治之症又极度痛苦的患者，停止采取针对病因的人工干预方式，以缩短痛苦的死亡过程。是指（　　）

A. 积极安乐死　　　　　　　B. 他人助死

C. 消极安乐死　　　　　　　D. 安宁疗护

4. 在我国当患者病情危重救治无望时，若有关方面提出"安乐死"要求时（　　）

A. 患者直接要求或立有遗嘱，予以同意

B. 配偶提出要求，可予同意

C. 不予同意

D. 经医院领导批准后，可同意执行

5. 根据美国哈佛医学院提出的"脑死亡"概念，不能确诊"脑死亡"的条件是（　　）

A. 自主运动和自主呼吸消失

B. 对外部刺激和内部需求毫无知觉和反应

C. 体温低于32.2℃或服用中枢抑制药物者

D. 脑电波平直或等电位

二、思考题

1. 试述安宁疗护的伦理要求。

2. 试述脑死亡标准的伦理意义。

书网融合……

重点小结　　　　　习题

第八章 医学伦理道德的教育和修养

PPT

>> 学习目标

知识目标：通过本章的学习，掌握医德教育的原则和方法，医德修养的途径和方法，医德评价的标准和依据；熟悉医德监督的原则和方式。

能力目标：能运用理论知识，培养医学工作者具备扎实的理论基础、敏锐的问题意识、解决问题的能力、高尚的职业操守和适应变化的能力，为将来的医疗实践奠定坚实的基础。

素质目标：增强医德意识，牢固树立医德观念，培养对医疗行为进行监督的自觉性和责任感，提升自身医德境界，保持公正、客观的态度，促进医疗行业的健康发展。

>> 情境导入

情境：吴孟超，男，是中国肝脏外科的开拓者和创始人，被誉为"中国肝脏外科之父"。他毕业于上海同济大学医学院，曾任第二军医大学东方肝胆外科医院院长，中国科学院院士，并获得国家最高科学技术奖。吴孟超院士在肝脏外科领域做出了杰出贡献，成功实施了世界上第一例肝癌切除手术，救治了超过一万六千名患者。他常说："一个好医生，眼里看的是病，心里装的是人。"吴孟超院士的一生，是致力于医学事业、全心全意为人民服务的一生。

思考：1. 吴孟超院士为何能在肝脏外科领域取得如此卓越的成就，并深受患者和同行的尊敬？

2. 医务工作人员应如何学习和实践吴孟超院士将患者放在首位、敬业奉献的医德精神？

在医学这条既古老又不断创新的征途上，医德始终是指引我们前行的灯塔。医学伦理道德的教育和修养不仅关乎医务人员个人品质的提升，更关乎整个医疗行业的形象与信誉。医德教育与修养是培养医学人才的重要环节，它们对于塑造具有高尚医德、精湛医术和人文关怀精神的医务人员具有不可替代的作用。医德教育是医学教育的核心组成部分，它通过系统的理论和实践教学，引导医学生和医务人员树立正确的价值观和职业道德观。而医德修养则是医德教育的延伸，它要求医务人员在职业生涯中不断自我完善，提升自身的医德水平，以实现对患者的尊重、关爱和责任。

在本章中，我们将深入探讨医德教育的原则和方法，医德修养的途径和技巧，医德评价的标准和依据，以及医德监督的原则和方式。通过本章的学习，我们期望每位医学工作者能够更加深刻地理解医德的重要性，掌握提升医德修养的策略，并在实际工作中践行医德规范，为患者提供优质、安全、充满人文关怀的医疗服务。

第一节 医德教育与医德监督

一、医德教育

（一）医德教育的含义

医德教育是指医疗卫生单位和医学院校按照医德要求及其规范，对医学生和医务人员有目的、有组织、有计划地施加系统影响，培养他们高尚的医德品质，提高他们的医德境界，使他们能够自觉地履行医德义务的教育活动。它是一种特殊的职业道德教育，是医学教育的重要组成部分。医德教育的目的是使医学生和医务人员了解和掌握医德的基本理论、原则和规范，提高他们的医德认识、情感、意志和信念，养成高尚的医德行为和习惯，从而能够在处理医疗工作中的各种道德问题时做到知行合一，为患者提供优质的医疗服务。

医德教育的内容涵盖医学生和医务人员对医疗道德的认知、情感认同、主动内化、自律提升等环节，具体包括医德理论教育、医德规范教育、医德实践教育等。其中，医德理论教育是基础，使医务人员理解和掌握医德的基本原则和理论；医德规范教育是重点，使医务人员明确在医疗工作中应该遵循的行为准则；医德实践教育是关键，使医务人员在医疗实践中不断锤炼和提升自己的医德品质。医德教育是培养医务人员高尚医德品质的重要途径。医德教育在引导医务人员树立正确的价值观、职业观和道德观，提高他们的医德素养和医疗服务质量过程中起着不可替代的作用。

（二）医德教育的特点

1. 专业性与综合性 医德教育既涵盖医学伦理学知识体系，又涉及法学、心理学、社会学等多学科领域。这些学科的知识和方法在医德教育中相互融合，共同为培养医务人员的全面素质服务。同时，它要求医务人员在掌握医学伦理原则、规范和价值观后，要将其运用在医疗实践中。因此，在开展医德教育时，既要注重特定医学伦理知识体系的传授和实践导向的培养，又要注重跨学科融合和多元素质的培育，同时还要综合考虑社会背景等因素对医务人员道德行为的影响，这样才能取得良好的效果。

2. 同时性与层次性 医德认知、医德情感、医德意志和医德行为等共同构成了医务人员的医德品质，需要同步培养与提升。此外，不同地域、不同文化背景下的医务人员可能面临不同的医德问题和挑战，所以，医德教育需要充分考虑这些因素，制定符合实际情况的教育策略和内容。因此，在开展医德教育时，既要注重教育的连续性和实时性，又要考虑不同地域、文化背景和发展阶段的医务人员的实际需求，制定有针对性的教育策略和内容，以实现医德教育的最佳效果。

3. 长期性与渐进性 医德教育不是一次性的活动，而是需要贯穿医务人员的整个职业生涯，与他们的专业发展和个人成长紧密相连。在教育过程中，教育主体需要根据医务人员的认知水平和道德发展阶段，逐步引入更高层次、更复杂的医德问题和情境，帮助他们逐步深化对医德的理解和掌握。医务工作者自身也需要不断反思、实践和调整，以逐渐形成稳定的医德品质。随着医学科技的进步和社会伦理观念的演变，医德标准和要求也在不断发展。因此，医德教育需要与时俱进，持续更新教育内容，确保医务人员始终保持与时俱进的医德观念。

4. 理论性与实践性 医德教育的理论性和实践性是密不可分的。理论是实践的基础和指导，实践则是理论的检验和应用。医务人员需要不断地将所学的医德理论知识应用到实践中去，通过实践来加深对理论的理解和掌握；同时，也需要将实践经验总结提炼，形成更加完善的医德理论体系，以便更好地指导未来的实践。

（三）医德教育的过程

医德教育的过程是一个系统、长期的教育过程，主要包括以下几个方面。

1. 提高医学道德认识 医学道德认识是指医务人员对医学道德原则、规范和价值观的理解和把握，是医德行为的基础和先导。提高医学道德认识是医德教育过程的首要任务，它关乎医务人员对医学道德的理解和认知。医务人员作为医疗服务的提供者，肩负着保障患者健康和生命安全的重任。在医疗实践中，医务人员经常会遇到各种复杂的医学道德困境，如患者自主权与医生责任之间的冲突、医疗资源分配的不公等。具备高度的医学道德认识，可以使医务人员在面对这些困境时，能够迅速做出正确的道德判断和决策，保障患者的权益和利益。医务人员作为社会中的重要职业群体，其职业道德水平直接影响着公众对医疗行业的信任和认可程度。通过提高医学道德认识，医务人员可以展现出良好的职业道德风貌，赢得公众的尊重和信任，从而提升整个医疗行业的形象和声誉。通过提高医学道德认识，医务人员可以不断完善自己的职业道德体系，提升自己的综合素质和竞争力，为个人的职业发展奠定坚实的基础。

2. 陶冶医学道德情感 医学道德情感是医务人员在面对患者和医疗服务过程中产生的情感反应，包括同情、关爱、尊重和责任等。陶冶医学道德情感是医德教育过程中不可或缺的一环，它涉及医务人员对于患者和同事的情感体验以及对于医学职业的情感认同。陶冶医学道德情感是一个渐进的过程，需要医务人员在实践中不断体验和感悟。通过陶冶医学道德情感，医务人员能够更好地理解患者的需求和痛苦，增强他们的责任感和使命感，从而提供更加人性化、高质量的医疗服务。良好的医学道德情感有助于医务人员与患者建立信任、和谐的关系。当医务人员以真诚、关爱和尊重的态度对待患者时，患者往往会产生信任感和归属感，愿意与医务人员合作，促进疾病的康复。医学道德情感在医德教育中具有重要的作用，包括增强医务人员的共情能力、促进医患关系的和谐、提升职业满意度和幸福感以及强化道德责任感。

3. 锻炼医学道德意志 医学道德意志是医务人员在实践医德行为时所表现出的坚定性和毅力，是医德行为能够持续、稳定进行的内在保障。医学道德意志是医务人员实现医德目标的动力源泉，也是医德教育过程中的关键环节之一。它关注的是医务人员在面对医学道德冲突和困境时，能否坚守医德原则和规范，做出正确的道德选择。锻炼医学道德意志对于医务人员应对医学道德挑战、克服困难与压力、实现医德目标以及维护医德品质具有重要意义。通过锻炼医学道德意志，医务人员可以在实践中不断提升自己的道德决策能力，更好地应对各种医学道德挑战和困境。这将有助于他们在医疗服务中坚守医德原则和规范，为患者提供更加优质、安全的医疗服务。

4. 树立医学道德信念 医学道德信念是医务人员在医学实践中形成的对医学道德原则、规范和价值的深刻认同和坚定信仰，它对于医务人员的行为决策、价值取向以及职业发展等方面都起着至关重要的作用。医德教育要引导医务人员和医学生树立正确的医德信念，将医德原则和规范内化为自己的行为准则，形成坚定的道德信仰。通过树立医学道德信念，医务人员可以在医疗实践中坚守医德原则和规范，为患者提供优质的医疗服务。同时，医学道德信念也是医务人员自我成长和职业发展的重要支撑，有助于他们在医学事业中不断取得进步和成就。随着医学技术的不断进步和医疗服务模式的转变，医务人员需要具备更高的医学道德素质来适应这些变化。通过树立医学道德信念，医务人员可以不断完善自己的职业道德体系，提升自己的综合素质和竞争力，为个人的职业发展奠定坚实的基础。

5. 养成良好的医学道德行为和习惯 医务人员作为社会中的重要职业群体，其职业道德水平直接影响着公众对医疗行业的信任和认可程度。养成良好的医学道德行为和习惯，有助于医务人员树立良好的职业形象，赢得公众的尊重和信任，从而提升整个医疗行业的形象和声誉。医德原则和规范是医务人员在医学实践中应当遵循的行为准则，而养成良好的医学道德行为和习惯则是将这些原则和规范内化于心、外化于行的过程。通过养成良好的医学道德行为和习惯，医务人员能够在日常工作中自觉遵守医德规范，积极履行医学使命，为医疗事业做出贡献。

在医德教育的全过程中，医德认识、医德情感、医德意志、医德信念和医德行为习惯构成了医德品质的五个环节，这五个环节是相互联系、相互作用的。①医德认识：是医德教育的基础。医务人员需要对医学道德原则、规范和价值观有深入的理解和认识，这是他们形成正确医德观念、做出正确道德决策的前提。没有医学道德认识的基础，其他四个方面的培养就无从谈起。②医德情感：是医德教育的重要环节。医务人员在医疗服务过程中，需要培养对患者和同事的同情、关爱、尊重和责任等情感。这些情感是他们在面对医学道德问题时，能够做出正确决策的重要动力。同时，医学道德情感也是医务人员与患者建立良好关系、提供人性化服务的关键。③医德意志：是医德教育的关键步骤。医务人员在面对医学道德冲突和困境时，需要有坚定的道德意志，坚守医德原则和规范，做出正确的道德选择。通过锻炼医学道德意志，医务人员可以在实践中不断提升自己的道德决策能力，更好地应对各种医学道德挑战。④医德信念：是医德教育的核心目标。医务人员需要对医学道德原则、规范和价值观有深度的认同和坚定信仰，这是他们在医疗服务中坚守医德、为患者提供优质服务的动力源泉。通过树立医学道德信念，医务人员可以在实践中持续自我监督、自我完善，不断提升自己的医德水平。⑤医德行为习惯：是医德教育的最终目的。医务人员需要将所学的医学道德知识、情感、意志和信念转化为实际行动，养成良好的医学道德行为和习惯。这些行为和习惯将伴随他们在医疗实践中，为患者提供持续、稳定、优质的医疗服务。因此，在医德教育的全过程中，晓之以理、动之以情、树立信念、持之以恒、导之以行的综合动态系统，为医学工作者加强医德教育提供了一个良好的模式。

（四）医德教育的原则

1. 方向性与科学性原则　这一原则凸显了医德教育的引导性和合理性，旨在保证教育内容既与医学伦理的基本准则相吻合，又体现医学科学的最新发展和伦理观念。具体而言，医德教育需以社会主义核心价值观为指导，弘扬医学人道主义精神，培养医务人员的道德责任感和使命感，从而确保医德教育沿着正确的政治方向进行。同时，医德教育的内容必须科学、精确、全面，与医学科学的发展规律相吻合，反映医学伦理的最新理念和实践要求，使医务人员能够掌握科学、正确的医学道德知识和伦理观念。在医德教育中践行方向性与科学性原则，有助于引导医务人员形成正确的医德观念，提升他们的道德素质，推动医疗行业的健康发展。此外，这也有助于增强医务人员对医学科学发展的认识和理解，提高他们在实践中运用科学知识和伦理观念解决问题的能力。

2. 积极疏导原则　积极疏导原则在医德教育中占据核心地位，它要求教育者采取积极主动的态度，引导医务人员正视并解决自身在医德方面存在的问题。这一原则的实施，需要教育者保持开放和包容的心态，耐心倾听医务人员的意见和建议，深入了解他们的困惑和需求，进而提供有针对性的疏导和教育。通过遵循积极疏导原则，医德教育不仅能够帮助医务人员树立正确的医德观念，增强他们的道德责任感和使命感，从而提升医疗服务的质量与水平；还能够促进医患关系的和谐构建，增强患者对医务人员的信任与满意度，为医疗行业的持续健康发展奠定坚实基础。因此，积极疏导原则在医德教育中具有重要意义，应被广大医务人员和教育者所重视和遵循。

3. 因人施教原则　因人施教是医德教育中的一项核心原则，它要求在实际操作中，针对不同类型、层次、基础和年龄段的医学工作者，进行具有针对性的医德教育。考虑到每位医学工作者在成长环境、教育程度、性格特征、气质类型、道德修养、兴趣爱好以及需求层次等方面都存在差异，医德教育必须注重个性化，避免一刀切。因此，医德教育不仅应涵盖普遍性的教育内容，更应在普遍教育的基础上，根据教育对象的不同特点，灵活采用不同的教育方法，以确保教育效果的最大化。只有这样，才能真正提升医学工作者的医德素养，推动医疗行业的健康发展。

4. 理论联系实际原则　医德教育的根基在于理论与实践的紧密结合，这是医德教育必须坚守的核心原则。理论与实践相结合，意味着医学工作者在医学实践中应能够灵活运用所学的基础理论，以解答实践中的实际问题。在此过程中，一方面，教育工作者需向医学工作者系统地传授医德的基础理论和知识，以培养他们的医德意识；另一方面，也需引导他们运用科学的基本理论来分析和解决医学实践中的难题。若医德教育脱离了医学实践，便会失去其教育目的，导致理论与实践脱节，变成空洞乏味的说教。因此，为了培养医学工作者的分析和解决问题的能力，应有组织、有计划地引导他们参与医学实践，并在实践中深化医德教育，确保理论与实践的有机结合。

（五）医德教育的方法

1. 加强思想道德素质教育　医德教育致力于传授医学道德理论、培养崇高的敬业精神。在提升医学技术的同时，医学工作者的思想道德素质教育同样不容忽视。优秀的医学工作者不仅需要拥有健康的体魄、健全的心理和精湛的专业技能，更应具备高尚的思想品德。良好的思想道德素质为医学工作者提供了坚实的专业基础，推动他们在医学实践中不断提升自身能力。因此，一方面，要以科学的理论为指导，加强医学工作者的思想道德素质教育，帮助他们树立正确的世界观、人生观和价值观。另一方面，要强化以全心全意为人民服务为核心的道德素质教育，培养医学工作者既具备高尚的公民道德，又拥有良好的职业道德，从而牢固树立社会主义道德的价值观和为人民服务的思想。同时，医学工作者应努力学习医德理论，不断提高自身医德素质，以优质的服务赢得民众和社会的信任，实现个人价值，成为真正合格的高素质医学人才。

2. 加强人文素质教育　随着现代医学的迅速发展和医学模式的不断转变，医学工作者所需的知识和能力结构与水平也面临着更高的要求。这要求他们不仅具备深入而广泛的专业知识和技能，还必须拥有优秀的人文素质以及强大的社会适应能力。人文素质教育的实施，旨在拓宽医学工作者的知识领域，激发他们的创新思维，促使他们跳脱生物医学的局限，基于对现代医学全面、系统的理解，主动优化和完善自身的知识结构和能力体系，持续提高个人的知识水平和能力水平，从而更好地适应医学领域的快速发展和医学实践的现实需求。医学人文素质的培养目标在于塑造有教养、有情怀的医务人员。这样的医务人员能够深入医学实践，真正理解患者的痛苦，用充满同情的心态去聆听患者的诉求，关心患者，并为患者提供充满人文关怀的全面医疗服务。将蕴含深刻思想、价值理念、伦理道德和社会规范的人文精神融入医德教育中，旨在引导医务人员深入思考人生的意义与科学研究的价值，树立积极向上的创新与进取意识，将理想与实际工作相结合，坚守敬业精神与奉献精神，恪守医德，遵循学术规范。通过这样的引导，医学工作者将能够更加理智地应对医学实践中遇到的各种问题，自觉化解因社会物质生活与精神生活失衡而产生的矛盾与困惑，最终实现个人精神追求与物质价值的和谐统一。

3. 以身作则和群体影响　教育者的模范行为对下属具有潜移默化的影响力。因此，对于所有要求受教育者去完成的事项，教育者都应率先垂范，这不仅是医德教育中展现示范作用的一种方式，而且能够极大地增强教育者的说服力。若教育者在教育过程中言行不一，表里相悖，那么教育的感染力将大打折扣。正因如此，教育者以身作则的做法，在医德教育中被证明是最为生动、最具说服力的方法。与此同时，与个体实践相对应的是群体影响。群体影响特指群体道德行为所产生的效应。这种群体影响构成了个体道德品质形成的外部环境机制，对个体医德行为的发展方向产生深远影响，并为个体医德实践提供了强大的教育和感染力。正如俗话所说，"近朱者赤，近墨者黑"，这正是群体影响在塑造个体行为方面的真实写照。

4. 加强政策法规教育　医德教育与政策法规教育的结合才能取得理想的效果。这是因为医学实践活动直接关联到人类的健康和生命安全，并且涉及多种复杂的社会关系。一方面，随着医学新技术的广泛应用，带来了一系列道德和法律上的问题，需要通过制定和实施相关的法律或法规来进行规范和调整。另一方面，医德教育也需要借助法律法规来对医学工作者进行教育，以增强他们的医学法规意识，从而能够科学、公正地处理医疗纠纷，维护医患双方的权益。这需要医务工作者在实践中做到有法可依、有法必依、违法必究、执法必严。卫生政策与法律法规的教育对于加强医学领域的社会监督，提高医疗机构的责任心，以及推动医疗机构的内部规范化管理等方面具有重要作用。这些都有助于提升医疗质量，有效预防医疗事故的发生。尽管医德教育与政策法规教育在作用、手段和范围上存在差异，但它们都是通过行为规范来调节人们之间的关系，既相互关联又相互补充。因此，医德教育与政策法规教育的结合对于促进医学领域的健康发展具有重要意义。

5. 专业素质教育 加强医学工作者的专业素质教育，在医德教育中占有举足轻重的地位。医学工作者在履行其崇高的职责，即保障人民健康时，必须具备一定的医学技术。在医学实践中，若没有精湛的医学技术，那么防病治病、救死扶伤只能是一句空话。随着医学科学的进步，医学工作者在诊断、治疗、预防等医疗手段的选择与实践中，必须展现高度的专业素质，以便最大限度地减轻患者的痛苦，避免或减少医疗失误，并追求最佳的治疗效果。医学工作者的素质要求涵盖了基础医学、应用医学和人文社会医学三个领域。三者虽各有分工，但又紧密相连，共同构成了医学科学的完整体系。基础医学为应用医学提供了理论基础，而应用医学则通过运用基础医学的知识，解决了医学实践中的各种实际问题。同时，应用医学也在实践中为基础医学提出了新的研究课题，从而推动了基础医学的发展。人文社会医学有助于拓宽医学工作者的视野，丰富其知识体系，激发创新思维，提供科学方法的指导。它能帮助解决医学与法律、道德、伦理、社会等多个领域交叉产生的各种矛盾和问题，从而培养医学工作者的专业素质，推动医学科学的持续发展与进步。

6. 榜样示范和舆论扬抑 榜样示范法是一种引导医学工作者向心目中的道德楷模学习的教育方法。这些榜样的形象充满了说服力、感染力和号召力，他们具有强烈的示范、激励、推动和导向作用。因此，在医德教育中，应注重利用医学领域的模范人物来进行教育。然而，在选择这些典型榜样时，必须确保他们的真实性、典型性和群众性。另一方面，舆论扬抑法则是一种利用社会舆论的方法，旨在促使医学工作者自我调控行为。积极向上的社会舆论是塑造医学工作者良好医德品质，制约其医德行为的重要教育力量。通过榜样示范和舆论扬抑这两种方法，可以对高尚的医德行为进行褒奖，对不道德的医学行为进行谴责和贬抑，从而营造出强大的社会舆论氛围。这不仅可以引导医学工作者提高医德义务感和责任感，还能促进他们形成遵守医德规范的荣誉感，以及对违反医德规范的羞耻感。此外，还可以积极运用医德教育、公民道德建设、医疗卫生单位的规章制度以及卫生工作法规，采取综合性的强化措施，以形成良好的医德风尚环境。这样，医学工作者就能在这样的环境中，以遵守医德规范为荣，以违反医德规范为耻，从而进一步提高他们的医德素质。

（六）医德教育的意义

1. 医德教育是医疗卫生事业发展的基石 在医疗行业中，医务人员的道德素质直接关系到患者的生命健康和社会的整体福祉。通过医德教育，可以培养医务人员具备高尚的道德品质和职业操守，使他们能够始终坚持以患者为中心，提供优质的医疗服务。这不仅有助于提升医疗行业的整体形象，还能够增强公众对医疗行业的信任和满意度。

2. 医德教育对于培养医学人才具有关键作用 在医学领域，不仅需要医务人员具备扎实的医学知识和技能，更需要他们具备高尚的医德情操。医德教育能够激发医务人员的使命感和责任感，促使他们不断追求真理、发展科学，为人类的健康事业做出更大的贡献。同时，医德教育还能够培养医务人员的团队协作精神和无私奉献精神，使他们能够更好地为患者服务。

3. 医德教育对于促进医疗卫生保健单位良好医德医风和医学精神文明建设具有重要意义 通过医德教育，可以加强医务人员的道德自律意识，规范他们的职业行为，减少医疗纠纷和不良事件的发生。同时，医德教育还能够营造一种积极向上、团结协作的医疗氛围，提高医务人员的工作积极性和创造力，为医疗卫生保健单位的可持续发展提供有力保障。

综上所述，医德教育的意义在于提升医务人员的道德素质、培养医学人才、促进医疗卫生保健单位的良好医德医风和医学精神文明建设等方面。在当今社会，随着医疗技术的不断发展和人们健康需求的日益增长，医德教育的重要性愈发凸显。因此，应该高度重视医德教育，不断提升医德教育的质量和效果，为医疗卫生事业的健康发展做出更大的贡献。

知识链接

2019 年 12 月 28 日，第十三届全国人民代表大会常务委员会第十五次会议通过了《中华人民共和国基本医疗卫生与健康促进法》，该法规中第四章关于医疗卫生人员的第五十一条明确规定："医疗卫生人员应当弘扬敬佑生命、救死扶伤、甘于奉献、大爱无疆的崇高职业精神，遵守行业规范，恪守医德，努力提高专业水平和服务质量。医疗卫生行业组织、医疗卫生机构、医学院校应当加强对医疗卫生人员的医德医风教育。"

2021 年 8 月 20 日，第十三届全国人民代表大会常委会第三十次会议通过了《中华人民共和国医师法》，该法规总则中第三条明确规定："医师应当坚持人民至上、生命至上，发扬人道主义精神，弘扬敬佑生命、救死扶伤、甘于奉献、大爱无疆的崇高职业精神，恪守职业道德，遵守执业规范，提高执业水平，履行防病治病、保护人民健康的神圣职责。"

二、医德监督

（一）医德监督的含义

医德监督是一种依据医德标准和原则进行的评估与监控活动，它通过各种有效的途径和方法来审视和判断医学工作者的医疗卫生行为是否符合医学伦理的规范和原则，旨在帮助他们塑造和保持良好的医学道德品质，确保他们在实际工作中能够恪守医德，为患者提供优质的医疗服务。

医德监督对于维护医疗卫生活动的正常秩序、提高卫生医疗工作质量、促进医学科学发展、保护人民健康、加强社会主义精神文明建设，都具有十分重要的意义。

医德监督是医德建设的一个重要环节，它能够促进医务人员的自我约束和自我完善，推动医疗行业的健康发展。同时，医德监督也是社会监督和舆论监督的重要组成部分，它能够提高医务人员的责任感和使命感，增强其对患者的责任感和关怀度，提高医疗服务的质量和水平。

（二）医德监督的意义

1. 医德监督对于加强医德医风建设起着至关重要的作用　它基于社会主义伦理规范和卫生法规，通过多样化的途径和方法，对医学工作者的行为进行严密监督，确保他们在医疗服务中严格遵守医学伦理准则。这种监督不仅促进了医德医风的正面发展，还巩固了医学伦理教育的成果，营造了尊崇医德、鄙视违规行为的良好氛围，从而极大提升了医学工作者的道德品质，为医德医风建设和社会文明进步提供了坚实的保障。

2. 医德监督是培养医学工作者高尚医德品质的关键因素　良好医德的形成是一个从外部约束到内心自觉的转变过程。这一过程需要医学工作者自身的道德修养和自觉性的提升，同时也离不开外部的监督和教育。只有在这种主客观条件的共同作用下，医学工作者才能通过不断学习和自我反思，以医德规范为指导，逐步形成良好的医德品质。

3. 医德监督是推动医学科学健康发展的重要驱动力　随着高新技术的广泛应用，医学领域取得了巨大进步，但同时也伴随着一系列伦理问题。面对这些挑战，医德监督的重要任务在于确保医学科技的正面效应最大化，同时尊重和保护人的尊严和权益。通过有效的监督，可以引导医学科研人员严格遵守科研道德，推动医学科学沿着健康、可持续的方向发展。

（三）医德监督的原则

医德监督具有独特性，其原则的制定必须基于其自身的规律与特性。

1. 综合性监督原则　医德监督不仅依赖法律、舆论、群众和制度等外部监督形式，还强调自我监督这一内部监督的重要性。相较于其他监督活动，医德监督更为复杂，因此，必须坚持综合监督原则，实现内部与外部监督的有机结合，以自我监督为主导，从而取得理想的监督效果。

2. 民主监督原则 医德监督倡导民主参与，鼓励广大民众和社会各界积极参与，广泛收集意见，不受形式限制，并及时反馈监督信息。对于涉及医学工作者违反医学伦理原则的情况，必须认真对待，并及时妥善处理。这是确保医德监督有效实施和推进的关键原则。

3. 教育引导原则 医德监督的最终目的是引导医学工作者树立正确的医学伦理观念。因此，对于其医德过失，除了惩处外，更重要的是进行积极的教育和引导，使其自觉遵守医学伦理规范。在医德监督中，既要坚持严格要求，不姑息迁就，又要注重正确引导和教育，这是确保医德监督取得成效的重要保障。

4. 科学标准原则 医德监督的评价标准始终以人民群众的健康利益为核心，包括医疗标准和社会标准。这些标准以患者的疾病缓解和根除、医学科学的发展、社会进步，以及人类生存环境的保护和改善为评价依据。只有坚持科学标准原则，才能避免主观主义的错误，确保医德监督的准确性和有效性。

（四）医德监督的方式

1. 法律监督 医德监督方式中的法律监督是指通过制定和执行相关法律法规，对医务人员的医德行为进行规范和监督。这些法律通常明确规定了医务人员在医疗活动中应遵循的道德准则和行为规范，并对违反这些规定的行为设定了相应的法律后果。法律监督具有强制性和权威性，能够确保医务人员在从事医疗活动时遵守医德规范，维护患者的权益，保障医疗质量和安全。通过法律监督，可以对医务人员的行为进行制约和惩罚，从而促使其自觉遵守医德原则，提高医德水平。

在我国，相关的法律法规包括《执业医师法》《护士条例》《医疗机构管理条例》等，这些法律都对医务人员的医德行为提出了明确要求，并规定了相应的法律责任。同时，各级卫生健康主管部门也会依法对医疗机构和医务人员的医德行为进行监督检查，对违规行为进行查处，从而确保医疗行业的健康发展。

2. 舆论监督 利用新闻媒介和广大民众的传播力量，对医疗卫生单位进行舆论上的监督，是一种高效、直观、具有强大威慑力和广泛影响力的医德监督方式。在社会主义医德建设中，这种方式扮演着至关重要的角色，既引导舆论方向，又实施有效监督。它能够对医疗行为做出道德评判，通过肯定、赞扬或否定、批评来反映社会的价值取向，引导医学工作者遵循医德原则来规范自身行为。同时，舆论监督还能够及时向涉事人员传达医德行为的善恶价值，使他们了解行业规范和社会期望，从而在一定程度上发挥"道德法庭"的强制作用。在我国，有组织的舆论监督构成了医德监督的核心部分，而民间自发形成的舆论监督则常被作为有组织监督的有益补充。在现实生活中，医德舆论已经成为监督和评价医学工作者行为的重要手段，对推动社会主义医德医风建设和精神文明建设起到了日益重要的作用。

3. 社会监督 是广大人民群众直接参与医德监督的重要方式。作为医学伦理状况的直接受益者和受害者，群众拥有丰富的智慧和力量来进行医德监督。近年来，医疗卫生主管部门高度重视社会监督在医德建设中的作用，并采取了一系列改革措施。社会监督具有广泛性、群众性和客观性的特点，是保护群众利益、推动医德医风建设的重要途径。随着卫生改革的深入，医院逐渐成为服务型单位，自觉接受社会监督。社会监督在一定程度上遏制了行业不正之风的蔓延。当前，社会监督的主要措施包括公开服务承诺制度、投诉制度、聘任社会监督员制度、设立信访专项制度以及患者座谈会等。这些措施有助于广泛收集社会各界对医德医风的意见和建议，推动医德医风建设的持续改进。院内监督也是一种重要的方式，包括通过组织病员座谈会、接待患者来信来访、向患者发放问卷调查表等，及时发现问题并采取措施进行改正。同时，院外监督如设立举报箱、公布投诉电话等途径，也起到了很好的监督作用。

4. 制度监督　是一种强有力的方式，它通过制度的强制性和约束机制来规范人们的行为。在医疗卫生主管部门，各项规章制度的制定都是基于一定的医德原则和规范。这些制度不仅确保了医学工作者在执行规章制度时接受医德监督，而且有助于提高他们的医德水平。例如，医疗质量评估考核制度、奖惩制度以及医德医风考评制度等，都体现了医德建设的要求，为医学工作者提供了明确的行为准则。这些制度引导医学工作者坚守社会主义医德理想和风尚，发扬无私奉献、团结协作、精益求精和高度负责的精神。许多医院还建立了医德医风档案，作为评价、晋升和聘任的重要依据。这不仅增强了医学工作者的服务自觉性，营造了文明、廉洁的行医环境，还为医德医风建设的深入发展提供了客观依据，具有教育、制约、监督、考评和奖惩等多重功能。

5. 自我监督　是医学工作者依靠内在力量对其医德品质和行为进行的自我审视。它是医德监督的重要组成部分，也是医学工作者发挥主观能动性、提升自我修养的关键途径。在医疗实践中，许多工作是在无人监督的情况下独立完成的，这时社会舆论和规章制度等外部监督手段的作用有限。因此，医学工作者需要依靠"慎独"精神，发挥内在的自控自律能力和执业良心的监督作用。通过自我监督，医学工作者可以检查自己的言行，纠正不符合医学伦理标准的行为，从而实现自我约束，推动医德从他律向自律的转化。

以上监督方式相互补充，共同构成了一个完整的医德监督体系，为保障医疗活动的正常进行、提高医疗服务质量、保护人民健康等发挥了重要作用。

第二节　医德修养与医德评价

一、医德修养

（一）医德修养的含义

医德修养是指医务人员在道德方面所进行的自我教育、自我锻炼和自我陶冶的过程，以及在此基础上所达到的医德境界。该过程包括医务人员在医德品质、情感、意志、习惯等方面按照一定的医德原则和规范进行自我改造、自我锻炼、自我培养。医德修养的核心目的在于，通过深入理解和实践医德原则与规范，帮助医学工作者构建稳定的内心信念，使其能够明确区分善良与丑恶、光荣与耻辱、高尚与卑微、诚实与虚伪等道德范畴，进而指导并调整他们的个人行为，使之符合医德规范和要求。无论在有无监督的情况下，医学工作者都应自觉地遵循这些医德原则行事。

医德修养涵盖了多个方面，如提高医德认识、培养医德情感、形成医德信念、锻炼医德意志、训练医德行为以及养成医德习惯等。这一过程是长期而复杂的，并且充满挑战，但它对于医学工作者形成高尚的医德品质至关重要。医德修养与医德教育、医德评价相辅相成，是医务人员养成良好医德品质和实现人格提升的根本途径，也是促进医疗卫生保健单位良好医德医风和医学精神文明建设的重要内容。

（二）医德修养的作用

1. 提高医学工作者医德素质的关键　医德修养在塑造医学工作者的医德素质中扮演着内在驱动的角色，而社会的医德教育则是其外在的助力。医德修养促使医学工作者从内心深处进行自我教育，将医德意识转化为实际的医德行为和习惯。这种修养不仅体现了社会对医德的期望，也反映了医学工作者对自我医德的追求。只有当医学工作者积极提升自我医德修养，将社会教育内化为个人成长的有效手段，医德教育的目的才能真正实现。因此，医德修养是医德教育发挥效力的核心，也是医德素质形成的内在基石。社会的医德教育与个人的医德修养在塑造医德素质上相辅相成，既构成外在条件与内在依据的关系，也体现了他律与自律的统一。医学工作者通过社会的舆论和传统习俗等他律手段，进行自我改造、陶冶和教育，最终将医德准则转化为自觉的自律行为和习惯。

2. 有助于提升医学工作者在复杂情境下的医德行为选择能力　医德行为选择是指医学工作者在特定情况下，根据医德原则和规范做出正确的行为决策。在医学实践中，医学工作者常面临复杂的道德困境，需要在不同的医德义务之间进行选择。例如，在平衡个人利益与患者利益、社会效益与经济效益、个人价值与社会价值以及患者责任与社会责任等方面，他们常需做出艰难的决定。面对这样的困境，医学工作者需要具备高度的医德觉悟、知识和经验，并学会进行医德价值分析。因此，医德修养的提升对于医学工作者在医德行为选择上做出正确和恰当的决定具有决定性的作用。

3. 推动医学领域的精神文明建设　医学工作者的职业特性使他们与社会各界有着广泛的接触。因此，提升医学工作者的内在医德不仅有助于提升他们个人的素质，还能通过他们的医疗实践为患者带来温暖和关怀。这种关怀会对患者产生道德上的影响，间接地传播良好的道德意识和认知。这样不仅能够促进医学领域的精神文明建设，还能对整个社会的道德水平产生积极的影响。

（三）医德修养的境界

医德境界是指医学工作者以特定的医德观念为基础，在调整个人与患者、社会之间的利益关系时所形成的觉悟水平和道德情操。这种境界是每位医学工作者都应努力追求并达到的。众多中外名医，如孙思邈和希波克拉底，都明确表达了他们在医德境界上的追求。孙思邈在《大医精诚》中强调了对病患的深切关怀和详尽诊断的重要性，希波克拉底在《誓言》中则誓言为患者谋幸福，并以身作则，避免任何有害行为。这些名医的医德境界为后来的医务人员树立了典范。

医学工作者应自觉加强医德修养，努力达到医德的最高境界。为此，他们需要培养"慎独"的精神，不断提高自己的医德素质。医德境界通常可分为四个层级。

1. 利己主义的医德境界　这种境界的医学工作者以个人利益为重，将医疗职业视为获取个人名利的手段。他们的行为往往受到个人私利的驱使，对待患者的态度也取决于患者能否为他们带来好处。这种以私利为上的行为是不被社会所接受的，必须加强对其的道德教育。

2. 先私后公的医德境界　这种境界的医学工作者在处理公私关系时，虽然希望个人利益与集体利益相协调，但往往更倾向于个人利益。他们的服务态度和服务质量会因个人利益的得失而波动。对于这种境界的医学工作者，虽然不必过于苛刻，但也不能忽视其道德教育的重要性。

3. 先公后私的医德境界　这是我国大多数医学工作者目前的医德境界。这种境界的医学工作者能够正确处理个人与事业、个人与集体、个人与服务对象、个人与同行之间的关系，以患者的健康利益为重。通过持续的医德教育和个人修养，这部分人还有可能达到更高层次的医德境界。

4. 大公无私的医德境界　这是医德品质的最高境界。在这种境界中，医学工作者的一切言行都以卫生事业的利益为准则，他们始终牢记为公民身心健康服务的宗旨。他们的行为总是表现出毫不利己、专门利人的精神。这种境界代表了人类医德修养的发展方向。

鉴于我国当前的社会历史条件，医学工作者的医德境界呈现出层次性、差别性和多样性。因此，在医德实践活动中，我们应该从实际出发，既鼓励先进，又照顾多数，将先进性的要求与广泛性的要求相结合。广泛性要求是医德实践活动的基础，它为医学工作者提供了一条准绳；而先进性要求则指明了社会前进的方向，激励医务人员为实现道德理想而奋斗。只有坚持二者的有机结合，有针对性地对各层次医学工作者提出具体要求，才能促使他们逐步提高自身的道德修养，形成良好的医德医风。

（四）医德修养的途径和方法

1. 学习与知识的追求　古希腊伟大的哲学家苏格拉底曾言："知识即美德"。这句话深刻地揭示了知识与个人修养之间的紧密联系。尽管知识深浅不能完全衡量一个人的修养高低，但无可否认的是，知识的丰富性对于提升个人修养具有显著的影响。医学工作者作为以人类为研究和服务对象的职业，所面对的对象无疑是世界上最为复杂的存在。若缺乏广博的知识，医学工作者难以精通医术，更难以在医疗实践中展现其专业价值。因此，对于医学工作者而言，学习科学的理论知识显得尤为重要。特别是医学伦理的基本理论、基本原则和范畴，这些对于培养医德修养具有不可或缺的作用。将理论知识转化为个人的思想觉悟和品德，对于医学工作者来说，是提升医德修养的关键步骤。这要求医务工作者不仅要掌握理论知识，更要在实践中锻炼和提高自己观察和解决问题的能力。同时，增强善恶、是非、荣辱观念，保证自己行为的正确性，也是医学工作者必须努力的方向。此外，涉猎人文科学也是提升医学工作者基本素质的重要途径。文学、哲学、心理学、美学、社会学等学科的学习，能够帮助医学工作者更全面地理解人类社会的复杂性，从而在医疗实践中更加得心应手。在实际工作中，向先进人物学习是医学工作者提升医德修养的有效途径。可以通过学习优秀医德行为、效仿历代医家的高尚情操、学习同道的优秀医德思想等方式，不断完善自己的高尚人格，向更高的医德境界迈进。这样，不仅能够在医疗实践中展现出色的专业能力，更能在人格修养上达到新的高度。

2. 医疗社会实践　对于医学工作者而言，积极地参与社会医疗实践，并在实践中自觉地进行自我锻炼和自我改造，是提升医德修养的根本途径。具体来说，他们可以从以下几个方面着手。

（1）医学工作者应在医疗实践和医德修养中深化对主观世界的认识和改造　实践是检验真理的唯一标准，也是医德教育和医德提升的根本途径。只有在实践中，医学工作者才能判断自己的行为是否符合医德规范，才能克服和纠正不道德的思想行为，才能真正提升医德品质。因此，医学工作者必须坚持理论与实践相结合，言行一致，将改造主观世界与客观世界相结合，以推动医德修养的不断深化。

（2）医学工作者应在医疗实践中检验自己的品质和医德修养水平　医德修养和医德品质的提升是一个长期且曲折的过程。在生活中，每个人都会面临选择，通过选择增加经验，但个人的道德水平并不能保证在所有问题上都能做出符合道德的选择。同时，社会的发展会不断提出新问题，人们已有的知识经验和道德水平并不总是能让人做出正确的选择。因此，医学工作者必须在医疗实践中不断发展和提高自己的医德修养，如果止步不前，不随实践的变化而加强修养，医德品质就无法真正提升。

（3）医学工作者应在社会发展中不断提高医德教育　医德作为一种特殊的社会意识形态，随着社会的发展、医学科学的发展和医疗实践的发展而进步。这种进步必须赋予医德新的内容，要求医学工作者及时理解、掌握和实践这些新要求，通过履行新的医德义务来适应发展变化的新情况。随着社会的发展，已建立的道德理念可能不再适合新兴的社会发展模式，因此，医学工作者必须坚持加强自身的医德修养，不断完善自我，积累点滴进步，以免被社会淘汰。职业特点要求他们必须具有高尚的人格和为患者利益着想的情操，这更需要在社会发展的过程中，不断提升医务工作者自身的医德修养和品质。

3. 自觉与坚持的重要性　社会舆论、传统习俗和内心信念在医德形成中扮演着重要角色，但最终，这些因素都需要通过医务人员的内心信念来发挥作用。医学工作者必须将医德原则和规范转化为内心信念，这样这些原则和规范才能成为他们心灵深处的"医学法律"和头脑中的"自我命令"，才能调整自己的行为，使其符合医德的要求，实现全心全意为人民防病治病的目标。认识是一个不断发展的过程，医学工作者需要不断地进行自我教育和改造。道德修养是一个自我学习、自我教育、自我锻炼、自我提高的过程，缺乏自觉性是无法取得进步的。医学工作者需要经常进行自我反思，反思自己的职业生活，审视自己的态度是否优良、感情是否诚挚、工作是否负责。应勇于进行自我批评和忏悔，从而不断提高自身的医德素养。同时，道德品质的形成并非一蹴而就，而是一个长期的积累过程。高尚的道德人格和医德素质需要通过不断的"积善"来培养。这意味着医学工作者需要精心培养自己优秀的医德观念和素质，并使其不断积累和壮大。只有坚持不懈地积累小善，才能最终成就大善；只有积累众多善行，才能形成高尚的医德素质。

4. 追求"慎独"的境界 "慎独"不仅是一种医德修养的方法，也是医德高尚的重要体现。它指的是在无人监督、无人知晓、不受舆论影响、没有外在压力和利益诱惑的情况下，一个人仍能坚持社会主义的医德信念、医德原则和医德规范，不做出违背医德的行为。"慎独"在中国思想史上具有深远的传统，被视为道德修养的一种至高境界。医学工作者的特殊性更加凸显了"慎独"的重要性。首先，尽管医学工作者常常在团队中工作，但他们也经常需要独自面对患者，无人监督。其次，医学是一项高度专业化的职业，普通人往往缺乏相关知识，因此，医学工作者的工作质量和责任心在很大程度上取决于他们自身的医德。例如，在夜间值班时，是否按规定检查患者、观察和注意患者病情的变化以及处理是否及时认真，这些都依赖于医学工作者的自觉性和责任感。

当医学工作者的医德修养达到"慎独"的境界时，会变得谨慎思考、谨慎言行，从细节和小事做起，自重、自省、自警、自励；能够自觉地按照内心的信念为患者服务，不会做出任何对患者不利的事情。医德修养的意义就在于其将医德原则和规范内化为个人的信念，并用来指导自己的行为。即使在无人监督的情况下，也能坚持自己的道德信念，按照医德原则和规范行事，从而达到医德修养的内在要求。

二、医德评价

（一）医德评价的含义

医德评价是指依据一定的医德标准，对医务人员的职业行为所做的善恶判断。这种评价的主体可以是患者、社会其他成员以及医务人员自身。

根据评价主体的不同，医德评价可以分为社会评价和自我评价两种类型。社会评价是指患者和社会其他成员对医务人员的行为和活动的道德评价，而自我评价则是医务人员自身对其医疗卫生保健行为和活动的道德评价。

医德评价的内容涉及医务人员的职业行为是否符合医德原则、规范和准则，以及这些行为所带来的后果和影响。通过医德评价，可以揭示医务人员行为的善恶价值，判明这些行为是否符合一定的医德原则和规范，从而形成一种巨大的精神力量，以调整医务人员与患者之间、医务人员之间以及医务人员与社会之间的关系。

医德评价是维护医德原则、规范和准则的重要保障，有助于提高医务人员的医德水平，改善医疗卫生保健单位的医德医风，并促进社会的精神文明的发展。

（二）医德评价的作用

1. 裁决和导向作用 在医学实践中，医德评价会对医务工作者的行为是否符合医德规范进行裁决和判断，并确保其公正性和客观性。当面临质疑或争议时，它基于医德原则维护行业行为规范；面对复杂伦理问题时，医德评价可提供行为指南，引导医务人员做出正确选择，推动行业形成积极医德风尚，提升服务质量。

2. 调节和激励作用 医德评价如同调节器，评估医务人员行为并提供反馈，以调整其服务表现。正面评价可激励其继续优良行为，负面评价则可警示其反思。评价可激发工作热情，提升职业认同和荣誉感，同时推动个人成长和职业发展，维护患者权益，促进医学行业进步。

3. 教育作用　医德评价不仅为医务人员提供了明确的行为准则，还通过社会舆论、内心信念和传统习惯等方式，深入影响医务人员的道德观念和行为选择。医德评价促进了医务人员之间的交流与学习，使他们能够相互借鉴、共同进步。更重要的是，医德评价在推动医学科技发展中发挥了关键作用，确保了科技进步与医学伦理的协调发展。

4. 促进医学科技发展的作用　医德评价在促进医学科技发展方面发挥着至关重要的作用。通过对医务人员的行为进行道德评判，医德评价不仅确保了医学研究的伦理性和患者的权益，还为医学创新提供了坚实的道德基础。它鼓励医务人员在追求科技进步的同时，始终坚守医德原则，确保科技成果的公正、安全和有效。医德评价促进了医学领域内的交流与合作，推动了跨学科的研究与创新，为医学科技的持续进步提供了强大的动力。因此，医德评价在促进医学科技发展方面扮演着不可或缺的角色，确保了科技进步与社会伦理的和谐共进。

综上所述，医德评价在维护医德原则、规范和准则，提高医务人员医德水平，改善医疗卫生保健单位的医德医风，以及促进社会的精神文明和医学科技发展等方面，都发挥着重要的作用。

（三）医德评价的标准

在评价任何事物时，都需要有明确的标准，否则将难以进行准确的衡量和评估。医德评价标准是衡量医学工作者行为善恶及其社会效果优劣的重要依据，这个标准体系由多个层次和要素构成，并且是基于广大群众的健康利益和社会进步来确定的，因此是客观和科学的。

在医德评价中，有三大基本标准。首先是提高疗效的标准，这是衡量医学行为是否有利于患者疾病缓解、根除，以及是否有利于健康和长寿的重要尺度。医学的宗旨在于维护人类健康、促进疾病向健康方向转化，因此，凡是有利于患者恢复健康、减轻痛苦、延年益寿、提高生命质量的行为，都是道德的。反之，如果医学工作者采取的措施对患者疾病的缓解、根除不利，影响患者健康，那么这种行为就是违背医学道德的。其次是社会标准，这是衡量医学行为是否有利于人类生存环境的保护和改善，以及是否有利于优生优育、促进社会发展和提高人类健康标准的重要尺度。医学事业不仅关注个体健康，也关注人类的整体生存质量以及与其相关的一系列问题，特别是生存环境的保护与改善。如果医学工作者在处理可能引发疾病的各个环节，如医院医疗垃圾、放射性废弃物的处理等方面不当，造成二次污染，那么这种行为就是严重违背医学道德的。最后是科学标准，这是衡量医学行为是否有利于医学科学的发展和社会进步的重要尺度。医学工作者需要积极开展科学研究，促进医学科学的不断发展，为人类的健康福祉做出贡献。他们应该树立实事求是的科学态度、一丝不苟的治学精神及团结协作的高尚品德，为医学发展与社会进步做出贡献。

这三条标准是医德评价的基本标准，其实质在于根除和缓解患者的疾病，维护患者身心健康的利益，维护社会和人类的利益，以及维护医学科学的利益。这也是进行医德评价时必须遵循的主要原则。

（四）医德评价的依据

1. 动机与效果　在医学领域，医学动机与医学效果构成辩证关系，动机引导行为方向，效果反映动机实现程度。动机与效果相互联系、相互转化，但这一过程可能复杂且不一致，要求全面深入分析整个医学过程。

医学工作者的行为是动机向效果转化的过程，受多种因素影响，如责任心、技术水平等。因此，医学工作者需以高度责任心对待患者，不断提高自身素质，总结经验，实现动机与效果的统一。只有这样，才能做出公平、有效的医德评价，确保医疗行为的公正性和有效性。

2. 目的与手段　在医学领域，目的与手段相互制约、相互渗透、相互联系。医学目的是医学工作者期望达到的目标，如治疗效果和声誉等；而医学手段则是实现这些目标的方法和途径，如治疗技术和心理暗示等。为了实现医学目的，医学工作者必须选择合适的医学手段，并确保手段与目的的一致性。否则，可能会出现违背医学道德的行为，如损害患者健康或增加经济负担。

在进行医德评价时，必须具体分析医学目的与手段的关系，并遵循以下四条原则。①效用性原则：要求选用的医学手段必须经实践证明有效；②最优化原则：要求选用的医学手段效果最佳，同时确保安全且副作用和损伤最少、痛苦最小、耗费最低；③统一性原则：要求诊疗手段与病情发展程度相统一，避免小病大治或大病小治的行为；④社会整体利益原则：要求在选用医学手段时考虑社会后果，确保不会给他人或社会带来不良后果。只有遵循这些原则，才能确保医学行为选择的正确性，符合医学道德要求。

3. 个人与集体　在处理个人和集体的关系时，医学道德活动中评价医学工作者与他人及社会关系时，应重视集体利益优先于个人利益的原则，局部利益应服从于整体利益。

（1）医学科学的发展是集体力量的体现　现代科学的快速发展和学科的不断细化强调了医疗、科研等方面的团结协作的重要性。特别是在资源有限的情况下，团结协作不仅推动了医学的发展，也提高了资源利用效率，促进了成果的快速产出。

（2）医学工作的特性要求集体智慧的发挥　为保障人民健康而进行的防病治病工作，需要医学工作者共同努力。单个医学工作者的力量有限，而患者的病种和病情的多样性和复杂性，使得依靠集体智慧成为必要。因此，医务人员应发挥个人专长，并借助集体力量，对患者进行准确的诊断和治疗。在处理具体病例时，若遇到自己非专长领域，应进行会诊和讨论，以确保患者得到最佳治疗。为了个人荣辱而轻视集体智慧、置患者利益于不顾的行为，是不符合医学道德的。

（3）正确处理集体与个人的关系至关重要　集体和个人的关系是辩证统一的。医学工作者个人必须依靠集体，服从集体利益的需要，以保证医疗卫生事业的共同发展和患者的利益。同时，集体也离不开每个医学工作者的个人努力，集体要充分尊重并关心个人的正当利益。然而，有的医学工作者过于个人主义，忽视集体力量，不尊重他人意见，甚至将个人利益置于集体和患者利益之上，这是不符合集体主义和社会医学道德原则的。因此，我们在进行医德评价时，必须坚持个人和集体的统一性，既要提倡团队精神，将集体和患者利益放在首位，也要重视并保障个人的正当利益。

（五）医德评价的方式

1. 社会舆论评价　社会舆论评价在医德评价中扮演着举足轻重的角色。它主要依赖于社会公众的言论和观点，通过各种媒体和社交平台进行广泛传播，对医务人员的职业道德行为进行公开评价。当医务人员的行为符合社会道德期望时，社会舆论会给予积极的评价，如赞扬和肯定，这种正面反馈能够增强医务人员的道德责任感和职业荣誉感。相反，如果医务人员的行为违背了社会道德标准，社会舆论则会进行批评和谴责，形成强大的道德压力，促使其纠正错误行为。

在信息时代，信息传播的速度之快、范围之广使得社会舆论能够迅速形成并扩散。一旦医务人员的行为受到质疑或批评，相关信息会迅速传播开来，形成强大的舆论压力。这种压力不仅能够对涉事人员产生直接的道德约束，还能引起整个社会的关注和反思，推动医疗行业不断完善职业道德规范，提高服务质量。

社会舆论评价不仅能够监督医务人员的职业道德行为，还能够引导公众对医疗行业的期望和要求。通过社会舆论的反馈，医疗机构和医务人员可以及时了解自身行为的社会评价，从而调整和改进服务方式，提高职业道德水平。同时，社会舆论评价还能促进医德规范的完善和创新，推动医疗行业持续健康发展。

2. 传统习俗评价　传统习俗是指在长期的社会生活中形成的、被广泛接受和遵循的行为规范和价值观念。在医德评价中，传统习俗评价也是一种重要的方式。一些传统的医德观念和行为规范，如

"医者仁心""救死扶伤"等，已经成为人们评价医务人员行为的重要标准。传统习俗评价方式主要基于长期形成并被社会广泛接受的风俗习惯，对医务人员的职业道德行为进行判断和评价。传统习俗往往承载着民族文化的精髓，对于医务人员的行为规范和价值取向具有深远的影响。

在传统习俗评价中，医务人员的行为是否符合习俗中的道德要求成为评价的关键。当医务人员的行为符合传统习俗中的道德标准时，他们通常会得到社会的认可和尊重，这种认可可以增强他们的职业道德责任感和职业荣誉感。相反，如果他们的行为违背了传统习俗中的道德要求，可能会面临来自社会的压力和批评，甚至可能影响他们的职业生涯和社会地位。

由于传统习俗是在长期的历史演变中形成的，它们往往深入人心，代代相传，对医务人员的职业道德行为产生着持续的影响。随着社会的变迁和医学的发展，传统习俗也在不断地调整和完善，以适应新的道德要求。因此，在医德评价中，传统习俗评价既是一种历史的传承，也是一种与时俱进的道德准则。它不仅能引导医务人员的行为，还能促进医学行业的健康发展。

3. 内心信念评价　内心信念是指个体在内心深处形成的对于道德原则和规范的认同和信仰，占据医德评价中的核心地位。在医德评价中，内心信念评价是一种主观评价方式，它源于医务人员内心的道德信仰和价值观，是对自己职业道德行为的自我审视和判断。内心信念评价不受外界干扰，是医务人员自我约束和自我完善的重要机制。当医务人员在工作中面临伦理困境或道德选择时，内心信念评价能够指引他们坚守职业道德原则，做出符合患者利益和社会正义的决策。它要求医务人员时刻保持清醒的头脑，审视自己的行为是否符合内心的道德标准，是否真正做到了对患者负责、对社会负责。

内心信念评价的力量在于其自发性和持续性。医务人员通过内心信念评价，能够不断反思自己的行为，及时纠正偏差，提升自己的职业道德水平。同时，内心信念评价也是一种持续的过程，伴随着医务人员的职业生涯，促使他们不断追求更高的道德境界，为患者的健康和福祉贡献自己的力量。因此，在医德评价中，内心信念评价是医务人员自我修养和职业道德建设的重要组成部分。

4. 机构内部评价　机构内部评价在医德评价中扮演着至关重要的角色。它主要指医疗机构内部对医务人员的职业道德行为进行的系统性和规范性评价。这种评价方式通常依托于医疗机构内部的管理制度和伦理审查机制，确保评价过程的专业性和公正性。

机构内部评价通常包括定期考核、同行评议、患者满意度调查等多种形式。通过这些方式，医疗机构能够全面了解医务人员的职业道德状况，发现存在的问题，并及时进行干预和纠正。同时，机构内部评价还能激励医务人员不断提升自己的职业道德水平，为患者提供更加优质、安全的医疗服务。医疗机构通常会制定详细的评价标准和流程，确保评价的客观性和公正性。此外，机构内部评价还注重持续改进和反馈机制的建设。通过定期的评价和反馈，医疗机构能够及时发现并解决存在的问题，不断完善医德评价体系，提高医务人员的职业道德水平，为患者提供更加优质的医疗服务。因此，机构内部评价在医德评价中具有举足轻重的地位，是保障医疗质量和患者权益的重要手段。

总之，医德评价的方式是多种多样的，它们共同构成了医德评价体系。这些评价方式相互补充、相互作用，为医疗行业的健康发展提供了有力的保障。

● ● ● ●　目标检测

答案解析

一、最佳选择题

1. 下列关于医德教育的说法，正确的是（　　）

　　A. 医德教育主要关注医务人员的医学技能提升

　　B. 医德教育只针对新入职的医务人员进行

C. 医德教育的目的是培养医务人员的道德判断力和道德行为

D. 医德教育可以通过单一的课堂教学方式实现

2. 以下哪种做法能够更好地促进医德监督的有效性（ ）

A. 仅依靠医疗机构内部的监督机构进行监督

B. 鼓励患者和家属积极参与医德监督

C. 对医德违规行为采取隐瞒不报的态度

D. 将医德监督完全交给第三方机构负责

3. 医德评价的主要目的是（ ）

A. 提高医务人员的薪酬水平

B. 增强医务人员的社会地位

C. 促进医务人员个人技能的提升

D. 评判医务人员的行为是否符合医德标准

4. 医德修养的目的是（ ）

A. 使医务人员逐渐达到最高的医德境界

B. 提高医务人员的收入水平

C. 博取公众的同情

D. 提升医务人员的医学技术

5. 医德修养的根本途径和方法是（ ）

A. 自我批评　　　　　　　 B. 接受患者的监督

C. 在医疗实践中修养　　　　D. 自我反思

二、思考题

1. 试述医德教育的原则。

2. 简述提升医德修养的方法。

书网融合……

重点小结　　　　　习题

第九章 医院管理伦理道德

PPT

学习目标

知识目标：通过本章的学习，掌握医院管理伦理决策的方法和技巧。

能力目标：能运用医院管理伦理决策的方法分析、解决临床医疗工作中的实际问题。

素质目标：培养医学道德素质和伦理意识，促进医院内部的道德风尚，形成良好的医疗文化。

情境导入

情境：王女士，30岁，因"突然感到腹部剧烈疼痛，并伴随恶心和呕吐"急诊入院。到达急诊室后，王女士被初步诊断为急性阑尾炎，医生建议立即行阑尾切除术。手术进行得相对顺利，但术后发现王女士出现了感染和脓毒症。面对王女士的并发症，医院迅速组织了专家团队进行会诊，并采取了一切必要的措施进行治疗。同时向家属解释了当前的情况和正在采取的治疗措施。由于对医院的操作法持有疑虑，王女士和家属决定通过法律途径维护自己的权益。最终，法院裁定医院在管理和护理方面存在过失，并要求医院赔偿王女士一定的经济补偿。

思考：1. 在这个案例中，医院管理道德缺失的具体表现是什么？

2. 医院应该如何加强医护人员的职业道德教育？

3. 针对术后并发症的问题，医院应该如何建立完善的内部监管机制？

4. 患者和家属在遇到医疗事故时应该如何保护自己的权益？

在医学伦理的广阔领域中，医院管理伦理道德占据了核心地位。医院不仅是提供医疗服务的场所，更是维护患者权益、保障医疗质量、促进医学发展的重要基地。随着医疗技术的不断进步和医疗需求的日益增长，医院管理面临着越来越多的伦理挑战。如何在保障患者权益的同时提高医疗服务质量，如何在医疗资源有限的情况下实现公平合理的分配，如何在医院内部营造一个良好的医疗文化和道德风尚，这些都是医院管理伦理道德需要回答的问题。

医院管理伦理道德不仅关系到患者的健康和生命，也关系到医护人员的职业发展和医院的长远发展。一个具有高度伦理意识和道德责任感的医院管理者，能够更好地处理医院运营中遇到的各种问题，赢得患者和社会的信任。因此，学习和掌握医院管理伦理道德的相关知识和技能，对于每一位医院管理者都至关重要。

第一节 医院管理道德的特征和作用

医院作为提供医疗服务的核心机构，在人类社会的发展历程中始终扮演着至关重要的角色。而医院管理伦理道德作为医院管理的灵魂和导向，更是贯穿医院发展的每一个阶段。通过回顾其发展历程，揭示其内在价值和意义。

在古代，医疗活动主要以个体医生的形式存在，尚未形成现代意义上的医院。但一些杰出的医学家已经开始关注医疗活动中的伦理道德问题。他们强调医生应具备仁爱之心，以患者为中心，提供人性化的医疗服务，为后来医院管理伦理道德的发展奠定了基础。在中国古代，儒家思想对医疗伦理产生了深远影响。儒家强调"仁爱"和"礼义"，认为医生应具备高尚的品德和道德修养，以仁爱之心对待患者。同时，古代医家也提出了"医乃仁术"的观念，强调医术与仁心的结合。这些思想在后来的医院管理中得到了广泛传承和发扬。

在西方，古代医学家同样关注医疗伦理问题。希波克拉底誓言作为古代医学伦理的典范，强调了医生对患者和社会的责任。这一誓言对后来的医院管理伦理道德产生了深远影响，成为许多医院管理者和医生恪守的职业道德准则。

随着社会的进步和医学的发展，近代医院逐渐兴起并成为提供医疗服务的主要机构，医院管理伦理道德也逐渐形成并发展起来。一方面，近代医院开始关注患者的权益和需求，强调以患者为中心的管理理念。医院管理者认识到，提供优质的医疗服务不仅需要高超的医术，还需要关注患者的心理和社会需求。因此，他们开始注重改善就医环境、优化服务流程、提高患者满意度等方面的工作。另一方面，近代医院也开始重视医护人员的职业道德教育。医院管理者认识到，医护人员的职业素养和道德水准直接关系到医疗服务的质量和患者的生命健康。因此，他们开始加强医护人员的职业道德培训，强调医德医风的重要性，并建立相应的奖惩机制来激励医护人员恪守职业道德。此外，近代医院还开始关注医疗资源的公平分配和医疗服务的公正性。认为医疗资源的有限性要求医院在分配资源时应遵循公平、公正的原则，确保每个患者都能得到及时、有效的医疗服务。因此，他们开始探索建立公平合理的医疗资源分配机制，并努力消除医疗服务中的不公平现象。

进入现代社会以来，医院管理伦理道德得到了进一步的完善和创新。一方面，随着医学科技的迅猛发展和医疗服务的日益多样化，医院管理面临着更多的伦理道德挑战。另一方面，社会对医院管理的要求也越来越高，医院需要不断提升自身的伦理道德水平以适应社会的需求。

同时，现代医院还开始注重与社会的互动与合作。医院管理者认识到，医院作为社会的一部分，需要积极履行社会责任、参与社会公益事业、加强与社会的沟通与交流。因此，他们开始积极探索与社会各界的合作模式、拓展医院的服务领域、提升医院的社会影响力。

一、医院管理的道德特征

随着社会的发展和医疗技术的进步，医院作为提供医疗服务的核心机构，其管理水平和道德水准对于保障患者的权益、提升医疗服务质量、促进医疗事业的可持续发展具有至关重要的作用。医院管理道德是医院管理的灵魂和导向，它不仅规范着医院的管理行为，也影响着医护人员的职业操守和服务态度。在当今社会，医疗行业面临着前所未有的挑战和机遇。一方面，随着人口老龄化、疾病谱的变化以及公众对健康需求的增加，医疗服务的需求日益增长，对医疗服务的品质也提出了更高的要求。另一方面，医疗技术的快速更新换代、医疗资源的有限性以及医疗成本的制约等问题，给医疗行业带来了巨大的压力。因此，作为医疗服务的核心提供者，医院必须具备高效的管理和良好的道德水准，才能为患者提供优质的医疗服务。

医院管理道德作为医院管理的核心要素，对于医院的运营和发展具有深远的影响。它不仅关乎患者的利益和生命健康，也关乎医护人员的职业成长和医院的声誉。医院管理道德的缺失可能导致医疗质量下降、医患关系紧张、患者信任度降低等一系列问题，进而影响医院的可持续发展。医院作为提供医疗服务的机构，其管理道德特征对于医疗服务的质量、医患关系的和谐以及医院的整体形象至关重要。医院管理道德不仅体现在对患者的诊疗过程中，还贯穿医院的管理、决策和日常运营中。因此，深入探讨医院管理道德的特征，有助于提升医院的服务水平，树立良好的社会形象，并促进医疗行业的健康发展。因此，深入研究和探讨医院管理道德的特征，对于提升医院管理水平、保障患者权益、促进医疗事业的健康发展具有重要意义。

医院管理道德是医院管理者在管理活动中应遵循的道德准则和规范，它不仅影响着医院的服务质量和社会形象，更关乎患者的生命健康和权益。医院管理道德具有七个特征：人本性、责任性、公正性、诚信性、廉洁性、效率性和协同性。

1. 人本性 医院管理道德强调以人为本，以患者的健康和利益为核心。在管理过程中，应充分关注患者的需求和利益，尊重患者的人格尊严和隐私权，提供人性化的医疗服务。同时，应关注医护人员的职业发展和身心健康，为他们提供良好的工作环境和发展机会，激发他们的工作热情和创新精神。通过以人为本的管理理念，可以增强医护人员的归属感和责任感，提高医疗服务质量，提升患者满意度。

2. 责任性 医院管理道德要求管理者具备高度的责任心和使命感，对患者的生命健康和医院的可持续发展负责。在管理过程中，应积极履行职责，确保医院的各项工作得以顺利进行。例如，应建立健全的医疗质量监控体系，确保医疗质量和安全；应关注医疗设备的维护和更新，保障设备的正常运行；应加强医院感染的防控工作，保障患者的生命健康；应积极应对突发事件和公共卫生事件，保障社会的稳定和安全。通过履行职责，可以提升医院的公信力和社会形象，增强患者对医院的信任感和忠诚度。

3. 公正性 医院管理道德要求管理者秉持公正原则，在管理决策和实践中做到公平、公开、公正。在人事任免、资源配置、利益分配等方面，应遵循公平合理的原则，避免利益输送和不正当的利益关系。例如，在选拔医护人员时，应注重能力和业绩的考核，避免任人唯亲；在分配医疗资源时，应根据患者的需求和病情进行合理配置，避免资源浪费和紧缺；在利益分配时，应根据医护人员的贡献和工作量进行合理分配，避免平均主义和利益不公。通过维护公正性，可以增强医护人员的归属感和忠诚度，提高医疗服务的质量和效率。

4. 诚信性 诚信是医院管理道德的基本要求，是建立良好医患关系和医院形象的重要基石。管理者应以诚信为本，遵守医德规范，树立良好的职业形象。在医疗服务中，应如实向患者告知病情和治疗方案，不夸大疗效和隐瞒风险。同时，应严格遵守医疗规范和操作规程，确保医疗质量和安全。此外，在与患者沟通交流时，应耐心细致地解答患者的问题，增强患者的信任感和满意度。通过践行诚信原则，可以树立医院的良好形象和品牌价值，增强患者对医院的信任度和忠诚度。

5. 廉洁性 医院管理道德要求管理者秉持廉洁自律的原则，抵制医疗行业不正之风，维护医院的良好形象和声誉。管理者应自觉遵守法律法规和行业规范，不收受贿赂，不利用职权谋取私利。同时，应加强对医疗设备和药品采购等重点领域的监管力度，防止利益输送和腐败现象的发生。通过保持廉洁自律，可以树立医院的良好形象和社会公信力，增强患者对医院的信任度和满意度。

6. 效率性 在医疗服务中，效率性关乎时间响应、资源利用和服务质量。医院管理者深知诊疗流畅与资源配置精准的重要性，视之为对患者时间与生命的尊重。因此，优化管理、缩短等待、提升诊疗精确度成为道德管理的核心，医院需引入先进的设备技术，通过流程再造和信息化建设，加速信息传递，确保患者获最佳治疗方案。同时，加强医务人员培训管理，提升专业技能和效率，保持高效专注地为患者提供及时专业的服务。

7. 协同性 如果说效率性是医院管理的"加速器"，那么协同性则是确保医院各系统、各部门乃至与外部机构间顺畅运行的"润滑剂"。内部协同性体现在科室的无缝对接及医务人员的默契配合，通过有效沟通和协作，可打破壁垒、优化资源配置、提升服务效率，确保紧急救治全面连贯。外部协同则是通过与医学院校、科研机构等紧密合作，共享资源、交流技术，推进技术创新，提升服务水平。同时，需要参与公益活动、加强社区联系，从而提升品牌形象，满足社会对优质医疗资源需求，促进医疗事业健康发展。

二、医院管理道德的作用

医院管理道德在医院运营和发展中扮演着至关重要的角色。它不仅涉及医护人员的职业操守和医疗服务质量，还直接关系到患者的权益和社会的信任。医院管理道德的作用在现代医疗体系中的重要性不言而喻。

1. 有助于提升医疗服务质量　在医疗服务过程中，医护人员需要遵循一系列道德原则和行为规范，如尊重患者的自主权、保护患者的隐私等。这些道德原则的制定和实施，旨在确保患者能够获得高质量、安全和人性化的医疗服务。通过遵守道德原则，医护人员将更加注重提高自身的专业知识和技能水平，以提供更加优质的医疗服务。同时，他们也会更加关注患者的需求和反馈，不断改进服务流程和质量，从而提高患者的满意度和信任度。

2. 有助于维护患者权益　患者的权益是医院管理的核心关注点之一，而道德原则的制定和实施正是为了保护患者的权益不受侵害。例如，尊重患者的知情同意权和自主选择权，可以确保患者在接受医疗服务时能够充分了解治疗方案、风险和后果，并自主做出决策。这有助于维护患者的尊严和自主权，增强患者对医疗服务的信任感和满意度。同时，医院管理道德还要求医护人员遵守职业操守，保护患者的隐私和个人信息不被泄露，从而维护患者的合法权益。

3. 有利于促进医院内部管理　医院是一个复杂的组织系统，需要各个部门和医护人员之间的密切合作和协调。而道德原则的制定和实施可以为医院内部管理提供有力的支持。例如，要求医护人员遵守职业操守和履行责任与义务，可以促使他们在工作过程中保持高度的敬业精神和责任心。这有助于提高工作效率和服务质量，减少医疗差错和事故的发生。同时，道德原则还可以促进医护人员之间的团队合作与协作精神，增强整体运营效率和凝聚力。

4. 有利于推动行业健康发展　医院作为提供医疗服务的重要机构，其形象和社会信任度直接关系到患者的就医选择和社会认可度。通过践行医院管理道德，医院可以树立起良好的社会形象和声誉，赢得社会的信任和支持。这将促使医院更加积极地承担社会责任，参与公共卫生事业，为社区居民提供更多的健康服务。同时，良好的社会形象和声誉也将吸引更多的患者前来就诊，提高医院的竞争力和市场占有率。医疗行业是一个高度专业化和技术密集型的行业，其健康发展需要各个医疗机构和医护人员共同遵循一定的道德标准和行为规范。通过践行医院管理道德，整个医疗行业将建立起良好的行业风气和职业道德标准，推动整个行业的健康发展。这将有助于提高整个行业的服务质量和形象，增强行业的公信力和社会认可度。同时，良好的行业风气和职业道德标准也将吸引更多的优秀人才加入医疗行业，为行业的可持续发展提供有力的人才保障。

综上所述，医院管理道德在医院运营和发展中发挥着至关重要的作用。它不仅有助于提升医疗服务质量、维护患者权益、促进医院内部管理、增强社会信任与形象，还能推动整个医疗行业的健康发展。因此，医院应高度重视医院管理道德的建设和实施，不断完善道德原则和行为规范，提高医护人员的道德素养和职业操守，为患者提供更加优质、安全、人性化的医疗服务。

知识链接

某县医院从一家药企的推销员手中低价购进了没有合格证的钢板，并用于临床治疗。这些钢板用于患者的固定术后，部分患者的患肢反复出现化脓性感染，久治不愈。于是将医院告上了法庭。

这个案例涉及医疗器械的采购和使用问题。医院为了降低成本而低价购进没有合格证的医用材料，这种行为不仅违反了医疗器械管理的强制性规定，也严重损害了患者的健康权益。这个案例表明，医疗管理道德要求医疗机构在采购和使用医疗器械时，必须严格遵守相关法律法规和道德规范，确保患者的安全和权益。同时，它也凸显了法律和道德在医疗管理中的重要性。它要求医疗机构遵循人本性、服务性、公益性和专业性的原则，为患者提供高质量的医疗服务。同时，医疗管理道德也要求医院在管理过程中遵循法律和道德规范，保障患者的权益和安全。

第二节　医院管理的道德原则与道德要求

一、医院管理的道德原则

医院的首要职责是关爱和照顾患者，患者的健康和福祉应置于首位。医院应提供高质量的医疗服务，满足患者的合理需求，维护患者的尊严和隐私。

1. 尊重自主权　尊重患者的自主权是医疗伦理的核心原则之一。患者有权自主选择医疗服务，拒绝或终止治疗。医护人员应尊重患者的意愿，并在可能的情况下提供信息和建议。例如，医院在为患者进行手术前，充分尊重患者的知情同意权，详细告知手术风险，确保患者自主选择。

2. 公正公平　医院应公正、公平地对待所有患者，不因种族、性别、社会地位等因素而有所偏见。例如，医院在分配医疗资源时，依据患者的医疗需求和紧急程度进行合理分配，体现了公正公平的原则。

3. 诚信与透明　医院应保持诚信，提供准确的医疗信息，不误导患者。同时，医院应公开收费标准、医疗程序和服务质量等信息，以便患者做出明智的决策。例如，医院在收费时，明确公示各项费用，避免乱收费现象，体现了诚信与透明的原则。

4. 责任与义务　医护人员有责任提供专业、及时和有效的医疗服务，并对其所提供的医疗服务承担专业责任。例如，医生在为患者进行手术时，因疏忽导致手术失败，主动承担责任并积极采取补救措施，体现了责任与义务的原则。

5. 尊重职业操守　医护人员应遵守医德规范，维护患者的权益和利益。他们应避免任何形式的利益冲突，始终以患者的最佳利益为出发点。例如，医生在面对药品供应商的回扣诱惑时，坚决拒绝并举报，体现了尊重职业操守的原则。

6. 团队合作与协作　医院内部的医护人员之间应相互尊重、支持与合作，共同为患者提供最佳的医疗服务。例如，医院在抢救一位重症患者时，各科室医护人员紧密协作、共同努力，最终成功挽救患者生命，体现了团队合作与协作的原则。

7. 持续改进与创新　医院应追求持续改进，提高医疗服务质量。通过创新和技术进步，不断优化医疗流程，提高患者满意度。例如，医院引进先进的医疗设备和技术，提高诊断准确率，同时优化诊疗流程，缩短患者等待时间，体现了持续改进与创新的原则。

8. 社会责任感　医院作为社会的重要组成部分，应承担社会责任，积极参与公共卫生事业，为社区居民提供健康教育和服务。例如，医院定期开展健康教育讲座、义诊等活动，普及健康知识、提高居民健康水平，体现了医院的社会责任感。

二、医院管理的道德要求

医院管理道德作为医院管理的核心要素，对于医院的运营和发展具有深远的影响。它不仅关乎患者的利益和生命健康，也关乎医护人员的职业成长和医院的声誉。医院管理道德的缺失可能导致医疗质量下降、医患关系紧张、患者信任度降低等一系列问题，进而影响医院的可持续发展。因此，深入研究和探讨医院管理道德的作用，对于提升医院管理水平、保障患者权益、促进医疗事业的健康发展具有重要意义。

1. 保障患者权益 医院管理道德的首要作用是保障患者的权益。管理者应通过遵循人本性、责任性和诚信性的道德准则，确保患者获得优质的医疗服务；实践以患者为中心的管理理念，使医院更好地满足患者的需求。通过提供人性化、温馨的服务，增强患者对医院的信任和满意度。通过履行职责、保障医疗质量和应对风险，减少医疗事故和纠纷的发生，从而维护患者的生命健康和权益。应遵守医德规范，不夸大疗效、不隐瞒风险，以患者的健康和利益为首要考虑，赢得患者的信任。

2. 提升医疗服务质量 管理道德对于提升医疗服务质量具有关键作用。通过公正性、廉洁性和协同性的道德准则，优化医疗资源配置，提高医疗服务效率和质量。在资源配置和利益分配中遵循公平合理的原则，避免利益输送和不正当的利益关系。这有助于确保医疗资源的有效利用，优化医疗服务流程。管理者通过廉洁自律，树立医院的良好形象和声誉，为医护人员提供正向的职业道德导向；加强团队协作，建立和谐的人际关系和工作氛围。通过部门间的沟通与协作，形成合力效应，共同应对医疗行业的挑战和机遇。这有助于提高医疗服务效率和质量。

3. 促进医护人员职业成长 管理道德关注医护人员的职业发展和个人成长，为他们提供良好的培训和发展机会。通过人本性和公正性的道德准则，激发医护人员的工作热情和创新精神，促进他们的职业成长。

4. 推动医院可持续发展 通过维护患者权益，提升医疗服务质量，促进医护人员职业成长等手段，树立医院的良好形象和声誉，增强社会认可度。同时，可提高医院的综合实力和社会效益，为医院的未来发展奠定坚实基础。此外，管理道德也有助于增强医院内部的凝聚力和向心力。通过公正、廉洁和协同的道德实践，建立和谐的人际关系和工作氛围，使医护人员能够更好地发挥自身才能和潜力，共同为实现医院的可持续发展目标而努力。

5. 加强医疗行业交流与合作 管理道德在医院间的交流与合作中同样发挥着重要作用。通过诚信性的道德准则，与其他医疗机构建立互信关系，共享资源与经验，共同提升整个行业的服务水平和道德标准。同时，应积极参与国际医疗合作与交流活动，引进先进的医疗技术和医院管理经验，推动我国医疗事业的国际化和现代化进程。

6. 应对医疗改革挑战 在医疗改革的背景下，医院管理道德对于应对改革挑战具有重要意义。管理者应积极适应改革要求，遵循公正性、廉洁性和效率性的道德准则，合理配置医疗资源，提高服务效率和质量，以满足人民群众不断增长的医疗需求。同时，医院应积极参与改革实践，为推动我国医疗体制改革进程做出贡献。

医院管理的道德原则是确保医疗服务质量和患者权益的重要保障。为了实现这些原则，医院需要加强医护人员的培训和教育，提高他们的道德意识和职业素养。同时，医院应建立健全的监管机制，确保这些原则在实际工作中得到贯彻执行。通过共同努力，我们可以建立一个更加安全、尊重和高效的医疗服务体系，为患者和社会带来福祉。

在当今社会，随着医疗技术的迅速发展和医疗需求的不断爆发式增长，医院管理的道德原则与道德要求显得尤为重要。只有通过遵守这些原则和要求，才能确保医院在提供高质量医疗服务的同时，维护患者的权益和尊严，推动整个医疗行业的健康发展。

随着社会的进步和科技的发展，医院管理的道德原则与道德要求将面临新的挑战和机遇。为了更好地适应时代的变化，医院需要不断地完善和更新管理理念和方法。例如，随着人工智能等新兴技术在医疗领域的应用逐渐普及，如何在保证患者隐私和安全的前提下合理利用这些技术将成为重要的道德议题。同时，随着全球环境问题的日益严重，医院的环保责任也将越来越受到关注和重视。

此外，随着医疗行业的竞争加剧和患者需求的多样化，医院需要更加注重患者的体验和满意度。通过深化与患者的沟通与合作，了解患者的真实需求和期望，并据此改进医疗服务流程和质量，将有助于提高医院的竞争力并赢得患者的信任和支持。在这个过程中，医院的道德原则与道德要求将发挥关键的作用，为医院的可持续发展提供坚实的支撑。

医院管理的道德原则与道德要求是确保医疗服务质量和患者权益的重要基石。通过深入理解和贯彻这些原则与要求，我们可以建立更加安全、尊重和高效的医疗服务体系，为人类健康事业的发展做出积极的贡献。同时，面对未来的挑战和机遇，医院需要不断地更新管理理念和方法，以适应时代的变化并推动整个行业的进步。

第三节　医院伦理委员会

一、医院伦理委员会的概念

医院伦理委员会（Hospital Ethics Committee）是一个由医院内部相关领域的专家和人士组成的独立机构，旨在为医院的医疗实践、研究和生物医学实验提供伦理指导和审查。

委员会的主要职责是确保医院的医疗活动符合伦理原则，保护患者的权益、安全和尊严，同时推动医院的医疗技术和伦理水平的提高。委员会的工作范围涵盖了临床诊疗、手术、药物使用、医学实验等方面。医院伦理委员会的组成人员通常来自医院的各个科室，包括医生、护士、药师、伦理学者等，以确保审查工作的全面性和客观性。他们需要具备深厚的医学和伦理学知识，并且应具备独立、公正和负责任的品质。

医院伦理委员会的工作流程一般包括申请、审查、监督和评估等环节。在申请环节，医生或研究人员需要向委员会提交相关申请，包括治疗方案、手术计划、实验方案等，以供委员会审查。审查环节包括初步审查和会议审查，委员会将对申请进行评估，确定其是否符合伦理标准和规定。在监督环节，委员会将对正在进行的医疗实践进行定期监督和评估，以确保医疗实践遵循伦理原则和法律法规。评估环节则是对已经完成的医疗实践进行评估，确定其对患者的治疗效果和伦理影响。

随着医疗技术的不断发展和伦理问题的不断涌现，医院伦理委员会需要不断完善自身的机制和工作流程，提高审查质量和效率，以更好地履行其职责，保护患者的权益，促进医院的医疗技术和伦理水平的提高。同时，委员会还需要加强与其他相关机构的合作和交流，共同推进医学伦理的发展和进步。

二、医学伦理委员会的历史发展

在医学发展的早期阶段，医生们主要关注的是治疗疾病和拯救生命。然而，随着医学技术的不断进步，人们逐渐意识到医学实践不仅涉及个人的健康问题，还涉及伦理、道德和价值观的问题。因此，医学伦理委员会的概念逐渐兴起，其目的是为医学实践提供伦理指导和审查，确保医学活动符合伦理原则，保护患者的权益和安全。

1. 早期萌芽阶段　在 20 世纪初，随着生物医学研究的快速发展，人们开始意识到需要对涉及人类的医学研究进行伦理审查。美国、英国等国家开始建立一些机构来审查涉及人体研究的试验和临床试验。这些机构被认为是医学伦理委员会的雏形。

2. 正式成立阶段　1947 年，世界卫生组织（WHO）发表了《世界医学伦理宣言》，提出了医学伦理的基本原则和要求，为医学伦理委员会的建立提供了重要的指导和参考。随后，许多国家开始建立正式的医学伦理委员会，对涉及人体研究的医学实践进行审查和监督。

3. 快速发展阶段　20 世纪 70 年代以后，随着生物医学研究的不断深入和伦理问题的不断涌现，医学伦理委员会开始快速发展。许多国家都建立了国家级别的医学伦理委员会，并对医院的伦理委员会提出了明确的要求和指导。此外，国际社会也开始加强合作和交流，推动医学伦理的国际合作和发展。

4. 当前现状与挑战 目前，几乎所有的国家和地区都建立了医学伦理委员会，对涉及人体研究的医学实践进行审查和监督。然而，随着医疗技术的不断发展和伦理问题的不断涌现，医学伦理委员会面临着越来越多的挑战。如何确保医学实践符合伦理原则、如何保护患者的权益和安全、如何平衡患者的利益和医学研究的需求等问题变得越来越突出。

三、医学伦理委员会的功能

随着医学科技的飞速发展和医学实践的不断进步，医学伦理成为医学领域中不可或缺的一部分。医学伦理委员会（MEC）作为医学伦理的核心机构，在确保医学实践和研究活动的伦理正当性方面发挥着至关重要的作用。医学伦理委员会起源于 20 世纪，当时医学研究逐渐暴露出一系列伦理问题，引起了社会和公众的广泛关注。为了规范和指导医学实践，保护患者的权益，避免不道德的研究行为，医学伦理委员会应运而生。经过多年的发展，医学伦理委员会已经成为全球范围内普遍设立的机构，为医学进步提供坚实的伦理保障。

医学伦理委员会作为医学实践中的重要机构，发挥着至关重要的作用。它旨在确保医学实践、研究和生物医学实验的伦理正当性，保护患者的权益和安全。在日常工作中医学伦理委员会主要承担的五大功能。

1. 伦理审查与指导 伦理审查是医学伦理委员会的核心职责之一。它负责对涉及人体研究的试验、临床试验、药物研发等医学实践进行严格的伦理审查。这一功能确保了医学实践在遵循科学原则的同时，也符合伦理标准。委员会制定相关的指导原则和政策，为医学实践提供伦理指导和建议，从而确保医学实践的道德性和正当性。

伦理审查过程中，委员会会对研究方案、知情同意书和其他相关文档进行细致的评估。审查内容主要包括研究的目的、方法、风险与受益比、受试者的权益保障等。委员会会确保研究方案符合伦理原则，包括尊重受试者的自主权、避免不必要的伤害和风险、确保受试者的招募和退出机制公平合理等。同时，委员会还会评估研究是否符合法规要求，以确保研究活动的合法性。除了对单个研究的审查，医学伦理委员会还会制定一系列指导原则和政策，为医学实践提供宏观的伦理指导。这些指导原则涵盖了临床诊疗、生物医学研究、药物研发等多个领域，旨在规范和引导医护人员和研究人员的行为，确保医学实践的道德性和正当性。

2. 保护受试者权益 保护受试者权益是医学伦理委员会的重要功能之一。在医学研究和实验中，受试者常常是最直接受到影响的群体。因此，确保受试者的权益得到充分保障是医学伦理委员会的核心职责之一。委员会主要通过以下几个方面来保护受试者的权益：一是确保受试者在充分知情的前提下自愿参与研究，并签署知情同意书；二是监督受试者的招募、保护、安全和福利等方面，确保受试者在研究过程中得到妥善的照顾和关注；三是监督研究过程，及时发现并纠正研究中出现的伦理问题或偏差，确保研究结果的可信度。此外，医学伦理委员会还会定期对已完成的研究进行伦理评估，以总结经验教训，提高未来研究的可靠性和公正性。对于出现严重不良事件或违反伦理原则的研究，委员会会采取相应的措施，包括暂停或终止研究、对研究人员进行处罚等。

3. 监督与评估 为了确保研究过程的伦理合规性和研究结果的可信度，医学伦理委员会对正在进行的研究进行定期的监督和检查。这一功能有助于及时发现并纠正研究中出现的伦理问题或偏差。研究结束后，医学伦理委员会对研究结果进行伦理评估，确保研究结果符合伦理标准，并提高研究的可靠性和公正性。监督与评估过程中，委员会成员会深入了解研究进展情况，检查是否遵循已批准的方案和伦理要求。通过定期的监督和检查，可及时发现潜在的伦理问题或偏差，并采取相应的纠正措施。同时，对研究结果的评估也可以对研究的科学性和伦理合理性进行验证，为后续的研究提供有益的经验和教训。

4. 教育与培训 为提高医护人员和研究人员对伦理原则和实践的理解和执行能力，医学伦理委员会开发和提供相关的培训项目和教育资源。通过培训和教育，委员会可帮助研究人员在实践中应用伦理原则，确保他们在进行研究时能够充分考虑到受试者的权益、研究的伦理要求和社会的公共利益。教育与培训的内容主要包括医学伦理基本原则、法规要求、研究方案撰写、知情同意书制定等方面。这些培训项目和教育资源可以根据不同的受众群体进行设计和调整，以满足医护人员和研究人员的实际需求。通过培训和教育，可以提高研究人员对伦理问题的重视程度，增强他们的伦理意识和能力，从而更好地遵循伦理原则进行研究和医学实践。

5. 沟通与合作 医学伦理委员会通过积极与各利益相关方进行沟通和合作，共同推动符合伦理的医学实践。委员会通过与医护人员、研究人员、患者和家属等利益相关方保持密切联系，了解他们的需求和关注点。此外，委员会还会与其他国家和地区的医学伦理委员会进行合作与交流，共同推进医学伦理的国际化和标准化。通过合作与交流，委员会可以分享最佳实践、经验和教训，促进全球范围内的医学伦理发展。

四、我国医学伦理委员会的建设

目前，我国医疗技术的迅速发展，医学伦理问题也受社会的广泛关注。医学伦理委员会作为解决医学伦理问题的重要机构，其建设和发展对于保障患者权益、推动医学进步具有重要意义。我国在医学伦理委员会建设方面取得了一系列成果，我国医学伦理委员会建设有以下具体方面。

1. 组织架构与职责 我国医学伦理委员会的组织架构由国家、省、市、县各级医学伦理委员会组成。各级医学伦理委员会均由多个领域的专家和学者组成，负责对涉及人体研究的医学实践进行伦理审查和监督。各级医学伦理委员会的主要职责包括：制定伦理审查标准和操作规程；对涉及人体研究的医学实践进行审查；监督伦理问题的处理和改进；开展医学伦理宣传教育等。

2. 制度建设 为了规范和指导医学伦理委员会的工作，国家制定了一系列法规和政策。其中，2007 年发布的《涉及人的生物医学研究伦理审查办法（试行）》为全国的医学伦理委员会建设提供了指导和规范。该办法规定了医学伦理审查的原则、程序和方法，为伦理审查工作提供了制度保障。此外，各级地方政府和医疗机构也根据实际情况制定了相应的规章制度和操作规程，确保伦理审查工作的规范化和标准化。

3. 人员构成与培训 我国医学伦理委员会的人员构成多元化，包括医学、伦理学、法学等多个领域的专家和学者。同时，委员会中还有医护人员、患者代表等参与，以提高伦理审查的公正性和透明度。

为了提高医学伦理委员会人员的专业能力和水平，国家加强了培训和教育方面的工作。定期举办培训班、研讨会等活动，提高委员们的伦理意识和审查能力。同时，还鼓励委员们参加国际学术交流活动，吸收国际先进经验。

4. 审查流程与标准 我国医学伦理委员会的审查流程包括申请、受理、审查、反馈等环节。在审查过程中，委员们根据国家法规和政策、伦理原则等对研究方案或临床试验进行全面评估。同时，还要关注患者的权益和利益，确保研究行为的正当性和可行性。

在审查标准方面，我国医学伦理委员会遵循国际公认的伦理原则，如尊重自主性原则、不伤害原则、有利原则等。同时，还结合我国实际情况制定了符合国情的审查标准，以确保审查工作的科学性和公正性。

5. 信息化建设与透明度 为了提高医学伦理审查的效率和透明度，我国医学伦理委员会正在加强信息化建设。通过建立信息化平台，实现审查流程的在线管理、资料共享等功能。这有助于提高委员们的审查效率和质量，并增加审查工作的透明度。同时，信息化平台还可以方便公众查询和监督医学伦理委员会的工作。为了确保医学伦理委员会的高效运行和持续改进，我国建立了完善的监督与评估机制。各级卫生主管部门负责对所属医学伦理委员会的工作进行监督和评估，确保其符合国家法规和政策要求。同时，还鼓励社会各界对医学伦理委员会的工作进行监督和评价，以促进其不断改进和提高。

6. 国际合作与交流 我国医学伦理委员会积极参与国际医学伦理委员会的建设和交流活动。通过与国际社会的合作与交流，了解国际上最新的伦理标准和最佳实践，吸收国际先进经验。同时，也向国际社会展示我国在医学伦理领域的成果和贡献，提高国际影响力。

7. 社会参与与宣传教育 为了提高公众对医学伦理问题的认知和理解程度，我国医学伦理委员会积极开展社会参与和宣传教育工作。通过举办公益活动、编写宣传资料等方式，向公众普及医学伦理知识，提高公众的道德素质和科学素养。同时，还鼓励公众参与医学伦理问题的讨论和监督，促进社会对医学伦理的关注和支持。

8. 我国医学伦理委员会的建设中的问题与挑战 医学伦理委员会在我国医疗体系中占据着举足轻重的地位，它是确保医学研究与实践遵循伦理原则、保护患者权益的重要机构。随着我国医疗技术的迅速发展和患者权益意识的不断提高，医学伦理委员会的建设也面临着前所未有的挑战和机遇。

从我国医学伦理委员会的发展历程来看，其组织架构、审查内容与标准以及运行机制等方面都在不断完善。目前，我国大多数医疗机构都设立了医学伦理委员会，其成员由医学、法学、伦理学等领域的专家组成，以确保审查工作的全面性和专业性。在审查内容与标准方面，医学伦理委员会主要针对临床试验、研究协议、患者权益保护等方面进行审查，以确保医学研究和实践的合规性和伦理性。

然而，我国医学伦理委员会在建设过程中仍存在一些问题和挑战。首先，审查标准与国际接轨程度有待提高。随着医学研究的全球化趋势日益明显，我国医学伦理委员会需要不断学习和借鉴国际先进的审查标准和原则，以提高审查工作的国际认可度。其次，患者参与的沟通机制尚不完善。医学伦理委员会在审查过程中应充分听取患者的意见和建议，确保决策真正反映患者的需求和期望。此外，跨地区合作与共享资源方面也存在一定的困难。不同地区的医学伦理委员会之间应加强合作与交流，共享资源和经验，共同提高审查效率和质量。

针对以上问题和挑战，我国医学伦理委员会在未来的改革与发展中应采取以下措施。①加强与国际标准的对接，提高审查标准的国际认可度。我国医学伦理委员会应积极参与国际医学伦理组织的活动，学习借鉴国际先进的审查标准和原则，并结合我国实际情况进行本土化改造和完善。②利用现代信息技术手段提高审查效率和透明度。通过建立电子化审查流程管理系统、人工智能辅助审查等工具，提高审查工作的效率和准确性；同时，通过公开审查过程和结果等信息，增强审查工作的透明度和公信力。③加强跨地区合作与共享资源。不同地区的医学伦理委员会之间应建立长期稳定的合作关系，共享资源、交流经验、共同解决问题；同时，加强与其他国家和地区的交流与合作，共同应对全球性的伦理挑战和问题。此外，完善患者参与的沟通机制也是未来改革的重要方向之一。医学伦理委员会应建立便捷的患者反馈渠道，积极收集患者对医疗服务和伦理决策的意见和建议；同时，加强与患者的沟通和互动，提高患者的满意度和信任度。

我国医学伦理委员会的建设是一个长期而艰巨的任务，需要政府、医疗机构、社会组织以及广大医护人员和患者的共同努力和支持。在未来的发展中，我们应不断完善组织架构、审查内容与标准以及运行机制等方面的工作；同时，加强国际合作与交流、提高审查效率和透明度、完善患者参与的沟通机制等方面的工作也是至关重要的。只有这样，我们才能构建一个更加公正、透明、高效的医学伦理审查体系，为推动我国医疗事业的健康发展提供坚实的伦理保障。

目标检测

答案解析

一、最佳选择题

1. 在医疗决策中，医生应首先考虑的是（　　）
  A. 患者的经济状况   B. 医疗技术的先进性
  C. 患者的自主权利   D. 医疗成本效益分析

2. 在处理患者隐私时，医生应该（　　）
  A. 尽可能公开患者信息，以便于交流和诊断
  B. 保护患者隐私，除非患者同意公开
  C. 公开患者信息，以宣传医院的名誉
  D. 只向家属提供患者信息，不向患者本人透露

3. 在紧急情况下，为了抢救患者的生命，医生可以（　　）
  A. 未经患者同意进行必要的医疗操作
  B. 拒绝进行任何可能对患者的生命构成风险的医疗操作
  C. 尊重患者家属的意见，不进行任何医疗操作
  D. 先与患者家属沟通，再决定是否进行医疗操作

4. 在处理医患关系时，医生应该（　　）
  A. 以患者为中心，尽力满足患者的所有要求
  B. 以医生为中心，按照自己的判断处理问题
  C. 保持中立态度，不偏袒任何一方
  D. 避免与患者产生任何冲突和矛盾

5. 在医学研究中，研究者应该首要考虑的是（　　）
  A. 研究的创新性   B. 研究结果的经济效益
  C. 研究过程的安全性   D. 研究对社会的贡献度

二、思考题

1. 在医疗决策中，如何确保患者的自主权利得到尊重？
2. 在处理医疗纠纷时，医院应如何维护患者的信任和声誉？

书网融合……

重点小结   习题

第十章 卫生改革与发展的伦理道德

PPT

学习目标

知识目标：通过本章的学习，掌握医药体制改革的伦理内容；熟悉我国医疗卫生体制改革的背景及历程；了解我国医疗服务体系改革与发展的成果。

能力目标：能运用医药体制改革思维去看待、分析医药改革实践中的问题。

素质目标：锻炼理论联系实际的学习能力和医药体制改革伦理责任意识。

情境导入

情境：地处武夷山南麓、闽江源头的三明市，因工业而兴，退休人员比重较高，"未富先老"现象凸显。针对以上问题，三明市在国家的支持下开始了医改试点，并遵循让医疗回归本质角色的原则。① 药品回归治病功能：打破流通领域不合理利益链条，保障企业合法利润；② 医生回归看病角色：提高阳光收入，破除外在利益影响；③ 医院回归公益性质：提供合理医疗卫生服务，保证人民群众身体健康。2012 年，三明市着手在公立医疗卫生机构推行医疗改革，建立起"医药、医保、医疗"三医联动的改革路径，并按照"政府→医药→医保→医疗"的顺序系统性推进。

通过医改，三明声名鹊起。2016 年 2 月 23 日，中央全面深化改革领导小组第二十一次会议专门听取并肯定了三明医改经验；2017 年 3 月 24 日，中央全面深化改革领导小组第三十三次会议指出"三明医改方向是正确的、成效是明显的，要注意推广"；2019 年 7 月 24 日，中央全面深化改革委员会第九次会议再次强调要总结推广三明医改经验。

思考：1. 在这个案例中，医院管理道德缺失的具体表现是什么？

2. 医院应该如何加强医护人员的职业道德教育？

3. 针对术后并发症的问题，医院应该如何建立完善的内部监管机制？

4. 患者和家属在遇到医疗事故时应该如何保护自己的权益？

卫生保健制度是一个社会制度的重要构成部分。因为医疗卫生保健制度涉及和牵动社会集团和个人、家庭等多方利益，建立一种能够平衡社会各方面利益、满足社会成员不断增长的健康保障需求的卫生保健制度，成为公认的"世界性难题"。追求完美的医疗卫生体制成为世界性的卫生保健制度调整与改革的动力。自中华人民共和国成立后，中国社会形成了与社会主义制度及中国社会发展实际相适应的卫生保健制度，这一制度在几经改革特别是在全面深化改革中得以不断完善和成熟，已经成为"健康中国"战略实施的强有力制度支撑，也成为新时代中国特色社会主义事业的重要构成部分。

第一节 医疗卫生体制改革与发展沿革

一、中华人民共和国成立初期医疗卫生改革的伦理背景

中华人民共和国成立初期，最基本的医疗卫生体系极为薄弱，社会公众的健康缺乏保障。为了解决人民群众基本健康问题、国家组织开展了规模庞大的卫生运动，主要任务是建立公共卫生服务体

系，发展壮大城乡基层医疗卫生服务组织，向人民群众提供传染病防治、妇幼保健为主的基本医疗卫生服务。1950 年，第一届全国卫生会议提出了"面向工农兵、预防为主、团结中西医"的卫生工作方针。1951 年，卫生部颁布了《农村卫生基层组织工作具体实施办法（草案）》，围绕国民的健康保障，确定了建国初期的基本医疗卫生服务内容：以预防为主、注重改善环境卫生、致力于解决安全饮水、粪便处理问题，为妇女儿童提供基本保健服务，开展群体健康教育、实行广泛的社会动员、鼓励公私机构合作、收集和利用卫生信息开展初级卫生人员训练等。政府对医疗服务、医疗保障、食品药品、卫生防疫、卫生监督等实行统一管理，对承担预防保健任务的卫生机构实行全额拨款，旨在尽可能地保障人民群众的健康利益。1952 年第二届全国卫生会议中又增加了"卫生工作与群众运动相结合"的原则。

中华人民共和国成立至 20 世纪 70 年代，我国在医疗卫生领域的改革取得巨大的成就。1949—1978 年，全国卫生机构由 3670 个增加到 169732 个、医院床位由 8.46 万张增加到 204 万张，医务人员由 51 万人增加到 310 万人，人均寿命由 35 岁增加到 68 岁，孕产妇死亡率由 1500/10 万下降到 106.4/10 万、婴儿死亡率由 200‰下降到 35‰。公共卫生运动的广泛开展和赤脚医生制度，在一定程度上弥补了卫生资源短缺和医疗技术落后的不足。在城市建立了公费医疗制度、劳动保险的医疗保障体制，在农村建立了合作医疗制度。多方面的成果让我国医疗卫生工作发生翻天覆地的大变革，成为发展中国家的典范。

二、改革开放初期医疗卫生改革的伦理背景

1978 年十一届三中全会之后，中国进入改革开放新的历史时期。伴随这一过程，中国的卫生保健制度也进入了一个调整与改革期。在这一"世界性难题"面前，中国社会经历了一个在探索中前进的艰难过程。这个时期大体可分为四个阶段。

1. 第一阶段　1979—1985 年。被认为是改革前期带有"造势"意味的准备阶段。这六年正值中国改革开放初期，推进中国社会的经济转型，更多的是"摸着石头过河"的探索。1979 年国家层面提出"运用经济手段管理卫生事业""卫生部门也要按经济规律办事"的主张，对医药卫生领域改革价值取向的定位，对整个医改方向产生重大而长远的影响。医疗卫生领域在这一阶段并没有形成明确的医改设计框架，主要是套用社会总体改革的思路和方针，围绕经济效益这一核心来改造医院的管理和重新建立对医务人员绩效的考核。确立了医疗机构的经济主体地位，医疗机构为转向"自主经营、自负盈亏"的独立经营实体做准备，为其后的追逐经济利益埋下了伏笔。

2. 第二阶段　1985—1992 年。从国家发展态势上看，社会经济转型的步伐不断加快，改革的不断深入开始触动社会的多方利益，社会经济形态和治理方式都在发生深刻变革。这一时期医疗卫生体制的改革是伴随其他领域的改革一并推进。虽然改革步伐是渐进的，但是在改革方向上主要是模仿其他领域的改革，朝向社会主义市场化方向。1985 年 4 月国务院批转了卫生部《关于卫生工作改革若干政策问题的报告》，明确指出："必须进行改革，放宽政策，简政放权，多方集资，开阔发展卫生事业的路子，把卫生工作搞好。"医疗机构向市场化转型的序幕由此拉开，因此这一年被称为"医改元年"。

市场化改革的结果是，医疗条件迅速改善，医疗水平进步显著，卫生资源总量大幅度提高。但市场化改革也有一些不良后果，如政府投入减少，医院逐利性强化，公益性逐步减弱，人文精神沦落，药价虚高、过度诊疗、药物滥用现象严重，医院看病贵、看病难现象成为社会热议的问题。

3. 第三阶段　1992—2003 年。社会其他行业的市场化改革不断加速，带来了医疗卫生领域的危机感。1992 年 9 月，国务院下发了《关于深化卫生改革的几点意见》，其中最主要的改革内容就是对

医院补偿机制的改革，医院由正常的经费拨款改为各种形式的专项拨款。这一时期的改革思路，始终聚焦于市场化的改革方向。这一时期的改革，整个医药系统在经济利益上是受益的，医疗资源显著增加，医疗卫生供给能力不断增强，微观服务效率明显提升。但是，因为这种改革仍然处在缺乏系统性制度设计的碎片化改革状态，各项改革举措彼此分割、缺乏衔接，整体上表现出医疗机构过度商业化和市场化，趋利行为严重。这种改革方向的选择，加剧了医疗卫生领域的多方面社会矛盾，如医疗保障制度不健全、药品生产和流通秩序不规范、医院管理体制和运行机制不完善、个人负担过重等。

4. 第四阶段　2003—2009 年。2003 年"非典（SARS）"疫情暴发，在处置过程中不断暴露医改过度市场化带来的公共卫生领域的一些弊端，促使全社会开始反思医疗卫生体制的改革方向，客观上推动了人们对这一体制究竟如何改革才更合理的深度思考。市场主导还是政府主导的争论十分激烈并公开化，从而推动政府将"医改"重新列入了社会公共政策的议事日程。国务院发展研究中心与世界卫生组织合作完成的《中国医疗卫生体制改革报告》，明确认为之前的医疗卫生体制改革是"市场化改革"，并明确定性"从总体上讲是不成功的"。2006 年《医疗卫生绿皮书》被推出，认为把医改出现的问题归因于市场化的结论过于简单化和绝对化；并认为是因为政府主导上在投入、监管和职能转变三个方面的不到位，最终导致医院代政府受过。

从医学伦理学角度来看，"新医改"前的医疗卫生保健制度改革存在的问题主要表现在以下几个方面：一是倡导效率优先，忽视了对效率与公平间关系的协调。二是在摸着石头过河的渐进式改革过程中，改革方向和目标不明确，早期改革大多是被问题驱动的被动改革，缺乏对改革的总体设计，导致改革缺乏主动性、前瞻性、系统性和协调性。三是对医疗卫生事业定性不清晰。从纯福利性到公益福利观的市场化，导致政府放弃筹资和提供服务的主导责任，也放弃了监管的责任。造成国人健康公平性、卫生服务利用的可及性的公平性受到严重影响。四是政府和市场边界不清，政府对健康的责任、作用缺失，出现了越位、错位和缺位现象。不能有效地纠正市场失灵。五是部分改善了医疗机构的微观绩效，但是也出现了新的资源浪费和效率低下并存的局面，医疗卫生宏观效率下降。六是公立医院姓公行私的变化，趋利性日趋明显，公益性淡化，社会责任不明。七是医疗卫生服务系统基层组织严重弱化，卫生系统网络及其内部有效分工协作被全面竞争所取代，网络系统的网底破溃、割裂严重。

三、快速发展时期医疗卫生改革的伦理背景

2009 年 1 月 21 日，国务院通过医改方案，并在同年 3 月以《中共中央、国务院关于深化医药卫生体制改革的意见》形式正式出台，标志着新一轮的中国医药卫生体制改革正式全面启动。新医改方案能够体现出从中国的现实出发对医疗卫生体制进行全面设计和系统安排。从公共管理技术的角度看，确实形成了运行机制上的系统创新，更重要的是在建构体制的理念上完成了重要突破。从生命伦理的视角分析，方案渗透着公共生活的生命伦理精神和对人以及人的健康的人文关怀。

"新医改"方案在重大和根本性的问题上确立了鲜明的立场，明确了改革的方向和目标，即以全社会人人享有基本医疗卫生服务为根本出发点和落脚点。从改革方案设计、卫生制度建立到服务体系建设都遵循公益性的原则。"新医改"方案主体框架被称为"四梁"和"八柱"。"四梁"是指四大体系，即公共卫生体系、医疗服务体系、医疗保障体系和药品供应体系。新医改就是以这四个领域为重点，按照各自领域产品的相应特点，设计了相应的供给方式和政策走向。从各个领域的基本政策来看，将公共卫生服务产品界定为公共物品，其供给体制采用政府供给的方式，政府负主要责任；将医疗服务产品界定为准公共产品，其供给体制采用政府和市场混合的方式，突出基层在医疗卫生服务中的作用；在医疗保障领域，对各项医疗保障项目进行了细分，社会医疗保险作为准公共产品由政府为

主组织实施，商业健康保险作为私人产品由市场运作，医疗救助由政府供给；在药品供应领域，将国家基本药物制度作为政府干预的重点，在加强质量和可及性监管的同时，鼓励市场竞争和产业发展。"新医改"方案"四位一体"的政策框架用"四领域分析法"验证可知，改革框架依据各个领域提供产品的相应属性，采用了与之相适应的供给和筹资体制，政府和市场的角色也予以较为科学的界定。"八柱"是指与四大体系形成有机系统和有效运行所设计的八个方面运行机制：协调统一的医药卫生管理体制、高效规范的医药卫生机构运行机制、政府主导的多元卫生投入机制、科学合理的医药价格形成机制、严格有效的医药卫生监管体制、可持续发展的医药卫生科技创新机制和人才保障机制、实用共享的医药卫生信息系统、健全的医药卫生法律制度。正是这"四梁八柱"构成了"新医改"方案的系统框架和总体结构。

2016 年 8 月，全国首次卫生与健康大会召开，会议指出要把人民健康放在优先发展的战略地位，以普及健康生活、优化健康服务、完善健康保障、建设健康环境发展健康产业为重点，加快推进健康中国建设努力全方位、全周期保障人民健康，为实现"两个一百年"奋斗目标、为实现中华民族伟大复兴的中国梦打下坚实健康基础。为了发展医疗卫生与健康事业，保障公民享有基本医疗卫生服务，提高公民健康水平，推进健康中国建设，国家于 2020 年 6 月 1 日正式实施《中华人民共和国基本医疗卫生与健康促进法》。同时，卫生与健康大会上强调，要着力推动中医药振兴发展，坚持中西医并重，推动中医药和西医药相互补充、协调发展，努力实现中医药健康养生文化的创造性转化、创新性发展，为中医药事业的发展确立了新坐标指明了新方向。按照"创造性转化创新性发展"的工作思路，以健康产业为核心内容科学规划发展目标，统筹优质中医药资源、扶持重点项目建设深入推进中医药医养融合，带动中药材种植生产以及中医疗，康养等上下游产业协同发展，形成全产业链整体推进的科学发展新模式。

党的二十大为新医改指明了方向：深化医药卫生体制改革，促进医保、医疗、医药协同发展和治理。促进优质医疗资源扩容和区域均衡布局，坚持预防为主，加强重大慢性病健康管理，提高基层防病治病和健康管理能力。深化以公益性为导向的公立医院改革，规范民营医院发展。发展壮大医疗卫生队伍，把工作重点放在农村和社区。重视心理健康和精神卫生。促进中医药传承创新发展。创新医防协同、医防融合机制，健全公共卫生体系，提高重大疫情早发现能力，加强重大疫情防控救治体系和应急能力建设，有效遏制重大传染性疾病传播。深入开展健康中国行动和爱国卫生运动，倡导文明健康生活方式。

"新医改"以来的主要成就体现在以下方面。一是对医药卫生体制开始了系统和全面的改革，包括医疗保障制度的恢复和重建，合作医疗制度的恢复与发展，特困人口医疗救助制度的探索与建立，商业医疗保险的发展。二是对公立医院实施了系列改革。公立医院性质从改革开放前的纯"福利性"事业单位向体现一定福利性的"公益性"事业单位转变，带来的是筹资方式的变化（由政府出资到多方筹资），推行医院所有制改革，由原来的纯公有制向多种所有制转变；政府向医院下放权力，扩大医院自主决策权。医院由原来的政府控制和管理逐步转变为具有自主决策权的法人事业单位，逐步建立现代医院管理制度。三是政府责任的改革和角色的转变。由政事合一、管办合一向政事分开、管办分离转变。四是药品生产和流通体制的改革。药品从改革开放前的统购统销向市场化转变。药品生产领域改革主要是通过制定相关政策、法规，制度性规范企业行为。药品价格管理体系改革。探索建立国家基本药物制度。五是卫生资源总量大幅度提升，短缺现象明显缓解，医疗机构服务供给能力大幅度提高，医院内部效率有了明显改善。公共卫生发展逐步进入法制化轨道。

第二节 医药体制改革的伦理

一、全民医疗保障制度的伦理道德

以基本医疗保障为主体的多层次医疗保障体系改革，是国家全民保障能力和全民健康管理能力的具体体现。

1. 推进基本医保扩面提标　根据国家医保局统计数据显示，2018—2022 年，全国人口参保率稳定在 95% 左右，职工医保和城乡居民医保政策范围内住院费用报销比例分别达到 80% 和 70% 左右。农村低收入人口和脱贫人口参保率稳定在 99% 以上，医保助力近 1000 万户贫困居民成功脱贫。基本医疗保险基金（含生育保险）年度总收入由 2.14 万亿元增长至 3.09 万亿元，年度总支出由 1.78 万亿元增长至 2.46 万亿元，基金运行平稳，有所结余。财政每年对居民参保缴费人均补助标准从 490 元增长至 610 元。仅 2022 年，财政补助总额就达 6000 亿元。通过深化扩面提标，使 14 亿人民获得相应的职工医保、城镇居民医保、新型农村合作医疗，覆盖 95% 以上民众，独创了世界奇迹。为全民保障能力持续永久，筹资和保障水平大幅提升。

相关部门实施精准参保扩面，聚焦重点人群、关键环节，加大参保缴费工作力度，确保应参尽参。切实做好学生、儿童和新生儿、流动人口等重点人群参保工作，深度挖掘扩面潜力，动员更多符合条件的人员参保。全面落实持居住证参保政策。创新参保缴费方式，积极推进线上"一网通办"、线下"一厅联办""一站式"服务，提供了多渠道便民参保缴费服务措施。

2. 逐步建立重特大疾病保障机制　通过全面实施城乡居民大病保险，建立疾病应急救助制度，全面开展重特大疾病医疗救助，完善定点医疗机构医疗救助服务内容，提高服务质量，引导医疗救助对象和定点医疗机构优先选择纳入基本医保支付范围的药品、医用耗材和诊疗项目。保障了低保对象、特困人员在市域内定点医疗机构住院，确保异地安置和异地转诊救助对象登记备案、就医结算。

3. 改革便民支付方式　各地普遍开展了多种付费方式改革，加强基金预算管理，有效发挥控费作用。《关于做好 2023 年城乡居民基本医疗保障工作的通知》（医保发〔2023〕24 号）指出，要扎实推进《国家基本医疗保险、工伤保险和生育保险药品目录（2022 年）》落地实施。完善和规范了谈判药品"双通道"管理，并规范和强化了民族药、医疗机构制剂和中药饮片医保准入管理，及时把符合条件的医用耗材、医疗服务项目按程序纳入当地医保支付范围。落实加强医用耗材医保支付管理有关要求，提升规范化、科学化水平。统筹做好医保支持"互联网＋"医疗服务医保支付、支持中医药传承创新发展有关工作，按时保质完成相关任务目标。

4. 稳步提升管理服务水平　2016 年，国务院印发《关于整合城乡居民基本医疗保险制度的意见》（国发〔2016〕3 号），整合城镇居民基本医疗保险（简称城镇居民医保）和新型农村合作医疗（简称新农合）两项制度，建立统一的城乡居民基本医疗保险制度。2019 年底，全国各省、自治区、直辖市和新疆生产建设兵团全面整合了新农合和城镇居民医保两项制度，建立起统一的城乡居民医保制度。2023 年国家医保局、财政部、国家税务总局联合印发《关于做好 2023 年城乡居民基本医疗保障工作的通知》（医保发〔2023〕24 号）进一步提出，要健全医保经办服务体系，大力推进服务下沉，不断提高基层服务覆盖面。全面落实医保经办政务服务事项清单和操作规范，持续深化标准化规范化建设。落实基本医保参保管理经办规程，优化参保缴费服务流程，做好参保缴费动员，创新宣传方式，拓展宣传渠道，调动群众参保缴费积极性。持续优化医保关系转移接续"跨省通办"，落实异地就医结算，强化跨区域业务协同机制，强化两定机构协议管理，落实费用监测和审核结算。提高经办服务水平。

二、基本药物制度的伦理道德

1977 年，世界卫生组织（WHO）首次提出了基本药物的理念，把基本药物定义为最重要的、基本的、不可缺少的、满足人民所必需的药品。我国从 1979 年开始引入"基本药物"的概念。我国基本药物是指适应基本医疗卫生需求，剂型适宜，价格合理，能够保障供应，公众可公平获得的药品。

国家基本药物制度是对基本药物的遴选、生产、流通、使用、定价、报销、监测评价等环节实施有效管理的制度，与公共卫生、医疗服务、医疗保障体系相衔接。我国幅员辽阔，城乡、地区发展差异大，在全国范围内建立基本药物制度，有利于提高群众获得基本药物的可及性，保证群众基本用药需求；有利于维护群众的基本医疗卫生权益，促进社会公平正义；有利于助力深化医改，体现公立医疗机构的公益性。

通过完善国家基本药物目录，坚持中西药并重，规范剂型规格，优化基本药物制度，撬动了基层医疗卫生机构管理、人事分配、补偿等综合改革，基本建立了公益性的管理体制、竞争性的用人机制、激励性的分配机制和长效性的补偿机制，使医务人员积极性进一步提高。

1. 提高了基本药物的可获得性　常见病、多发病和危害公众健康的主要疾病与基本药物的研制、生产与供应各环节息息相关，只有严格把控药品从生产到临床使用的安全、及时和便利，才能使公众能够多渠道、快速获得基本药物，同时，通过实施国家基本药物全品种覆盖抽检，加强国家基本药物不良反应监管等措施，为患者提供质量安全信得过的药品。

2. 保证了基本药物的可负担性　建立基本药物价格管理体系、完善基本药物招标采购配送方式是保证基本药物价格合理性和经济可负担性的关键。

3. 有助于更好地满足分级诊疗需求　各级医疗机构统一执行集中采购确定的品种、剂型、规格、厂家、价格，解决了上下级医疗机构用药不衔接问题，为患者在基层就近就医提供更多便利，让患者少跑路、少花钱。

4. 使国家基本药物供更有保障　在有效解决"已短缺"药品供应的基础上，特别加强"易短缺"药品风险监测预警，为患者提供持续生产供应的国家基本药物，让患者不再为买不到药而忧虑。

三、公共卫生服务均等化的伦理道德

基本公共卫生服务均等化是指每个中华人民共和国公民，无论其性别、年龄、种族、居住地、职业、收入水平，都能平等地获得基本公共卫生服务，主要包括逐步在全国统一建立居民健康档案，并实施规范管理。定期为 65 岁以上老年人做健康检查，为 3 岁以下婴幼儿做生长发育检查，为孕产妇做产前检查和产后访视，为高血压、糖尿病、精神疾病、艾滋病、结核病等人群提供防治指导服务。

从 2009 年起国家制定基本公共卫生服务项目和增加部分重大公共卫生服务项目，逐步向城乡居民提供。到 2020 年，促进基本公共卫生服务均等化的机制趋于完善，基本公共卫生服务内容进一步增加，重大疾病和主要健康危险因素得到有效控制。

1. 投入方面　一是完善政府对专业公共卫生的投入机制。将疾病预防控制机构等专业公共卫生机构的人员经费、发展建设、公用经费和业务经费由政府预算全额安排，服务性收入收缴财政专户或纳入预算管理。二是完善政府对城乡基层医疗卫生机构的投入机制。政府负责其举办的乡镇卫生院、城市社区卫生服务中心和服务站按国家规定核定的基本建设经费、设备购置经费、人员经费和其承担公共卫生服务的业务经费，使其正常运行。三是建立和完善城乡基本公共卫生经费保障机制。按项目为城乡居民免费提供基本公共卫生服务。中央财政通过转移支付对困难地区给予补助。四是继续支持实施重大疾病防控、国家免疫规划、重大公共卫生服务项目。基本公共卫生服务由原来主要由基层医疗卫生机构为承担主体逐步拓展到各级医疗卫生服务机构，共纳入基本公共卫生服务项目30余项。并实施七大类重大公共卫生服务项目，对贫困白内障患者、老年人等人群的重大疾病进行免费干预治疗或给予补助，农村孕产妇住院分娩率达到99%，免费提供预防艾滋病、梅毒和乙型肝炎母婴传播综合干预服务。

2. 建设方面 一是加强公共卫生服务能力。重点改善精神卫生、妇幼卫生、卫生监督、计划生育等专业公共卫生和城乡基层医疗卫生机构的设施条件，提高应对重大疾病及突发公共卫生事件的能力。二是积极推广和应用中医药预防保健方法和技术，充分发挥中医药"治未病"的作用。

3. 管理方面 一是加强规划。根据区域卫生规划，合理配置公共卫生服务资源。二是加强绩效考核。制定岗位服务规范，细化考核内容，规范考核程序和实施细则，并将人员收入与服务绩效挂钩，提高服务质量和效率。三是转变服务模式。承担公共卫生服务任务的机构要深入基层和居民家庭，开展面向人群的主动服务。

基本公共卫生服务是一个包括"疾病预防控制、健康教育妇幼保健、精神卫生．应急救治、卫生监督、计划生育"在内的集群服务包。通过实行基本公共卫生服务均等化，旨在向广大人民群众提供基本健康所需、技术适宜、成本低廉、效果优良的服务。

四、公立医院改革的伦理道德

国务院办公厅先后印发《关于全面推开县级公立医院综合改革的实施意见)（国办发〔2015〕33号）、《关于城市公立医院综合改革的指导意见》（国办发〔2015〕38号）和《关于建立现代医院管理制度的指导意见》（国办发〔2017〕67号）等政策文件，明确公立医院综合改革的原则、目标、路径和重点任务，公立医院改革的顶层设计基本完成。各地深入贯彻落实推进公立医院综合改革的政策要求，截至2017年9月，全国所有公立医院全部取消药品加成，并以此为切入点开展综合改革，强化政府责任，调整医疗服务价格，着力构建公立医院新的补偿机制。强化医疗、医保、医药"三医联动"，深化编制、人事薪酬分配制度等改革。

2017年12月，人力资源和社会保障部、财政部、卫生部、中医药管理局印发的《关于扩大公立医院薪酬制度改革试点的通知》实施以来，县级公立医院改革全面推开，公立医院改革试点基本覆盖全国。此次改革紧紧围绕破除以药补医、创新体制、调动医务人员积极性三个关键环节，落实政府责任，着力建立维护公益性、调动积极性、保障可持续的公立医院运行新机制。此外，积极促进健康服务业和社会办医发展，优先支持开办非营利性医疗机构，鼓励社会力量投向资源稀缺及满足多元需求服务领域。2018年3月，中共中央办公厅印发《关于加强公立医院党的建设工作的意见》，切实加强党对公立医院的领导，健全现代医院管理制度，推动实施健康中国战略。2019年，深入推进公立医院薪酬制度改革，落实"两个允许"要求，推动使人员经费支出占公立医院业务支出的比例达到合理水平。

2021年，为了更好地满足人民群众对健康的需要，我国先后发布了《国务院办公厅关于推动公立医院高质量发展的意见》《公立医院高质量发展促进行动（2021—2025年）》《公立医院高质量发展评价指标（试行）》，公立医院迎来转变发展方式、运行模式，推动质量变革、体系变革、效能变革、动力变革的重要机遇期。其中，《"千县工程"县医院综合能力提升工作方案（2021—2025年）》的正式印发，推动了省市优质医疗资源向县域下沉，逐步实现了县域内医疗资源整合共享，有效落实了县医院在县域医疗服务体系中的龙头作用和城乡医疗服务体系中的桥梁纽带作用。同时提出，到2025年，全国至少1000家县医院达到三级医院医疗服务能力水平。

同时，我国自 2017 年开始启动"双中心"规划设置工作，依托高水平医院设置国家医学中心和国家区域医疗中心，打造医学高地。据统计，截至目前，我国已设置 13 个国家医学中心，布局建设 76 个国家区域医疗中心。

2024 年 1 月 30 日，《健康城市蓝皮书：中国健康城市建设研究报告（2023）》在北京发布。蓝皮书表示，我国公立医院已经进入高质量发展时期，在构建高水平公立医院网络、加强临床专科建设和科研攻关、推进医疗服务模式创新、改革人事薪酬分配制度以及持续深化医疗服务价格和医保支付方式改革等方面，取得了积极进展和显著成效。蓝皮书同时指出，我国仍然存在医疗卫生服务体系条块协同性不强、公立医院补偿机制尚未全面建立、基于价格的战略购买机制尚未健全、临床专科能力发展不平衡不充分等问题。

五、推进分级诊疗制度建设的伦理道德

改革开放以来，我国发生了天翻地覆的变化，随着经济体制改革的深入，市场机制介入，医疗保障制度进行调整，医疗卫生保障从政府资助逐步走向市场。1988 年，政府开始对机关事业单位的公费医疗制度和国有企业的劳保医疗制度进行改革，城市大医院向所有患者放开，不再受医保限制。1998 年 12 月，国务院颁布《关于建立城镇职工基本医疗保险制度的决定》，开始在全国建立城镇职工基本医疗保险制度，患者可随意跨区域选择医疗机构，"缺医少药"的问题逐步改善。

为改变过去医疗卫生体制改革中的问题，1997 年的《中共中央国务院关于卫生改革与发展的决定》中首次提出"建立双向转诊制度"；2006 年国务院印发的《关于发展城市社区卫生服务的指导意见》明确指出"实行社区卫生服务机构与大中型医院多种形式的联合与合作，建立分级医疗和双向转诊制度，探索开展社区首诊制试点"；2009 年《中共中央、国务院关于深化医药卫生体制改革的意见》中指出，通过"引导一般诊疗下沉到基层，逐步实现社区首诊、分级医疗和双向转诊"；2012 年，原卫生部在"十二五"医疗服务体系建设发展规划研讨会上提出，要建立分级医疗、急慢分治的医疗模式，并指出"解决了分级医疗，才能解决'看病难、看病贵'问题"；2013 年十八届三中全会《关于全面深化改革若干重大问题的决定》明确提出"完善合理分级诊疗模式，建立社区医生和居民契约服务关系""充分利用信息化手段，促进优质医疗资源纵向流动"。其后，各省市根据十八届三中全会精神，分别制定了分级诊疗制度的意见，截至目前，全国已经有 28 个省份，1000 多个县市区开展了分级诊疗试点；2015 年 9 月 8 日，国务院办公厅发布《关于推进分级诊疗制度建设的指导意见》，进一步明确了分级诊疗的总体要求、服务体系及保障机制，提出"到 2020 年，基层首诊、双向转诊、急慢分治、上下联动的分级诊疗模式逐步形成，基本建立符合国情的分级诊疗制度"。

1. 基层首诊 就是居民患病后首先到基层医疗卫生机构去就诊，即在分级诊疗制度实施的过程中的基层首诊坚持在患者自愿原则前提下，通过相关工作人员对分级诊疗制度宣传和对患者就诊的引导，对于患有常见病和慢性病的患者在政策上鼓励其到基层医疗卫生机构就医，基层医疗卫生机构的首诊医生根据患者的病情来确定是否需要转诊到上级医疗卫生机构。

2. 双向转诊 指完善的转诊程序，根据患者的病情状况，向二级医疗卫生机构和三级医疗卫生机构进行逐级转诊。病情危重的患者可直接转诊到三级医疗卫生机构进行诊疗；同时，根据相关的诊疗标准和制度规范，将度过危险期进入慢性期、恢复期的患者向下级医疗卫生机构转诊。双向转诊不仅能够促进分级诊疗制度中不同级别和不同类型的医疗卫生机构之间双向转诊秩序的构建，也能够实现医疗卫生机构之间有序转诊。

3. 急慢分治 即通过制定一整套完备的急性病与慢性病卫生服务体系，将患者的病情划分为急性病和慢性病，按照疾病需要到相关等级的医院进行治疗，保障有序的就医环境，同时将度过急性期

患者从三级医院转出至二级医疗卫生机构或者基层医疗卫生机构进行诊疗，落实各级各类医疗卫生机构分级诊疗过程中急慢病诊疗服务功能。急慢分治要求各级医疗卫生机构根据自身的服务能力与水平为患者提供医疗服务，不得推诿本医疗卫生机构有能力收治的患者，也不得向患者提供超过该级别医疗卫生机构的医疗水平的医疗服务。

4. 上下联动　即不同医疗卫生机构之间的分工与协作机制。上下联动机制能够促进基层医疗卫生机构、二级医疗卫生机构、三级医疗卫生机构之间建立合理、有序的分工与协作，这种分工与协作机制的建立能够在一定程度上促进优质医疗资源间的纵向流动，促进各级医疗卫生机构的沟通与交流，促进分级诊疗制度中各级医疗卫生机构双向转诊秩序的建立。上下联动机制的建立在能够保证基层医疗卫生机构中患者的就诊质量的基础上，保证各级医疗卫生机构的患者得到合理有效的分流，不仅能够促进基层医疗卫生机构建设与发展，也能够缓解三级医疗卫生机构压力。

根据国务院办公厅《关于推进医疗联合体建设和发展的指导意见》（国办发〔2017〕32号）规定：各地要根据本地区分级诊疗制度建设的实际情况，因地制宜分类指导，充分考虑医疗机构地域分布、功能定位、服务能力、业务关系、合作意愿等因素，充分发挥中央、地方、军队、社会各类医疗资源作用，尊重基层首创精神，探索分区域、分层次组建多种形式的医联体，推动优质医疗资源向基层和边远贫困地区流动。根据社会办医疗机构意愿，可将其纳入医联体。国家以提高基层医疗服务能力为重点，以常见病、多发病、慢性病分级诊疗为突破口，以医联体、医共体、医疗联盟等形式为切入点，鼓励优质医师到基层、边远和医疗资源稀缺的地区多点执业，逐步引导优质医疗资源下沉，用三级医疗技术惠及基层广大民众。

但目前我国分级诊疗制度建设面临资金、人才、硬件设施等诸多方面问题，相比较二级医疗卫生机构、三级医疗卫生机构而言，基层医疗卫生机构缺资金、缺人才、缺硬件设备的现象，直接影响了我国基层医疗卫生机构的医疗服务水平和医疗服务质量。在分级诊疗制度实施的过程中直接关系的主体主要包括患者和医护人员。主体的尊重问题也是分级诊疗制度实施中的主要伦理问题，涉及患者的生命健康权利、自主选择权利被忽视的问题、信息安全泄露的问题，以及医生的权益被侵犯没有得到尊重的问题。

分级诊疗制度的实施需要政府、医务人员、居民等多方合力才能够有效实施。将伦理价值渗透到分级诊疗制度建设的各方面，因地制宜、与时俱进的逐步落实各项相关政策。分级诊疗制度不能搞"一刀切"，应该尊重患者的自主选择权，鼓励患者到基层医疗机构进行首诊。保障分级诊疗制度的有效实施需要在医疗活动中坚持"以人为本"的伦理要求，保障各级医疗卫生机构资源配置的公平性，同时还需要明确各方应当承担的伦理责任。

第三节　医疗改革的责任伦理

一、政府的责任

在医疗卫生领域，出于伦理学上的公平理念和经济上的考虑，政府通过管理和经济调控干预医疗卫生事业是必要的，应发挥其主导作用。政府干预医疗卫生事业的具体措施是制定政策、立法与监督、确定改革的方向和程序与时间表、组织各方力量、协调各组织关系、确立各项评估标准、对集体和个人的责任进行总体的激励与控制、负责对外交流及公众教育。在市场经济条件下，政府的经济职能应主要转向宏观调控。发展卫生事业必须与经济社会发展水平和人民群众的承受能力相适应；必须坚持保基本、广覆盖、低投入、高产出的原则，以有限的资源争取最大的健康效益和健康公平；尽可能调动医疗机构的潜能，政府要积极扶植非政府的卫生保健模式，但政府最终将保留控制权、决策权、管理权、干预权和监督权；夯实公共卫生和基本医疗服务的基础，把发展的重点放在农村和城市社区，着眼于建设覆盖城乡居民的基本卫生保健制度，为群众提供安全、有效、方便、价廉的基本公共卫生服务和基本医疗服务。

医疗改革必须分层分类分别处理。第一层次，公共卫生、预防与初级医疗保健是人类生存的需要，它带有鲜明的公益性和福利性，应以政府投资为主筹集资源，以国家投资为主体负责费用，不以营利为目的，不能引进市场经济。第二层次，指价格较贵的检查治疗，应逐步过渡到各种形式的保险予以解决。第三层次，是指以延年益寿为目的的保健、养生、滋补强身健体美容及以增强性状为主体的医学技术服务，该层次卫生服务难以由公益性和福利加以涵盖，是大众健康文化和个人偏好的需要，基本属于个人医学文化行为，可以作为第三产业加以发展，其费用由个人承担，政府具有监控规范、指导的责任，不能采取完全的自由放任主义。第四层次，即特殊病种，如国家规定的甲类传染病、精神疾病、职业病、工伤、计划生育手术的医疗费用等，原则上应全部由政府负担。

在卫生经济伦理学领域，原则上可以确立政府干预四项评估标准。①公平：主要为初级保健。贫困人口与需要关爱的老年人、弱者及特殊层次的人的基本问题是否有保障，特别是社会是否对一切人，不管其经济和社会背景如何，一律享有基本保健与医疗的权利。②效率：政府的一系列卫生经济政策和法律，都有利于对卫生事业改革的推动有利于资源的合理分配，有利于社会各方力量的发挥。③政府卫生官员具有普遍的责任感和适应改革与发展的管理水平。④在引入市场经济之后，形成一种能保持活力的，同时能尽可能激发医疗机构和社会绝大多数成员积极性的稳态经济。

二、集体的责任

初级卫生保健是当今世界卫生服务的重点内容，是医疗保健公平性的具体体现，更是社区医院和其他参与者的中心工作。其服务范围除基本医疗外，还包括预防、保健、康复、计划生育和健康教育等。完成这部分任务的经济支持，除医院本身外，还应来自政府、保险公司、基金会及慈善组织、企业和个人等。

中国的医疗机构正在趋向于多元化，并出现竞争态势。从理论上，未来的医院可分为四类。①特级医院：为国家全力支持的高级、特大型医院，是国家医疗、科研、教学的中心，一般在业务上由医科大学担任指导，集合最先进的设备和一流的专家，有较好的科学研究和教学条件。②大型医院或高级医院：相当于目前的"三级甲等"和大型专科医院。③中等医院：由国家支持和部分补贴。此类医院应在原三级乙等和二级甲等医院的基础上发展，是医疗保险合同的主要医院；以医疗工作为主，负有为全民诊疗疾病的责任，地方卫生行政部门也必须把工作重点放在这类医院的建设与发展上。④社区医院：这类小型医院的规模必须予以限制，以全科医学为主，完成基础的常见病的诊治，可依据疾病分级目录，只要能在社区中解决的诊疗问题，上级医院不予接诊，以防止资源浪费。

三、个人的责任

个人在健康方面有充分的自主权利，随时可以调换医师、转院、要求更换治疗方案，或要求停止或放弃治疗。患者有选择健康的自由，但个人又必须对自己的生命和生存状态负责。个人有责任在众多健康计划及特定医疗项目中进行选择，个人对自身的健康负责是一种道德责任，每个人必须学会抵御不健康、不道德、反人类的生命技术行为，必须具备健康文化的理性判别能力。个人是医疗保健责任最重要的主体，健康对生命而言是基本的先决条件，个体是自身健康最主要的保护者和最大的受益者。因此，健康的权利也是经济伦理语境中的健康责任。

在医学领域，作为社会成员应支持健康共同体为人类健康而制订的行动计划，但对于个人的生活方式、生活目的、生活质量方面都必须由本人负主要责任。患者必须对健康承担最初和最终的决断，如预防、保健、维持生命、治疗、康复及何时停止积极的抢救等，医师和代理人应听从患者的意见，除非该意见不在医师干涉权的应用范围内。

第四节 医疗服务体系改革与发展的成果

我国医疗服务体系是通过深化中医药与西医药两大服务体系改革而不断发展壮大的，其辉煌成就主要表现为医疗卫生资源总量继续增加、服务能力明显提高、改革红利进一步释放、人民群众健康水平显著提高等。

截至 2022 年底，全国（医疗）卫生机构由 1949 年的 3670 个增加到 1032918 个，医院床位由 8.46 万张增加到 975 万张，医务人员（卫生人员数）由 51 万人增加到 1441.1 万人；根据《国家卫生健康委员会：2022 年我国卫生健康事业发展统计公报》公布，我国孕产妇死亡率由 2008 年的 34.2/10 万下降至 2022 年的 15.7/10 万，婴儿死亡率由 2008 年的 14.9‰下降至 2022 年的 4.9‰，优于中高收入国家平均水平，提前达到联合国千年发展目标。同时，居民个人卫生支出占卫生总费用比重持续下降，由 2010 年的 35.29% 下降到 2022 年的 27%。且国家统计局社情民意调查中心调查结果显示：超过 80% 的受访者认为，医务人员服务态度变好、就医环境改善、医药费用报销更方便，人民群众对医改进展和初步成效的满意度超过 75%。综上所述，随着我国政府投入不断增加，医疗卫生资源提质扩容，卫生服务体系不断健全，健康中国建设稳步推进。

卫生改革与民生健康利益总是息息相关的，主要体现在卫生改革政策、卫生发展规划制定的伦理道德。需要重点解决的问题、需要聚焦化解的矛盾，主要体现在卫生改革政策、卫生发展规划是否给人民群众真正带来健康利益获得感，是否真正为人民群众谋取健康幸福，是否真正解决人民群众长期反映的"看病难，看病贵"的社会问题。针对新时代的主要社会矛盾："人民日益增长的美好生活需要和不平衡不充分的发展之间的矛盾"，党中央和政府提出了新时代的卫生工作方针，"以基层为重点，以改革创新为动力，预防为主，中西医并重，将健康融入所有政策，人民共建共享"。健康中国 2030 战略目标中提到，到 2030 年，促进全民健康的制度体系更加完善，健康领域发展更加协调，健康生活方式得到普及，健康服务质量和健康保障水平不断提高，健康产业繁荣发展，基本实现健康公平，主要健康指标进入高收入国家行列。到 2050 年，建成与社会主义现代化国家相适应的健康国家。尽管卫生改革与发展经历了从"人人享有初级卫生保健"到"人人享有基本医疗卫生服务"目标的质量飞跃，但仍需全社会不懈努力、持之以恒地始终坚持"人人公平享有基本医疗卫生服务"的价值导向，在经济发展的基础上，将健康融入所有政策，更加注重社会建设，着力保障和改善民生，推进社会体制改革，扩大公共服务，完善社会管理，促进社会公平正义，努力使全体人民获得学有所教、劳有所得病有所医、老有所养、住有所居的利益目标，将民生健康利益融入社会利益，维护广大人民群众最根本的切身利益。

目标检测

答案解析

一、最佳选择题

1. 我国新医改政策文件《中共中央国务院关于深化医药卫生体制改革的意见》的发布时间是

（　　）

A. 2008 　　　　　　　　B. 2009

C. 2010 　　　　　　　　D. 2011

2. 深化医药卫生体制改革的总体目标是：建立健全覆盖城乡居民的基本医疗卫生制度，为群众提供（　　）、有效、方便、价廉的医疗卫生服务

A. 准确 　　　　　　　　B. 自主

C. 及时 　　　　　　　　D. 安全

3. 让医务人员的劳动得到尊重、价值得到体现，出路在改革。当前，医药卫生体制改革已进入啃硬骨头的攻坚期，我国公立医院全部告别以药养医。理顺医疗价格体系，让医生靠技术吃饭，患者才能真正受益。把尊医重卫的理念落到实处，让公立医院体现公益性，让医生赢得社会尊重，才能更好营造和谐医患关系。下列哪项不属于这段文字想要表达的意思（　　）

A. 想要医务人员得到尊重，必须靠医药制度的改革

B. 公立医院以前实施以药养医，现在终于被推翻

C. 医药卫生体制的改革是为了营造更好的医患关系

D. 医药卫生体制改革之前，医疗价格体系存在不够公平的现象

4. 国家推进药企谈判准入，通过谈判促使更多抗癌药降价。在谈判现场，谈判双方唇枪舌剑，政府官员代表讨价还价，"锱铢必较"，这是对患者负责，对社会负责，也是对国家负责。这表明政府（　　）

A. 努力深化医药卫生体制改革，坚持为人民服务的宗旨

B. 切实维护老百姓利益，把老百姓的健康作为中心工作

C. 积极提高公共服务水平，努力做到法无授权不可为

D. 对资源配置起决定性作用，推动抗癌药降价保供

5. 关于健康中国的战略主题、原则和目标，下列说法错误的是（　　）

A. 建设健康中国的战略主题是"共建共享、全民健康"

B. 推进健康中国建设，主要遵循健康优先、改革创新、科学发展、公平公正的原则

C. 到2030年，基本形成结构合理的健康产业体系，主要健康指标居于中高收入国家前列

D. 到2050年，建成与社会主义现代化国家相适应的健康国家

二、思考题

1. 试述国家建立基本药物制度的意义。

2. 什么是基本公共卫生服务均等化？

书网融合……

重点小结

习题

参考文献

[1] 崔瑞兰. 医学伦理学 [M]. 北京：中国中医药出版社，2023.

[2] 孙慕义，边林. 医学伦理学 [M]. 北京：高等教育出版社，2022.

[3] 伍蓉，王国豫. 医学伦理学 [M]. 上海：复旦大学出版社，2021.

[4] 姚春，董柏青，宋素琴. 医学伦理学 [M]. 上海：上海科学技术出版社，2022.

[5] 杨小丽. 医学伦理学 [M]. 北京：科学出版社，2020.

[6] 翟晓梅，邱仁宗. 生命伦理学导论 [M]. 北京：清华大学出版社，2020.

[7] 刘东梅. 医学伦理学 [M]. 北京：人民卫生出版社，2021.

[8] 李本富. 医学伦理学 [M]. 北京：北京医科大学出版社，2000.

[9] 范瑞平. 当代儒家生命伦理学 [M]. 北京：北京大学出版社，2011.

[10] 陈龘. 医学伦理学案例与实训教程 [M]. 杭州：浙江大学出版社，2019.

[11] 王明旭，赵明杰. 医学伦理学 [M]. 北京：人民卫生出版社，2018.

[12] 包玉颖，王德国，聂业. 医学伦理学 [M]. 北京：中国协和医科大学出版社，2019.

[13] 熊宁宁，刘海涛，胡晋红. 伦理委员会制度与操作规程 [M]. 北京：科学出版社，2022.

[14] 刘俊荣，范宇莹. 护理伦理学 [M]. 北京：人民卫生出版社，2022.

[15] 杨巧菊. 护理学基础 [M]. 北京：中国中医药出版社，2021.

[16] 崔瑞兰. 护理伦理学 [M]. 北京：中国中医药出版社，2021.

[17] 丛亚丽. 医学伦理学：理论与实践 [M]. 北京：北京大学医学出版社，2022.

[18] 李勇，田芳. 医学伦理学 [M]. 北京：科学出版社，2022.